当代名中医专科专病经方
薪传临证绝技丛书

名中医

脑血管病经方薪传临证绝技

主编 周军怀 张丽萍 耿昌

U0302490

科学技术文献出版社
SCIENTIFIC AND TECHNICAL DOCUMENTATION PRESS

·北京·

图书在版编目（CIP）数据

名中医脑血管病经方薪传临证绝技 / 周军怀，张丽萍，耿昌主编. —北京：科学技术文献出版社，2024.8

（当代名中医专科专病经方薪传临证绝技丛书）

ISBN 978-7-5189-9452-6

Ⅰ.①名…　Ⅱ.①周…　②张…　③耿…　Ⅲ.①脑血管疾病—经方—汇编 ②脑血管疾病—中医临床—经验—中国—现代　Ⅳ.① R289.51　② R277.73

中国版本图书馆 CIP 数据核字（2022）第 136004 号

名中医脑血管病经方薪传临证绝技

策划编辑：薛士兵　　责任编辑：张雪峰　张　睿　　责任校对：张吲哚　　责任出版：张志平

出　版　者	科学技术文献出版社
地　　　址	北京市复兴路15号　邮编 100038
编　务　部	（010）58882938，58882087（传真）
发　行　部	（010）58882868，58882870（传真）
邮　购　部	（010）58882873
官方网址	www.stdp.com.cn
发　行　者	科学技术文献出版社发行　全国各地新华书店经销
印　刷　者	北京虎彩文化传播有限公司
版　　　次	2024 年 8 月第 1 版　2024 年 8 月第 1 次印刷
开　　　本	710×1000　1/16
字　　　数	305千
印　　　张	19.5　彩插 2 面
书　　　号	ISBN 978-7-5189-9452-6
定　　　价	68.00元

《当代名中医专科专病经方薪传临证绝技》丛书
编 委 会

协编单位　中国中医药研究促进会仲景星火工程分会

中国中医药信息学会人才信息分会

中国针灸学会中医针灸技师工作委员会

世界中医药学会联合会中医疗养研究专业委员会

中国民间中医医药研究开发协会中医膏方养生分会

中关村炎黄中医药科技创新联盟

中华中医药中和医派杨建宇京畿豫医工作室

世界中医药协会国际中和医派研究总会

北京世中联中和国际医学研究院

《名中医脑血管病经方薪传临证绝技》编委会

主编简介

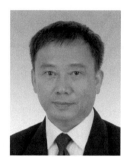

周军怀，男，教授，主任中医师，已从事中医临床工作33年。湖南中医药大学中医系毕业。拜国医大师王琦（院士）为师。

广州中医药大学兼职内科教授，硕士研究生导师。发表各种学术论文30余篇，其中中文核心刊物7篇、统计源期刊3篇。主持省自然科学基金项目和市级科研项目多项。成功组织抢救各类急危重症患者800余人次。海南省基层老中医药专家学术经验继承指导老师。现任三亚市中医院脾胃科（国家临床重点专科）学术带头人兼老年病科（省重点专科）主任，中医全科负责人。世界中医药学会联合会消化病专业委员会第三届委员会常务理事，中华中医药学会民间特色诊疗技术研究分会第四届委员会常务委员，中华中医药学会仲景分会第七届委员会常务委员，中华中医药学会脾胃病分会委员，中华中医药学会体质分会委员，海南省中医药学会老年病专业委员会顾问，海南省中医药学会肝病专业委员会副主任委员，海南省中医药学会脾胃病专业委员会副主任委员，海南省医师协会全科专业委员会常务委员。

获得个人发明"一种健脾和胃的中药组合物及其制剂"专利一项（专利号：ZL2016 1 0412988.1）。发明院内制剂健脾和胃膏、风湿骨痹膏、百合珍珠安神丸和肠康丸，在临床上取得了很好的疗效。主编著作1部，作为副主编参编著作1部。

擅长应用中医、中西医结合方法诊治老年心脑血管病、脑梗死、胃肠病、肝胆疾病、眩晕、头痛、失眠、风湿、阳痿、糖尿病、焦虑抑郁状态等，尤其擅长疑难杂症和肿瘤的中医治疗。

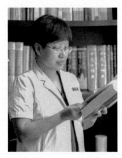

张丽萍，女，中西医结合硕士，副主任医师。中华中医药学会养生康复专业委员会常务理事，北京中医药学会第一届康复专业委员会常务委员，中国中医药研究促进会中西医结合脑病防治与康复专业委员会委员，中国中医药信息学会温病分会委员，中华国医经方高级研究员，中国中医专病专科经方拔尖人才。擅于运用中西医结合的方法诊治中风病所致各种功能障碍、颈肩腰腿慢性疼痛及内科杂症。

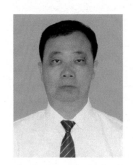

耿昌，男，主任医师，第四批全国优秀中医临床人才，中华中医药学会中医体质分会委员，中国民族医药学会睡眠分会常务理事，中国民族医药学会科普分会常务理事，北京市中医药学会脑病专业委员会委员，北京市中西医结合学会神经内科专业委员会委员，北京市中医药学会心血管病专业委员会委员，北京市中医药学会养生与康复专业委员会委员，第二届首都中医榜样人物，从事临床、科研、教学等工作，主要从事脑血管病防治研究。主持或参与国家级、市级科研10余项，主编著作2部，发表学术论文20余篇。

助推"经方热""经药热"
学术化、规范化、专科化！

《当代名中医专科专病经方薪传临证绝技》丛书终于要出版了！可喜可贺！

这是《医圣仲景文库》系列的成果！

也是我们中和医派中华国医专科专病经方大师研修班的成果！

更是中关村炎黄中医药科技创新联盟中医药国际"一带一路"经方行的成果！

又是中华中医药中和医派杨建宇京畿豫医工作室倡导推动的"经药理论体系"的成果！

也是每年10月21日"世界中医经方日"活动推动的抓手！

而关键所在，《当代名中医专科专病经方薪传临证绝技》丛书有助于推动"经方热""经药热"的学术化、规范化、专科化的发展！

不忘初心，砥砺前行！

重温中医药经典，找回中医药灵魂，再塑中医药伟大，成了中医药人的重要共识与努力导向。提升中医药经典研学力道，钻研中医药经方，以及共同推广普及经方临床应用，成了弘扬中医药经典理论，提高中医药临床服务能力的捷径，成了中医药临床疗效的保障。著名中医药经方大师——黄煌教授，宣讲经方应用，在全球范围内推广普及、规范推进经方的临床应用，助推全球中医"经方热"澎湃前行，是大家公认的挖掘经方宝藏的"兵工团长"。2014年我们中和医派第三代传人王丽娟，主持开展的中华国医专科专病经方大师研修班系列，在北京、南阳、郑州、成都、宁夏、深圳逐次展开，继推至海外。2017年，以黄煌教授为总指挥的中医药国际"一带一路"经方行活动，确定了每年10月21日作为"世界中医经方日"，将全球"经方热"推向新的辉煌！继而，在中和医派"经方""精方"基础上，倡导"道地药材""精准用药"，强调"动态辨证"，推出"经药"概念，创新"经药理论体系"，得到"当代神农""中药泰斗"祝之友教授的认可，并以国家中医药管理局全国名老中医药专家祝之友传承工作室的中医临床中药学学科传承的重要内容为导向，大力开展有关中医药"经药"的学术研讨和"经药理论体系"的创新构建，以神农本草经研修班和采药识药班为抓手，以纪念祝之友老教授从事中医药50周年活动为契机，在全国各地乃至港澳台地区、东南亚地区开展中医临床、中药学学术活动及"经药理论"研讨。

祝之友杨建宇经药传承研究室在印度尼西亚巴淡岛挂牌，确定每年农历四月二十六日为"世界中医经药日"。教材专著、专业论文持续出版发表，网络课堂、全球会议持续进行，助推中医"经药热"与"经方热"，相得益彰，携手共进，在中医药时代的大潮中，奔涌前进！

近来，仲景书院经方精英传人、中国中医科学院何庆勇教授，在全国各地开展何庆勇经方经药专题研修班、讲习班，这不但是祝之友教授和我在仲景书院反复宣讲"经药概念"和"经药理论体系"的成果之一，更是"北京－河南－南阳"仲景书院的重大学术成果之一，因为以后还会有更多像何庆勇教授这样的仲景学术精英、"经方""经药"传人，竭力开展"经方""经药"学术传承。再推中医药"经方热""经药热"新高潮，再续中医药"经方热""经药热"新辉煌！

"精研经典弘扬国粹，创新汉方惠泽苍生。"这是国医大师孙光荣教授的题词，也是《当代名中医专科专病经方薪传临证绝技》丛书所有的编者们数十年如一日在学习与临床实践中遵守的准则。熟读中医药经典，夯实中医药基础理论，传承《神农本草经》华夏先民原创治病用药经验精华，探解《黄帝内经》中医药道法自然、天人合一的奥旨，规范在《伤寒杂病论》指导下经方理法方药的临床诊病疗病用药体系，重塑中医药独特的临床辨证思维和优势显著的特色疗法的灵魂，重构中医药"经方""经药"理论体系在中医药理论和临床中的支撑与引领，回归中医药"经方""经药"的学术化发展，规范化推广及其专病专科化应用，促进中医药"经方热""经药热"回归主流中医医院的专病专科科室，成为中医药各专科最普遍的诊疗方式和首要选择，同时，提升中医药学术发展和规范化拓展与应用。而《当代名中医专科专病经方薪传临证绝技》丛书就是围绕各专科专病之优势病种，汇编总结临床卓有成就的各地著名中医专家、临床大家在临床中应用"经方""经药"理论的实践经验和妙招绝技，旨在给年轻中医药学者提供学习"经方""经药"的临床验案及理论精要，更重要的是通过各专病专科的"经方""经药"的汇总,促进临床中各专病专科医师明了各自常用的"经方""经药",并从中汲取名老中医的临床经验,从而在整体上提升中医药服务大众健康的能力和水平,使中医药"经方热""经药热"走向学术化、规范化、专科化更有理论意义和现实意义,促进中医药事业大发展、大繁荣!

《当代名中医专科专病经方薪传临证绝技》丛书共计30册,是在名誉主编国医大师唐祖宣教授的具体指导下,在各分册主编带领编委会的努力下,历经3年,大家一边干好本职工作,一边积极抗击疫情,利用休息时间,编写稿子,十分辛苦,十分不易,在此给大家道一声"您辛苦啦!大家都是人民的健康卫士!大家都是优秀的抗疫英雄!促进中医药'经方热''经药热'学术化、规范化、专科化发展,大家都是功臣!历史一定会铭记,中医药人不会忘记"。另外,还要感谢科学技术文献出版社对这套书的大力支持和帮助,从选题策划论证,到书稿的编撰排版,无不映衬体现着出版社领导、编辑的辛苦劳动和付出!在此一并表示衷心的感谢和深深的感恩!

最后,仍用我恩师孙光荣国医大师的话来结尾:

美丽中国有中医!

中医万岁!

杨建宇

2022.10.21·世界中医经方日·明医中和斋

注:杨建宇　教授、执业中医师、研究员

光明中医杂志社主编

中国中医药现代远程教育杂志社主编

中国中医药研究促进会仲景医学研究分会副会长兼秘书长

中关村炎黄中医药科技创新联盟执行主席

中华中医药中和医派创始人·掌门人

中医药国际"一带一路"经方行总干事

目录

第一章 脑动脉硬化

燕小霞益肾化瘀健脑1号治疗脑动脉硬化

【名医简介】燕小霞　西宁市中医院主任医师　第五批全国老中医药专家学术经验继承工作指导老师

【经典名方】益肾化瘀健脑1号（源自院内制剂）

组成：西洋参、熟地黄、山茱萸、枸杞、紫河车、首乌益气养阴、滋肝肾、填精髓为君药；葛根、丹参疏经络、活血化瘀，天麻平肝阳为臣药；黄连、黄芩清热为佐使药。全方旨在补肾健脑、益气化瘀，是阴阳并调、攻补兼施之剂。现代药理研究表明西洋参具有耐疲劳、抗缺氧、抗惊厥等作用，能够改善患者脑灌注不足状况；紫河车能增强机体抵抗力，有激素样作用，含肾素样升压物质，其调节血液循环的意义尚待进一步阐明；首乌具有降血脂及抗动脉硬化、延缓动脉粥样硬化的形成和发展的作用；丹参有改善微循环、抗凝、降纤、保护血管内皮细胞、抑制平滑肌增生、防止动脉硬化发生发展的作用。

【学术思想】脑动脉硬化症在中医学中无特定病名，可见于头痛、眩晕、健忘、不寐等条目下。常见病因：①肾精不足，髓海失养；②中气不足，气血虚弱；③阴阳失调，肝阳上亢；④脾肺气虚；⑤瘀血内停。益肾化瘀健脑1号是第五批全国老中医药专家学术经验继承工作指导老师燕小霞教授经过多年的总结而精选配制的院内制剂。

【诊断思路】脑动脉硬化症在病理生理学改变中会出现炎细胞浸润、脂质堆积、进展性血管纤维化，最终形成动脉粥样硬化。在疾病发生发展过程中逐渐出现血流动力学的改变，脑血管血流阻力增加，脑组织灌注减少，从而出现一系列临床症状与体征，患者临床主要表现为头痛、眩晕、不寐、易

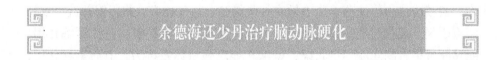

怒、郁郁寡欢，甚者心悸、双手拘挛、麻木、疼痛、行走困难、记忆力减退等，严重者痴呆、行动失常。

本研究通过对脑动脉硬化症患者常规西药治疗联合益肾化瘀健脑 1 号治疗，通过对临床症状及体征的观察，以及对能够反映脑动脉硬化程度的肝细胞生长因子水平进行检测，验证了中西医结合治疗能更好地改善患者脑动脉硬化状况，从而改善患者生存质量。本次研究为回顾性研究，故存在一定的局限性，另外，关于益肾化瘀健脑胶囊治疗脑动脉硬化的机制尚有待于进一步研究。

【治疗绝技】西医常规治疗对中度脑动脉硬化症能够起到良好治疗作用，联合中医治疗后能够提高对中度脑动脉硬化症的治疗效果，临床上中西医结合治疗方法应得到推广。

参 考 文 献

[1] 邓鑫，燕小霞. 燕小霞主任医师益肾化瘀健脑胶囊治疗中度脑动脉硬化的临床观察[J]. 世界最新医学信息文摘，2015，15（46）：164，170.

余德海还少丹治疗脑动脉硬化

【名医简介】余德海 中国人民解放军第 152 中心医院老年病科 四川省新型冠状病毒感染医疗救治专家组成员 第六批全国老中医药专家学术经验继承工作继承人

【经典名方】还少丹（源自《杨氏家藏方》）

组成：山萸肉、茯苓、山药、杜仲、怀牛膝、枸杞子各 10 g，炙黄芪、熟地黄各 15 g，郁金、远志、桃仁、石菖蒲各 10 g，肉苁蓉 10 g，五味子 5 g，水蛭 10 g。

原文：熟地黄 15 g，山药 45 g，牛膝（酒浸）45 g，枸杞子（酒浸）45 g，山茱萸、茯苓、杜仲（姜汁炒）、远志、五味子、楮实（酒蒸）、小茴香（炒）、巴戟天（酒浸）、肉苁蓉（酒浸）各 30 g，石菖蒲 15 g。上药共为细末，炼蜜加枣肉为丸，每丸重 9 g，每日 2 次，每次 1 丸，温开水或淡盐汤送下，会饮酒者也可用温黄酒送服。

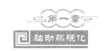

调护：痰热者加用黄芩、天竺黄各 10 g；阴虚者加用黄精 5 g，麦冬 10 g；血瘀者加用红花 5 g、当归 10 g。用水煎服，每日 1 剂，分两次服用。

【学术思想】认知功能障碍属中医"健忘""痴呆"等范畴。中医学认为，脑为髓之海，神机、记忆皆出于脑。髓乃肾精所化，肾主骨生髓上输于脑。还少丹方中肉苁蓉补肾益精，枸杞子、山萸肉、熟地黄、五味子滋养肾水而固精，杜仲强志健脑，茯苓、山药补脾肾而涤湿痰，怀牛膝活血壮腰膝，石菖蒲除秽祛痰、开窍宁神，远志、大枣养心安神、开窍醒脑。

【诊断思路】患者临床主要表现为头痛、眩晕、不寐、易怒、郁郁寡欢，甚者心悸、双手拘挛、麻木、疼痛、行走困难、记忆力减弱等。

【治疗方法】补肾填精，滋阴助阳，化痰开窍，活血通络。

【治疗绝技】在常规西医治疗基础上加用还少丹加减治疗因脑动脉硬化导致的轻度认知障碍，能有效改善患者临床症状，改善患者预后，提高患者日常生活能力，值得临床推广应用。

参 考 文 献

[1] 余德海 . 还少丹治疗脑动脉硬化轻度认知障碍 57 例 [J]. 中国中医药现代远程教育，2016，14（8）：87 - 88.

李卓玲华佗再造丸（为名老中医冉雪峰家传秘方）治疗脑动脉硬化

【名医简介】李卓玲　静宁县中医医院　主任医师

【经典名方】华佗再造丸（为名老中医冉雪峰家传秘方）

组成：当归，川芎，红花，天南星，马钱子，冰片，白芍，红参，五味子。具有活血化瘀、化痰通络、行气止痛的功效。

【学术思想】华佗再造丸可以抑制血小板聚集、防止血栓形成、降低血脂、抗动脉硬化、增加脑血流量、改善微循环、抗脑组织缺血缺氧，既能有效缓解脑动脉硬化引起的头痛等症状，又能降低脑卒中发生的风险。

【诊断思路】脑动脉硬化归属于中医学"头痛""痴呆"等范畴，脑动脉硬化性头痛病位在头部，病机为痰瘀阻络。此类患者多年事渐高，气血不足，脏腑功能失调，脾不健运，导致津液敷布失常，水湿内停，聚而成痰；

气虚无力推动血液运动，血行不畅，日久瘀滞乃生；痰瘀互结于脑脉、脑络，而引起头痛、头晕等症状。

【治疗方法】 活血祛瘀止痛、化痰行气通络为主。

【治疗绝技】 华佗再造丸具有活血化瘀通络、行气止痛的功效，临床多用于痰瘀阻络所致中风恢复期和后遗症，实验证明华佗再造丸具有改善脑循环、增加脑血流量的作用，与脑动脉硬化性头痛的病机治则甚相吻合。华佗再造丸治疗脑动脉硬化性头痛疗效肯定，并能降低 VAS 评分，改善血液流变学指标，值得临床推广应用。

参 考 文 献

[1] 李卓玲，杜小正. 华佗再造丸治疗脑动脉硬化性头痛的临床观察 ［J］. 中国中医药科技，2017，24（5）：622 - 623.

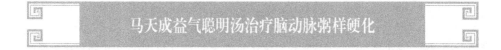

马天成益气聪明汤治疗脑动脉粥样硬化

【名医简介】 马天成　山西医科大学第二医院　第七批全国老中医药专家学术经验继承工作继承人

【经典名方】 益气聪明汤（源自《李东垣医学全书》）

组成：黄芪12 g，升麻8 g，葛根30 g，丹参15 g，蔓荆子15 g。

原文："益气聪明汤，治饮食不节，劳役形体，脾胃不足，得内障耳鸣，或多年目昏暗，视物不能，此药能令目广大，久服无内外障、耳鸣耳聋之患，又令精神过倍，元气自益，身轻体健，耳目聪明。黄芪、甘草各半两，人参半两，升麻、葛根各三钱（9 g），蔓荆子一钱半（4.5 g），芍药一钱（3 g），黄柏（酒制，锉，炒黄）一钱，上㕮咀，每服秤三钱，水二盏，煎至一盏，去滓，热服，临卧，近五更再煎服之，得睡更妙。如烦闷或有热，渐加黄柏，春夏加之，盛暑夏月倍之。若此一味多，则不效。如脾胃虚去之，有热者少用。如旧有热，麻木，或热上壅头目，三两服之后，其热皆除。治老人腰以下沉重疼痛如神。此药久服，令人上重，乃有精神，两足轻浮，不知高下。若如此，空心服之，或少加黄柏，轻浮自减。若治倒睫，去黄柏、芍药及忌烟火酸物。"

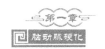

调护：胸闷明显者加郁金以行气活血宽胸，或枳壳、桔梗一升一降使上下气机通畅；痰浊重者加清半夏、陈皮以燥湿化痰，或莱菔子、焦三仙消食导滞以除痰；多梦者加石菖蒲、远志以化痰开窍安神；肝阳上亢者加菊花、决明子、夏枯草以平肝潜阳止眩；乏力明显者加黄精、灵芝以补益气阴；头痛明显者加细辛、川芎以活血通窍止痛。

【学术思想】本方由益气聪明汤化裁而来，共奏益气升阳之效，其中黄芪益气生血为君药，配以葛根、升麻共升肺脾之清阳，佐以丹参活血化瘀，蔓荆子清利头目，兼以引药入经。临床中在此基础方上辨证运用，或兼以化痰药物，或兼以活血化瘀药物等，使标本兼顾，气血得以充盈，痰瘀尽去，脑海充实，则眩晕自止。

【诊断思路】脑动脉粥样硬化所致眩晕是中老年人常见病证，且多缠绵难愈，易于反复，本病病机以本虚为基础，因患者多为中老年人，元气渐虚，脏腑功能失调，脾气虚弱，气血不生，水谷精微不达头目，故"脑为之不满，耳为之苦鸣，头为之苦倾，目为之眩"。日久则可见夹痰、夹瘀所致标实之象。

【治疗方法】水煎服，每日一剂，第一煎晚间临睡前空腹温服，第二煎晨起空腹温服，4周为1个疗程。

【治疗绝技】加减益气聪明汤治疗脑动脉粥样硬化所致眩晕临床疗效确切，其头晕改善程度明显优于对照组，且可以有效控制患者的眩晕症状，提升患者的生活质量，为临床辨证治疗脑动脉粥样硬化所致的眩晕提供参考。

参 考 文 献

[1] 史晓娜，马华，马天成. 加减益气聪明汤治疗脑动脉粥样硬化的临床观察［J］. 中西医结合心脑血管病杂志，2012，10（4）：447 - 448.

李媛健脑补肾通络方治疗脑动脉硬化

【名医简介】李媛　宝鸡市中医医院　副主任医师
【经典名方】健脑补肾通络方

组成：益智仁、黄芪、丹参各30 g，白芍、何首乌、山茱萸、熟地黄各15 g，菟丝子、胆南星、石菖蒲、地龙、当归各10 g。

调护：肾阳虚者加附子6 g，杜仲10 g；肾阴虚者加枸杞子15 g，女贞子10 g。

【学术思想】肾虚血瘀型脑动脉硬化症归为头痛、眩晕范畴，发病机制主要为肾肝脾等脏器的气血上输到患者脑部后引发。研究显示，在肾虚血瘀型脑动脉硬化症患者的治疗中，主要以活血化瘀和祛痰治疗为主。健脑补肾通络方的治疗原则为以补为通，可起到益气活血及改善患者脑部循环的作用。健脑补肾通络方中，益智仁、黄芪、丹参、白芍、何首乌、山茱萸、熟地黄、菟丝子、胆南星、石菖蒲、地龙、当归诸药联用，可起到调理精髓、补虚不留邪、祛邪不伤正及益智健脑等效果；诸药联用还可减轻患者脑水肿，提高机体耐缺氧的能力，对脑细胞起到保护作用；起到降血脂、防止动脉硬化、活血化瘀、破瘀通络的功效，明显改善患者的血脂水平及脑部血流动力学。

【诊断思路】脑动脉硬化症是一种全身性血管退行性病变，由于患者的脑部长期处于供血不足状态，使得脑功能减退，进而引发一系列的神经功能障碍症候，严重影响了患者的正常工作及生活。

【治疗方法】水煎后取汁200 mL，每日一剂，于早、晚分2次服用。

【治疗绝技】健脑补肾通络方治疗肾虚血瘀型脑动脉硬化症的效果更优，可有效改善血脂代谢及脑血流动力学。

参 考 文 献

[1] 张勇，李媛. 健脑补肾通络方治疗肾虚血瘀型脑动脉硬化症临床研究 [J]. 现代中医药，2020，40（4）：68－71.

尚建华养血清脑颗粒治疗脑动脉硬化性眩晕

【名医简介】尚建华　榆阳区妇幼保健院内科　主任医师

【经典名方】养血清脑颗粒（源自《仙授理伤续断秘方》四物汤）

组成：当归，川芎，白芍，钩藤，熟地黄，决明子，鸡血藤，延胡索，

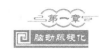

夏枯草，珍珠母，细辛，辅佐料为糊精、甜菊素。当归、川芎活血行气、祛风散寒，熟地黄、白芍滋阴补血、柔肝补精，延胡索、细辛、鸡血藤通窍止痛、行血补血，夏枯草、决明子潜阳安神、平肝清热，共奏养血平肝、活血通络之效。

原文：凡伤重，肠内有瘀血者用此，白芍、当归、熟地黄、川芎各等分，每服三钱（9 g），水一盏半。

【学术思想】眩晕属"风邪、气血两虚、脑络阻滞"，治疗以调经通络、活血化瘀为主。

【诊断思路】脑动脉硬化所致眩晕为脑动脉硬化症的常见并发症，多发于中老年人，男性多于女性，临床表现为耳鸣、头痛、头晕、恶心、记忆力减退、半身感觉障碍等，病程长、反复发作，严重影响患者日常生活。

【治疗方法】治疗以调经通络、活血化瘀为主。

【治疗绝技】养血清脑颗粒联合氟桂利嗪治疗脑动脉硬化所致眩晕可有效提高治疗有效率，减轻患者眩晕程度，改善脑血流状况。

参 考 文 献

[1] 尚建华. 养血清脑颗粒联合氟桂利嗪治疗脑动脉硬化性眩晕的疗效及对脑血流状况的影响 [J]. 血栓与止血学, 2021, 27（5）：732 - 733，736.

陈静小续命汤治疗急性脑梗死

【名医简介】陈静　广西中医药大学　副主任医师

【经典名方】小续命汤（源自《小品方》）

组成：麻黄，防风，杏仁，芍药，川芎，防己，桂枝，附子，生姜，人参，黄芩，甘草。

原文：治卒中风欲死，身体缓急，口目不正，舌强不能语，奄奄惚惚，精神闷乱，诸风服之皆验，不令人虚方。

【学术思想】脑梗死归于"中风""薄厥""偏枯"等范畴。中风的发生常是多种因素共同作用的结果，不同时期医家对其病机解释侧重点不一。唐宋以前的医家提倡"外风"邪气之说，东汉张仲景在"外风"说基础上提出本病是因外受风邪、络脉空虚而发病的。清代王清任首创"气虚血瘀"之理论，明代张介宾在《景岳全书·非风》中云："卒倒多由昏愦，本皆内伤积损颓败而然。"说明脏腑虚衰是脑梗死的病因病机。

【诊断思路】急性脑梗死，又称缺血性脑卒中，指因脑部血流灌注障碍引发脑部供血供氧不足，引起局限性脑组织的缺血性坏死和软化。临床常以偏瘫、吞咽困难、口舌歪斜、语言謇涩等为主要局灶性神经功能缺损的症状和体征。

【治疗方法】方中麻黄、防风、杏仁解表开腠理；芍药、川芎滋阴养血活血；防己消肿利水，祛风止痛；桂枝发汗解肌，温经通脉；附子助火补阳，散风寒湿邪；生姜，温中止痛；人参扶正益气；黄芩泻火解毒，清热燥湿；甘草和中缓急，调和诸药。诸药合用，全方共奏祛风扶正、温经通络之效。

【治疗绝技】小续命汤在神经功能恢复、减少脑梗死体积、调节脑内氧化应激水平、改善脑线粒体结构和脑功能损伤等方面具有重要的作用。

参 考 文 献

[1] 陈静，陈炜，伍媛，等．小续命汤及其组分治疗急性脑梗死研究进展 [J]．陕西中医，2019，40（12）：1818–1821.

黄鹏展脑得生治疗脑动脉硬化

【名医简介】黄鹏展　哈尔滨市中医医院　主任医师
【经典名方】脑得生（源自《中国药典》）
组成：三七，红花，葛根，川芎，山楂。其中山楂可有效降血压、降血脂，可有效改善血液流变学，三七、川芎可有效活血化瘀、疏经通络。
原文：三七78 g，川芎78 g，红花91 g，葛根261 g，山楂（去核）157 g。功能主治：活血化瘀，疏通经络，醒脑开窍。用于脑动脉硬化、缺血性脑卒中及脑出血后遗症等。
调护：以上五味，取三七78 g，葛根130.5 g分别粉碎成细粉，其余红花、川芎、山楂及剩余的葛根加水煎煮2次，第一次1.5小时，第二次1小

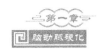

时，合并煎液，滤过，滤液浓缩成相对密度为 1.22~1.25（80℃）的清膏，加入葛根细粉与三七细粉，混匀，制成颗粒，干燥，压制成 1000 片，包糖衣，即得。

【学术思想】脑动脉硬化症就是脑部血管出现弥漫性硬化的症状，导致脑部供血减少，使脑组织长时间处在缺血状态，造成神经细胞坏死及凋亡，出现脑功能障碍。在对本病进行治疗的时候，必须坚持疏通经络气血、活血化瘀通脉的理念。

【诊断思路】在脑部血管中出现弥漫性硬化是脑动脉硬化症典型病理表现，该症状会导致供应区的血流慢慢减少，使脑组织长期供血不足，久而久之，可导致神经细胞逐渐坏死甚至死亡，很大程度上改变脑功能，引起胶质细胞增生，部分患者表现出神经衰弱等综合征，该症状可逐步发展成脑弥漫性器质性损伤和脑萎缩。

【治疗方法】对照组的治疗方法：55 例对照组的瘀血阻络型脑动脉硬化症患者接受常规临床治疗，服用盐酸倍他司汀片 ［国药准字 H50020381，重庆科瑞制药（集团）有限公司］，每日 3 次，每次 2 片，患者接受 8 周的临床治疗，对其临床治疗效果进行观察。观察组的治疗方法：在对照组治疗的基础上，给予患者脑得生丸（国药准字 Z20100027，亚宝药业大同制药有限公司）治疗，每日 3 次，每次 9 g。患者同样接受 8 周的临床治疗，并密切观察患者的临床症状改善情况。

【治疗绝技】在当前脑动脉硬化症的临床治疗过程中，可在全面熟悉中医药治疗脑动脉硬化症基本理论的基础上，提高瘀血阻络型脑动脉硬化症的临床治疗效果。

参 考 文 献

［1］黄鹏展，迟晓玲，邱海丽，等．脑得生丸治疗瘀血阻络型脑动脉硬化症临床效果探究 ［J］.中外医疗，2015，34（32）：173－174，191.

秦德明脑动脉硬化症中医证治规律

【名医简介】秦德明　重庆市涪陵区中山医院　主任医师

【学术思想】

（1）肝肾亏损，脑失充濡。脑动脉硬化症是随着人体的衰老而逐步产生和加重的。而人体的衰老主要责之于肝肾二脏，尤以肾脏为主。《素问·上古天真论》曰："……丈夫五八，肾气衰，发堕齿槁……；七八，肝气衰，筋不能动，天癸竭，精少，肾脏衰，形体皆极。"其临床主要见症为头痛、头晕、健忘、行动迟钝、智力障碍、脉弦硬。《灵枢·海论》指出"肾主骨，骨生髓，脑为髓海""髓海有余，则轻劲多力，自过其度；髓海不足，则脑转耳鸣，目无所视，懈怠安卧"。《素问·至真要大论》亦云："诸风掉眩，皆属于肝。"从上论述可见，肝血肾精不足，大脑失其充填和濡养为本病的主要成因。

（2）情志失调，阴阳失衡。中医学历来十分重视和强调情志因素对人体精神状态和寿命的影响，《素问·阴阳应象大论》指出"是以圣人为无为之事，乐恬淡之能，从欲快志于虚无之守，故寿命无穷"，又说"能知七损八益，则二者可调，不知用此，则早衰之节也"。这阐明了情志因素导致人体阴阳失去平衡是造成人体早衰的原因之一。患者若长期精神紧张，心理负担重，环境窘迫，长期处于激动、兴奋或焦虑、忧伤的状态，伤及脏腑，气血逆乱，阴阳失衡，内风、火热、痰浊、瘀血由此而生。明代张景岳云："痴呆者，凡平素无疾，而或以郁结，或以不遂，或以思虑，或以惊恐而渐致痴呆。"脑动脉硬化症患者病至后期，常可见性格、情感人格等诸方面之改变。

（3）饮食偏嗜，痰浊内生。脑动脉硬化症患者，平素多饮食偏嗜，或恣食肥甘油腻，致形体偏胖超重，或偏好辛辣炙咸，或有烟酒嗜好，伤及脾胃肝肾，聚湿生痰，致痰湿之体。朱丹溪云"头痛多主于痰""无痰不作眩"，《金匮要略·痰饮咳嗽病脉证并治》中指出"心下有支饮，其人苦眩冒""心下有痰饮，胸胁支满目眩"。故临床上患者多见形体丰腴，眩晕如蒙，胸闷气短，神疲嗜卧，反应迟缓，脉迟滑之证。现代医学检查大多为胆固醇、三酰甘油、β-脂蛋白升高。

（4）气虚血瘀，脉络闭阻。《黄帝内经》（后简称《内经》）指出"上气不足，脑为之不满，耳为之苦鸣，头为之苦倾，目为之眩""六八阳气衰竭于上，面焦，发鬓颁白"。大凡年长之人阳气渐弱，头为"诸阳之会""清气之府"，清气不升，脑失聪灵。《伤寒论》中又指出"其人善忘者必有蓄血"，阐明了瘀血对大脑功能的影响。血瘀于脑，脉络闭阻，血流不畅，

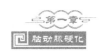

脑髓失其濡养与灌注，亦可致神府功能失常。脑血流图检查可有脑供血不足的阳性表现。气虚与血瘀在病理上互为因果，相因为患，临床见证气虚与血瘀常同时并存。

【诊断思路】脑动脉硬化症一般是指脑动脉粥样硬化、小动脉硬化，是由玻璃样变等血管壁变性引起的慢性弥漫性脑组织改变和神经功能障碍。其特点为受累动脉的内膜有类脂质的沉着，引起内膜的增生，其后内膜与中层均逐渐退化与钙化，甚至骨化。本病常伴有高血压、高血脂、冠心病、糖尿病等疾患。由于本病发病率呈上升趋势，其致残率、致死率均较高，已越来越受到人们的关注与重视。本病多属于中医"头痛""眩晕""郁证""痴呆""中风"等范畴，现试对其证治规律略作探析。本病的病理表现：①脑动脉硬化症的病理损害，主要是使脑动脉管壁狭窄甚至闭塞，造成脑细胞的缺氧缺血，致使脑内弥漫性组织坏死及软化灶形成。如川芎、三七、丹参、肉桂、水蛭、葛根、土鳖等可扩张脑动脉、改变血液黏稠度、改善脑细胞的缺血缺氧现象，可根据脑血流图、脑血管造影情况使用。②对于血液检查中胆固醇、三酰甘油、β-脂蛋白升高者，若形体丰腴、超重偏胖，可用泽泻、半夏、薏苡仁、茯苓、苍术、陈皮、鸡内金、石菖蒲等化痰渗湿之降脂药；形瘦阴津亏乏者，可使用首乌、灵芝、黄精、黑芝麻、生地黄、玄参、怀牛膝、续断、月见草等滋阴降脂药。③脑动脉硬化症患者约半数以上合并有高血压，高血压又是促成脑动脉硬化的重要因素。故有高血压者，可随方选用生杜仲、桑寄生、怀牛膝、汉防己、地龙、杭菊、钩藤、罗布麻、绞股蓝等中草药以降压，现代药理研究证明，平肝息风药多具有降压、镇静等作用。④智能减退也是脑动脉硬化症的主要临床症状之一。益智中药可提高大脑机能，增强智力，从而对智能减退或障碍病证起防治作用，补益类中药人参、五味子、刺五加、枣仁、茯神、枸杞、沙苑子、益智仁、黄芪等对提高人体智能有一定作用，在辨证的基础上亦可适当选用。

【治疗方法】从以下 6 个方面辨证施治。

（1）心肾不交，神府失养型。主证：头晕目眩，头痛耳鸣，心悸怔忡，失眠多梦，入寐易醒，心烦焦虑，健忘神疲，注意力不易集中，腰膝酸软，早泄梦遗，便秘难行，舌质红暗，津少，脉细数或弦数。治宜滋肾养阴，清心安神。常用方为天王补心丹、交泰丸、黄连阿胶汤之类。药物可随证选用丹参、玄参、生熟地、黄连、肉桂、枣仁、柏子仁、远志、茯神、莲心、刺五加、夜交藤、制首乌、阿胶等。

（2）肾虚精亏，髓海不足型。主证：晕眩如空，神疲耳鸣，恍惚健忘，近事易忘，错构、虚构事物，智力下降，理解分析综合能力下降，语言不利，形瘦发焦齿槁，步履艰难，阳痿早泄。偏阴虚者，兴奋烦躁，欣快多语，口燥咽干喜饮，舌体瘦小而红，脉细数无力；偏阳虚者，形寒肢冷，少气懒言，情绪消极，舌体胖大色淡，脉沉迟。治宜补肾益髓养脑。常用方为大补元煎、左归饮、右归饮、地黄饮子之类。药物可随症选用何首乌、熟地黄、枸杞、山茱萸、巴戟天、当归、大参、续断、桑椹、桑寄生、龟鹿二胶、紫河车、牛膝、肉桂、石菖蒲、远志等。

（3）肝肾虚损，水不涵木型。主证：眩晕耳鸣，头痛而胀，面红脑热，少寐多梦，急躁易怒，健忘幻想，腰膝无力，思维动作反应迟缓，甚则肢体麻木震颤，语涩言謇，舌质红暗，苔黄，脉弦硬或弦洪。治宜滋肾平肝，息风潜阳。常用方可选用镇肝熄风汤、天麻钩藤饮、杞菊地黄丸之类。药物可选用怀牛膝、白芍、生地黄、龟板、鳖甲、生龙牡、生杜仲、桑寄生、石决明、天麻、杭菊、钩藤、地龙、天麦冬、鸡血藤等。

（4）痰浊内盛，清阳遏阻型。主证：头晕如蒙，头重头痛，表情淡漠，胸闷气短，痰鸣涎多，语音重浊，少气懒言，思维反应迟缓，行动笨拙，困倦嗜睡，纳呆食减，脘腹痞满，形体丰腴超重，大便不调，小便偏短，舌体胖嫩，舌苔或滑或腻，脉沉滑或缓滑。此型患者形体大多肥胖，多有血脂增高。治宜健脾化痰，豁痰醒脑。常用方为涤痰汤、半夏白术天麻汤、温胆汤之类。药物可选用制（胆）南星、苍白术、茯苓、陈皮、半夏、泽泻、天竺黄、党参、石菖蒲、远志、薏苡仁、枳实、佛手、贝母、佩兰、木通等。

（5）气虚血淤，脑络闭阻型。主证：头痛若锥，头晕过劳则剧，面色无华或晦暗，目无光彩或凝滞，表情若呆，心悸不寐，易惊善恐，沉默缄言，执拗顽固，肌肤甲错，色素沉着，舌质紫暗或有瘀斑，脉细涩无力或见结代。治宜益气化瘀，活络通窍。常用方为补阳还五汤、通窍活血汤、化瘀煎之类。药物可选用黄芪、人参、三七、当归、丹参、川芎、赤芍、红花、桃仁、虎杖、制大黄、水蛭、土鳖、生山楂等。

（6）肝经郁滞，化火生热型。主证：头晕胀痛，视物不清，性好孤僻独处，表情抑郁，郁郁寡欢，喜叹息，狭隘多疑，甚则悲观轻生，食纳欠佳，脉弦沉，舌质淡暗。化火生热者，可兼见口苦，尿黄，目赤，舌苔黄腻，脉弦数。治宜疏肝解郁，泻火清热，常用方有逍遥散、龙胆泻肝汤、当归龙荟丸之类。药物可选用柴胡、郁金、佛手、合欢花（皮）、香附、栀

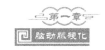

子、龙胆草、黄芩、羚羊角、当归、白芍、芦荟、青黛等。

【治疗绝技】结合现代医学检查用药，本病需要根据现代医学检查方可确诊。在中医辨证的基础上，再参考现代药理分析，酌情使用有关药物，可提高原方的疗效。

参 考 文 献

[1] 文荣学，秦德明．脑动脉硬化症中医证治规律探析［J］．中国民族民间医药，2013，22（4）：59－60.

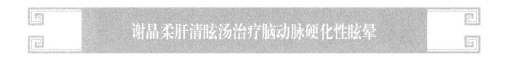

谢晶柔肝清眩汤治疗脑动脉硬化性眩晕

【名医简介】谢晶　北京同仁堂中医医院　副主任医师

【经典名方】柔肝清眩汤（源自《杂病证治新义》天麻钩藤饮）

组成：白芍、川牛膝、桑叶、菊花、生石决明、珍珠母、钩藤、天麻等。

原文：本方为平肝降逆之剂。以天麻、钩藤、生石决明之平肝祛风降逆为主；辅以清降之山栀、黄芩，活血之牛膝，滋肝肾之桑寄生、杜仲等，滋肾以平肝之逆；并辅夜交藤、朱茯神，以安神助眠，缓解其失眠。故为用治肝厥头痛、晕眩、失眠之良剂。

【学术思想】魏教授认为脑动脉硬化性眩晕的病机主要责之于"阴虚肝旺，肝阳上亢"，从而提出"柔肝降逆养阴法"为治疗该类型眩晕的主要法则，所创立的柔肝清眩汤是根据此病机制定的经验用方。方中重用白芍，柔肝体，养肝血，敛肝阳，益脾肺；生石决明、珍珠母清肝热，潜肝阳；钩藤、天麻息风祛痰，清心止痉；桑叶、菊花疏散风热，平肝明目；川牛膝活血行血，引血下行，对阴虚阳亢之证，与诸药配伍，可加强潜阳摄阴、镇肝息风之力。全方药味虽多，但错落有致，配伍合理，共奏柔肝潜阳、育阴清热、理气活血、通脉降浊的功效。

【诊断思路】脑动脉硬化是常见于中老年人的渐进性疾病，是全身性动脉硬化的一部分。脑动脉硬化症是指脑动脉粥样硬化、小动脉硬化、玻璃样变等动脉壁变性引起的非急性、弥漫性脑组织改变和神经功能障碍，是临床头晕、眩晕的重要发病原因。除椎－基底动脉系统病变外，颈内动脉系统也容易受累。

【治疗方法】将 170 例患者随机分为 2 组，治疗组 85 例口服柔肝清眩汤，对照组 85 例服用盐酸氟桂利嗪。治疗结束后观察 2 组患者症状改善情况、经颅多普勒超声（TCD）检测变化。治疗组口服柔肝清眩汤（由白芍、川牛膝、桑叶、菊花、生石决明、珍珠母、钩藤、天麻等组成），每日 1 剂，分 2 次服。对照组口服盐酸氟桂利嗪，每晚 1 次，每次 5 mg。2 组均连续用药 8 周后观察疗效。

【治疗绝技】经过本研究观察，柔肝清眩汤治疗组与盐酸氟桂利嗪（5 mg）对照组治疗后各血管的 VM 增高，PI 降低，提示本方治疗脑动脉硬化性眩晕，可有效改善脑部供血，增加脑血流量，对缓解头痛、头晕、健忘、失眠等症状有较好疗效。柔肝清眩汤治疗脑动脉硬化性眩晕作用优于盐酸氟桂利嗪，疗效显著。

参 考 文 献

[1] 张大炜，周旭升，谢晶，等. 柔肝清眩汤治疗脑动脉硬化性眩晕 85 例临床观察 [J]. 北京中医药大学学报（中医临床版），2010，17（6）：12－14.

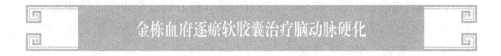

金栋血府逐瘀软胶囊治疗脑动脉硬化

【名医简介】金栋　河间市人民医院　副主任医师

【经典名方】血府逐瘀软胶囊（源自《医林改错》血府逐瘀汤）

组成：赤芍、红花、川芎、桃仁、枳壳、牛膝、柴胡、当归、生地黄、桔梗、甘草。以活血祛瘀通络为主，辅以行气疏肝养血药物。方中川芎、赤芍、桃仁、红花、牛膝活血化瘀通络，当归、生地黄养血活血，使祛瘀而不伤血，柴胡、枳壳、桔梗疏肝理气（强烈的精神刺激是脑动脉硬化症发作时的直接诱发因素之一，中医认为是伤肝，肝伤则气逆上冲于脑，即"怒则气逆伤脑"，气滞血瘀，痹阻脑络，所以疏肝理气，调畅气机，气行则血行，可以加强活血化瘀的作用，使诸症缓解），甘草协调诸药。

原文：桃仁四钱（12 g），红花三钱（9 g），当归三钱（9 g），生地三

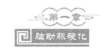
钱（9 g），川芎一钱半（4.5 g），赤芍二钱（6 g），牛膝三钱（9 g），桔梗一钱半（4.5 g），柴胡一钱（3 g），枳壳二钱（6 g），甘草二钱（6 g），水煎服。功能活血化瘀，行气止痛。主治胸中血瘀证。胸痛，头痛，日久不愈，痛如针刺而有定处，或呃逆日久不止，或内热瞀闷，或心悸失眠，急躁易怒，或入暮潮热，唇暗或两目暗黑，舌质暗红或有瘀斑，脉涩或弦紧。

【学术思想】脑动脉硬化是全身动脉硬化的一部分，脑动脉因广泛硬化、斑块形成、管腔狭窄及阻塞而使脑血流量减少，由于缺血缺氧引起脑实质神经细胞变性或脱髓鞘，从而导致一系列神经精神障碍，如出现发作性眩晕或头晕、头痛、头沉不适、头胀、肢体麻木、记忆及睡眠障碍等表现。西医认为，恢复或改善脑缺血组织的血液循环、降脂、扩张血管等则成为主要治法。本病证属中医"眩晕""头痛""不寐""健忘""中风先兆"等病证范围，以痰瘀互阻兼肝阳上亢证型多见，所以活血化瘀治疗贯穿始终。

【诊断思路】脑动脉硬化是在全身动脉硬化的基础上以脑动脉硬化为主要病理改变，以眩晕、头痛、记忆障碍及睡眠障碍为主要临床表现的综合征。

【治疗方法】所有病例均给予西医常规治疗，积极治疗基础病（高血脂、高血压、糖尿病及冠心病等）及对症处理，同时给予血栓通注射液（冻干粉针剂，广西梧州制药股份有限公司）450 mg/d 联合长春西汀注射液20 mg/d，静脉滴注，并常规口服血府逐瘀软胶囊（吉林省辉南辉发制药股份有限公司）4 粒，每日 2 次，住院连续治疗 2 周为 1 个疗程。

【治疗绝技】血栓通联合长春西汀、血府逐瘀软胶囊治疗脑动脉硬化症疗效确切，值得临床推广应用。

参 考 文 献

[1] 杜香提，金栋. 血栓通联合长春西汀与血府逐瘀软胶囊治疗脑动脉硬化 68 例 [J]. 中国中医药现代远程教育，2012，10（17）：31 - 32.

王秦安养脑宁心汤治疗脑动脉硬化

【名医简介】王秦安　陕西中医药大学第二附属医院　副主任医师
【经典名方】养脑宁心汤（源自《医宗金鉴》六味地黄丸）

组成：熟地黄 30 g，山萸肉 20 g，丹皮 10 g，枸杞子 15 g，山药 15 g，茯苓 15 g，柏子仁 15 g，白芍 15 g，葛根 20 g，甘草 6 g。

原文：熟地黄八两（240 g），山茱萸四两（120 g），白茯苓三两（90 g），干山药四两（120 g），牡丹皮三两（90 g），泽泻三两（90 g），上为末，炼蜜丸，如桐子大，空心淡盐汤下。治肾精不足，虚火炎上，腰膝痿软，骨热酸痛，足跟痛，小便淋秘或不禁，遗精梦泄，水泛为痰，自汗，盗汗，亡血消渴，头目眩晕，耳聋齿摇，尺脉虚大者。

【学术思想】脑动脉硬化症引起的头晕，属中医学眩晕范畴。中医学认为，中老年人年逾七七、七八，天癸已竭，肾精亏虚，水不涵木，导致肝阴亦亏。肝肾阴虚，阴不制阳，肝阳上亢，故发头晕、头痛。其病位在头，涉及肝肾，病机为肝肾阴虚，肝阳上亢，属虚实夹杂之证。故治疗以补益肝肾、滋阴潜阳为主要治法。熟地黄、山萸肉、山药、枸杞子具有补血滋阴、补精益髓之功效；枸杞子滋补肝肾；茯苓健脾和胃，宁心安神；柏子仁交通心神，养心安神；丹皮清热凉血，活血散瘀；葛根升阳解肌，透疹止泻，除烦止渴；白芍降压、扩张血管；甘草补脾益气，清热解毒，祛痰止咳，缓急止痛，调和诸药。综合此方，共奏滋养肝肾、宁心定神的功效。

【诊断思路】脑动脉硬化症是全身动脉硬化的一部分，在临床上属常见病、多发病，同时是急性脑血管病，尤其是脑缺血的主要发病基础，是各种因素导致的脑动脉管壁变性和硬化的总称。脑动脉硬化症包括脑动脉粥样硬化（大、中动脉）、小动脉硬化、微小动脉的玻璃样变。

【治疗方法】要求患者戒烟戒酒，避免精神刺激及过度劳累，治疗期间尽可能不用其他改善血液循环的药物及镇痛剂等。100 例患者随机分为治疗组与对照组，各 50 例。治疗组予自拟养脑宁心汤治疗。处方：熟地黄 30 g，山萸肉 20 g，丹皮 10 g，枸杞子 15 g，山药 15 g，茯苓 15 g，柏子仁 15 g，白芍 15 g，葛根 20 g，甘草 6 g。每日 1 剂，水煎，分早、晚服用。对照组给予阿司匹林肠溶片（拜耳医药保健有限公司生产，国药准字 J20080078）100 mg 口服，每日 1 次；尼莫地平片（亚宝药业集团股份有限公司生产，国药准字 H14022821）20 mg，口服，每日 3 次，水煎，分早、晚服用，共 8 周。

【治疗绝技】养脑宁心汤对中医辨证属肾气亏虚型脑动脉硬化有确切的疗效，能显著改善头晕耳鸣、五心烦热、健忘少寐、腰膝酸软等症状，起到滋养肝肾、养心安神之功效，并能明显降低血压，治疗过程中未发现不良反应，服用方便。

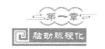

参 考 文 献

[1] 徐电，王秦安，贺兰萍，等．养脑宁心汤治疗脑动脉硬化合并高血压病疗效观察[J]．中西医结合心脑血管病杂志，2011，9（10）：1194-1195．

高维键养血清脑颗粒治疗脑动脉硬化

【名医简介】 高维键　新乡市第一人民医院神经内科　副主任医师

【经典名方】 养血清脑颗粒（源自《仙授理伤续断秘方》四物汤）

组成：川芎10 g，白芍10 g，熟地黄10 g，珍珠母10 g，夏枯草10 g，决明子10 g，细辛3 g。

原文：凡伤重，肠内有瘀血者用此，白芍、当归、熟地黄、川芎各等份，每服三钱（9 g），水一盏半。

【学术思想】 脑动脉硬化症是一种高发于老年人群的慢性脑病。随着年龄的增长，血管腔可逐渐变厚、变硬，进而脑血流受到影响，脑组织由于缺血缺氧而发生萎缩，进而逐渐出现脑损伤与脑功能衰退，最初表现为呼之不应、嗜睡而较难被发觉，而急性发作时可能出现脑出血等而危及生命。脑动脉硬化症发生的主要原因为脑部动脉粥样硬化病变，机体血脂代谢异常导致的脑动脉管壁胆固醇沉积则为病变之根本。川芎养肝行气、活血祛风；白芍、熟地黄、珍珠母养血滋阴、养肾补血、平肝潜阳；夏枯草、决明子性寒凉，可清肝热、抑阳亢；细辛则有通窍之功效。根据现代药理学，养血清脑颗粒成分中川芎嗪、芍药苷、阿魏酸、梓醇类物质可抑制血小板聚集、扩张血管，且有镇痛之效。

【诊断思路】 脑动脉硬化症是一种高发于老年人群的慢性脑病，由于脑动脉粥样硬化及小动脉硬化而引发视力模糊、头痛、眩晕、记忆力衰退等症状。中医理论认为，脑动脉硬化的诸多表现是由血瘀痰阻、肝阳偏亢、肾虚精亏导致。

【治疗方法】 两组患者均予以营养神经、降低颅内压等基础治疗，对照组患者予以阿托伐他汀片（辉瑞制药有限公司生产；规格：10 mg；国药准字H20051407）10 mg/次口服，1次/日。实验组在此基础上加以养血清脑颗粒（天津天士力制药集团股份有限公司生产；国药准字 Z10960082）口服 4 g/次，3 次/日。两组患者上述疗程均持续 8 周。本研究结果显示，实验组患者治疗总有效率明显高于对照组，总胆固醇、三酰甘油、高密度脂蛋白、血清同型半胱氨酸均低于对照组，低密度脂蛋白高于对照组，提示联合应用养血清脑颗粒可有助于调节血脂，增强疗效。同型半胱氨酸是机体内含硫氨基酸，代谢过程中相关酶缺乏会导致其水平升高，产生高同型半胱氨酸血症，造成血管内皮细胞损伤，平滑肌细胞大量增生，进而影响血管舒张功能。相关研究表明，同型半胱氨酸水平升高是导致脑动脉硬化症危险因素。

【治疗绝技】 两组患者经治疗后同型半胱氨酸水平均降低，且实验组改善优于对照组，提示养血清脑颗粒可有助于恢复血管损伤。养血清脑颗粒联合阿托伐他汀钙治疗脑动脉硬化可有效调剂血脂，增强疗效，并降低同型半胱氨酸水平，减少血管损伤，改善疗效。

参 考 文 献

[1] 王秀芬，李劲松，高维键. 养血清脑颗粒联合阿托伐他汀钙治疗脑动脉硬化的疗效及血清同型半胱氨酸水平变化分析 [J].黑龙江医药科学，2019，42（4）：137-138.

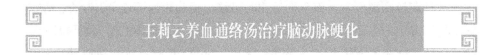

王莉云养血通络汤治疗脑动脉硬化

【名医简介】 王莉云　辽阳辽化医院　主任医师

【经典名方】 养血通络汤（源自经验方）

组成：益智仁、黄芪各 20 g，天麻、丹参各 15 g，生地黄、巴戟天、女贞子、肉苁蓉、何首乌、山萸肉、石菖蒲、菟丝子、胆南星、当归各 10 g，水蛭 6 g。

【学术思想】 中医将本病归属于"眩晕""痴呆""头疼"范畴，病位在脑，主要病因病机为脾肾亏虚、气血痰瘀，致气血运行受阻，不通则痛。故治疗时应以养血通络、祛瘀化痰为主要治疗原则。脑动脉硬化症由脑动脉粥样硬化、老年性动脉硬化、小动脉硬化三大类组成，具有病程长、早期难发现的特点。目前，我国脑动脉硬化症发病率逐年上升。脑动脉硬化的主要

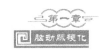

诱发因素包括过度劳累、过量摄入高脂食物、吸烟、饮酒等，其主要病理特征为内皮细胞功能障碍导致细胞因子释放，诱导血小板聚集，最终形成泡沫细胞，进而导致动脉粥样硬化，主要临床表现为神经衰弱综合征、动脉硬化性痴呆等。西医治疗本病虽有一定疗效，但容易出现恶心、呕吐等不良反应。因此，寻找该疾病有效治疗方案逐渐成为临床研究热点。养血通络汤为治疗脑部疾病方剂之一，具有滋益肝肾、养血活血、通络止痛的作用。方中以益智仁、黄芪为君药，发挥固肾经、补脾益气的作用。以天麻、丹参为臣药，具有祛风定眩、活血祛瘀之功。以生地黄、巴戟天、女贞子、肉苁蓉、何首乌、山萸肉、石菖蒲、菟丝子、胆南星、当归为佐药，何首乌、女贞子、山萸肉、菟丝子可发挥固肾经、滋肾润肺、增补阳气之功效；生地黄、肉苁蓉、巴戟天、当归具有通经止痛、活血祛瘀、祛风燥湿、行气开郁、填精益髓、醒脑调神的作用；石菖蒲可醒神益智、活血理气；胆南星能清热化痰、息风定惊。水蛭为使药，有通行经络之效。诸药合用，阴中求阳，补肾活血。现代药理研究表明，当归中的丁基苯酞可通过增加血流速度和脑动脉管径来改善局部脑组织血液循环；黄芪可扩张脑血管，增强毛细血管通透性，改善局部组织血流量，对缺氧的神经细胞有一定保护作用；当归、水蛭可抑制血小板聚集；何首乌、天麻能调节脑神经中枢活性，降低红细胞沉降率；女贞子可调节血脂水平防止脑动脉粥样硬化；生地黄可降低血清过氧脂质水平；肉苁蓉能有效改善部分老年慢性脑供血不足患者认知功能障碍。

【诊断思路】中医证候积分：按无、轻、中、重分为 4 个等级，主症分别记 0、2、4、6 分，次症则分别记 0、1、2、3 分。取患者治疗前后空腹静脉血，利用全自动血液分析仪对血液流变学指标进行检测，运用酶联免疫吸附试验法检测血清内皮素 – 1（ET-1）、一氧化氮（NO）、促血管生成素 – 2（Ang-2）、白细胞介素 – 6（IL-6）、超敏 C – 反应蛋白（Hs-CRP）水平。观察并记录两组不良反应发生情况。显效，大部分症状明显改善，主要检测指标基本恢复正常，或中医证候积分减少≥70%；有效，主要症状好转，主要检测指标有一定程度改善，或中医证候积分减少 30%～70%；无效，临床症状、主要检测指标未发生明显改变，中医证候积分减少 <30%。治疗有效率 =（显效例数 + 有效例数）/总例数×100%。

【治疗方法】对照组给予醒脑开窍针刺法干预，选取百会、人中、内关、风池、四白、委中、合谷、太冲、四神聪、三阴交、尺泽等穴位进行治疗，其中对三阴交、人中、四白、内关给予补泻治疗，对百会、尺泽、四神聪进行捻转平补平泻干预，其他普通针刺治疗，留针 30 分钟/次，治疗 6 日，休息 1 日，持续治疗 8 周。观察组在对照组基础上采用养血通络汤治疗，上方由本院制剂中心煎取，收汁 400 mL，1 剂/日，2 次/日，温服，治疗 8 周。

【治疗绝技】养血通络汤联合醒脑开窍针刺治疗肾虚血瘀型脑动脉硬化症临床效果良好，可有效改善患者的血液流变学、炎症介质及血管内皮功能。

参 考 文 献

[1] 孙丽娜. 养血通络汤联合醒脑开窍针刺治疗肾虚血瘀型脑动脉硬化症患者的临床效果 [J]. 中国药物经济学，2022，17（3）：88 - 91.

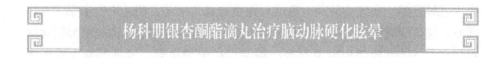

杨科朋银杏酮酯滴丸治疗脑动脉硬化眩晕

【名医简介】杨科朋　郑州市中医院　副主任医师

【经典名方】银杏酮酯滴丸（山西千汇药业有限公司生产，国药准字 Z20050220）

组成：银杏酮酯。

原文：活血化瘀。用于血瘀型胸痹及血瘀型轻度脑动脉硬化引起的眩晕；冠心病、心绞痛。

调护：口服，1 次 1 片，1 日 3 次。心力衰竭者、孕妇和过敏体质慎用。

【学术思想】脑动脉硬化是临床常见病之一，常出现头痛、头昏、眩晕、耳鸣等症状。我们发现中医证型多以血瘀证为主。本项研究针对 TCD 发现脑动脉硬化伴眩晕患者，观察用银杏酮酯滴丸治疗前后的中医证候积分变化及脑血流动力学变化情况。银杏酮酯滴丸的主要成分为银杏酮酯，为一种血管扩张和中枢肌松剂，有直接扩张血管、增加脑血流量的作用。银杏是活血化瘀之良药，具有扩张血管、增加血灌流量的作用，能改善脑供血并防止动脉硬化。TCD 在脑动脉硬化时出现平均血流速度降低、血管搏动指数增高，提示脑血管的末梢阻力增大，存在动脉硬化。搏动指数是判断血管外周阻力的指标，它的增高是动脉硬化和血管弹性减退的重要指标，而且能直

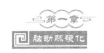

接反映脑供血的具体血流动力学变化情况。也能有效反映患者眩晕症状的改善程度。

【诊断思路】脑动脉硬化是全身动脉硬化的一部分，同时是急性脑血循环尤其是脑缺血的主要发病基础，是各种因素导致的脑动脉管壁变性和硬化的总称。证候疗效标准，临床痊愈：中医临床症状、体征消失或基本消失，证候积分减少≥95%；显效：中医临床症状、体征明显改善，证候积分减少≥70%；有效：中医临床症状、体征均有好转，证候积分减少≥30%；无效：中医临床症状、体征无改善，甚或加重，证候积分减少＜30%。

【治疗方法】两组均给予改善大脑微循环药物及保护神经的中西药物等一般治疗。观察组给予银杏酮酯滴丸（山西千汇药业有限公司生产，国药准字 Z20050220），8 丸/次，3 次/日，口服，疗程为 4 周。

【治疗绝技】依据治疗后中医证候积分可见，观察组总有效率为48.44%，明显优于对照组的 18.75%；两组治疗前后椎-基底动静脉搏动指数均较治疗前下降，但各项指标观察组均优于对照组。本研究显示，患者经银杏酮酯滴丸治疗 4 周后，颅内各血管的平均血流速度较治疗前明显加快，且搏动指数降低。说明银杏酮酯滴丸可有效改善血流动力学、增加脑血流灌注量、缓解脑供血不足患者的眩晕临床症状，从而提高患者的生存质量，值得临床推广。

参 考 文 献

[1] 张芹，杨科朋，魏新侠，等.银杏酮酯滴丸治疗脑动脉硬化眩晕的疗效观察 [J].中国实用医药，2014，9 (22)：143 – 144.

第二章 高血压脑病

【名医简介】方和谦 国医大师

【经典名方】天麻钩藤饮加减（源自《中医内科杂病证治新义》）

组成：生石决明15 g，钩藤10 g，怀牛膝6 g，天麻6 g，生杜仲10 g，夜交藤12 g，石斛10 g，茯苓10 g，泽泻10 g，牡丹皮10 g，玉竹12 g，薄荷5 g，白菊花10 g。

原文：本方诞生于20世纪50年代，为高血压头痛而设。其创制者在学术上力主中西医汇通结合，提出"在不违背中医学术辨证论治的基础上，逐步地和现代的基础医学和临床医学知识联系起来，丰富中医学的内容，提高它的理论和技术水平，更好地发挥中医学的特点"。在制方中，一方面以中医理论为指导，认为高血压头痛病因多为肝火厥逆，上攻头脑所致，故在选药上，多以平肝息风药天麻、钩藤与清肝降火药黄芩、栀子相伍；另一方面将方中所选的中药与现代药理作用相结合，方中之黄芩、杜仲、益母草、桑寄生等均有降压作用，且西医在治疗高血压病的过程中，常用利尿剂和扩血管药物，方中之牛膝、益母草均有良好的扩血管及利尿作用，提高了方剂配伍的针对性、有效性，融合中西医理论组成本方。

【学术思想】方老认为，本病的发生不外风、火、痰之邪入侵。肝为风木之脏，体阴而用阳，主升主动。因烦劳致肝阳上亢，清窍受扰，故头晕；肝阳上亢，扰乱心神，心火上炎则见心烦口苦、眠差易醒之症。头晕脑胀乃肝风上扰清窍所致，故本病的治疗先以天麻息风止痉，清热平肝，以化肝风；生石决明既平肝潜阳，又泻肝火；怀牛膝活血通经，引血下行，有"治风先治血，血行风自灭"之意；薄荷配白菊花，加强清肝明目、清利头

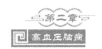

目之功，如此配伍，使肝风得息，肝火得清，肝血得养，则无头晕眼花之昏厥；生杜仲补肝肾，强筋骨，益精血；茯苓、泽泻健脾利水；夜交藤养心安神，因为神安则寐，寐则阳得入阴，阴阳相交，以抑孤阳之偏亢；加用石斛、玉竹养阴柔肝。如此配伍，肝肾得补，相火得清，阴阳得以调和。方老认为眩晕病因病机可概括为"风、火、痰、虚、瘀"，多以内伤为主，并有虚实之分，"上盛下虚"之说。上盛为标实，多为痰涎风火所致，下虚为本虚，气血阴阳虚损。脏腑以肝脾肾为主，又以肝肾为首要。肾精肾阴亏损，不能濡养肝体，可使水不涵木，阴不维阳，阳亢上扰动风，发为眩晕；木郁土壅，脾失运化，化生痰湿，肝风夹痰上扰清窍致眩；抑郁恼怒伤肝，肝气郁结，化火伤阴，肝阴不足，风阳上扰头目而致眩。方老认为治疗应以肝肾脾三脏为主，兼顾祛风火痰瘀之邪，强调滋补肝肾、育阴潜阳、固本培元，以达平肝息风的目的。临床常用逍遥散、和肝汤以疏肝、养肝、调肝，治疗肝郁化火上扰清窍之眩晕，半夏白术天麻汤或二陈汤治疗风痰作祟之眩晕，杞菊地黄汤、地黄饮子或滋补汤治疗肾精不足之眩晕，滋补汤补养气血、健运脾胃治疗气血两虚之眩晕。

【诊断思路】用方要点：本方为肝肾不足、肝阳偏亢、肝风上扰的常用方，以头痛、眩晕、失眠、舌红苔黄、脉弦为辨证要点。现代应用：本方常用于治疗高血压脑病、急性脑血管病、更年期综合征等属肝肾不足、肝阳上亢者。使用注意：肝经实火之头痛、眩晕，不宜使用本方。

【治疗方法】每日1剂，水煎，分2次服。

【治疗绝技】本方功能平肝潜阳，滋养肝肾。用于治肝肾亏虚、肝阳上亢者，症见头晕头痛较甚，急躁易怒，口苦，舌红少苔，脉弦细。

参 考 文 献

［1］邓小英．古今名医临证实录丛书·高血压［M］．北京：中国医药科技出版社，2013，178．

［2］高剑虹．方和谦临床应用薄荷验案［J］．北京中医药，2008，27（1）：46-48．

邓铁涛石决牡蛎汤治疗高血压脑病

【名医简介】 邓铁涛　国医大师

【经典名方】 石决牡蛎汤

组成：石决明 30 g（先煎），生牡蛎 30 g（先煎），白芍 15 g，牛膝 15 g，钩藤 15 g，莲子心 6 g，莲须 10 g。

【学术思想】 滋补肝肾、平肝潜阳为高血压正治之法。邓老借用叶天士辨治肝风的思路，将叶氏"缓肝之急以息风，滋肾之液以驱热……介以潜之，酸以收之，厚味以填之，或用清上实下之法"应用于高血压肝阳上亢证的治疗。方用石决明、生牡蛎介以潜之为主药；钩藤、白芍酸以收之，缓肝之急，平肝息风为辅药；莲子心清上，清心平肝，莲须实下，益肾固精为佐；牛膝下行为使药。苔黄、脉数有力者加黄芩；兼阳明实热便秘者，可加大黄之类泄其实热；苔厚腻者去莲须加茯苓、泽泻；头痛甚属热者，加菊花或龙胆草；头晕甚者加明天麻；失眠者加夜交藤或酸枣仁。

【诊断思路】 高血压脑病以头痛，眩晕，失眠，舌红苔黄，脉弦为辨证要点。

【治疗方法】 每日 1 剂，水煎，分 2 次服。

【治疗绝技】 石决牡蛎汤平肝潜阳，主治肝阳上亢型高血压，症见头晕头痛，烦躁易怒，夜睡不宁，口苦或干，舌边尖红（或如常），苔白或黄，脉弦有力。

参 考 文 献

[1] 邓铁涛．邓铁涛医集 [M]．北京：人民卫生出版社，1995：2-3.

[2] 李南夷，李艺．邓铁涛教授诊治高血压病的经验 [J]．中华中医药学刊，2014，32（5）：974-977.

[3] 秦东风．《中医名方验方丛书·脑病治疗名方验方》 [M]．北京：人民卫生出版社，2016.

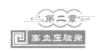

邓铁涛肝肾双补汤治疗高血压脑病

【经典名方】肝肾双补汤

组成：桑寄生 30 g，首乌 30 g，川芎 10 g，淫羊藿 10 g，玉米须 30 g，杜仲 10 g，磁石 30 g（先煎），生龙骨 30 g（先煎）。

调护：气虚者加黄芪 30 g；肾阳虚为主者，可用附桂十味汤（肉桂、熟附子、黄精、桑椹、牡丹皮、茯苓、泽泻、莲须、玉米须、牛膝）；肾阳虚甚兼水肿者，用真武汤加杜仲、黄芪。

【学术思想】高血压以阴虚阳亢为之常，阳气亏虚为之变。本型阴损及阳，以致阴阳两虚，常见于高血压后期。桑寄生、何首乌补益肝肾，淫羊藿、杜仲温肾养阳；佐以川芎、玉米须活血利水，磁石、生龙骨镇心平肝。兼气虚者，加黄芪 30 g；以肾阳虚为主者，用附桂十味汤（肉桂 3 g，熟附子 10 g，黄精 20 g，桑椹 10 g，牡丹皮 9 g，茯苓 10 g，泽泻 10 g，莲须 12 g，玉米须 30 g，牛膝 9 g）。

【诊断思路】症见眩晕，健忘，消瘦，口干，五心烦热，神疲乏力，少气懒言或夜尿频作，腰腿酸软。舌质淡红，苔薄，脉细无力。肾精不足，无以充脑，清窍空虚，故眩晕、健忘；无以养体，则消瘦；无以生津，则口干；阴虚内热，则五心烦热；阴损及阳，阳气渐衰则神疲乏力、少气懒言；气化不利，则夜尿频作；肾虚于下，则腰腿酸软；舌质淡红、苔薄、脉细无力为阴阳两虚之象。

【治疗方法】每日 1 剂，水煎，分 2 次服。

【治疗绝技】益肾潜阳。主治阴阳两虚型高血压，症见头晕眼花、耳鸣腰酸、腰痛，或阳痿遗精、夜尿多、自汗盗汗，或形寒肢冷、气短乏力，舌淡嫩或嫩红、苔薄白润，脉细弱。高血压的辨证论治，在于审度病机，重视肝脾和肾。此病发生与阴阳失调、气血紊乱有关，其病机涉及肝脾肾，病理上又相互影响。如七情伤肝，肝郁化火，火盛灼津，则肝阳上亢；劳欲过度，高年肾衰，阴精亏耗，水不涵木，则肝用失于承制，亢而为害；恣食肥甘或饮酒过度，损伤脾胃，脾失健运，痰浊内生，夹肝风而上扰清窍，皆可发生高血压引起的眩晕、头痛。在病机转化上，肝阳上亢，化火动风，下灼

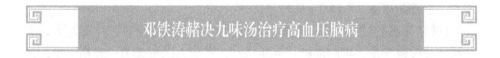

肾阴,可致肾阴亏虚;而肾阴亏虚,水不涵木,肝失所养,则肝阳更亢。如此二者形成恶性循环,经久不愈。阴耗过度,又损及阳,则可出现肾阳不足;或阴亏于前,阳损及后,而成阴阳两虚证。脾为后天之本,升降之枢,过食肥甘厚味,酿成内热,热盛伤阴。肾阴为各脏腑阴液之泉源,肾阴不足,致肝阴不足,水不涵木,则虚阳上冒,发生眩晕、头痛之证。因此,可以把高血压的病机概括为"变动在肝,根源在肾,关键在脾"。辨病识证方面,要切实分清虚实兼夹。高血压的临床症状很多,根据体内阴阳盛衰、脏腑虚实、舌苔、脉象、体型及发病诱因等不同,临床一般将本病分为肝阳上亢、阴虚阳亢、肾精亏虚、痰浊上犯等证型,但细究其证,则不出虚实两端。

参考文献

[1] 邓铁涛. 邓铁涛医集 [M].北京:人民卫生出版社,1995:2-3.
[2] 李南夷,李艺. 邓铁涛教授诊治高血压病的经验 [J].中华中医药学刊,2014,32
　　(5):974-977.

邓铁涛赭决九味汤治疗高血压脑病

【经典名方】赭决九味汤

组成:黄芪、代赭石各 30 g,党参、茯苓各 15 g,陈皮 6 g,法半夏 12 g,炒决明子 24 g,白术 10 g,甘草 3 g。

【学术思想】气虚痰浊型高血压多因劳心、过度伤心,导致心脾受损,一方面可因痰浊上扰、土壅木郁、肝失条达而成高血压;另一方面脾阴不足、血失濡养、肺失肃降、肝气横逆而成高血压。这一类高血压,往往兼见心脾之证。另外,脉压差小者 (18~20 mmHg),宜大补其气,用党参、黄芪;凡降压用黄芪 30 g 以上,而升压用补中益气汤 (黄芪不可重用);维持血压用黄芪 30 g,何首乌 30 g,桑椹 12 g,杜仲 10 g,坚持常服,可使血压平稳,以补肾养肝。高血压药物治疗十分重要,治疗时间越早越好,临界高血压就应该开始治疗。高血压患者要坚持每天用药,即使病情好转,仍应服维持量。睡前不要服降压药,防止入睡后血压下降,脑血流量减少,速度减

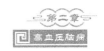

慢，容易形成脑血栓。服用降压药期间，慎用或禁用麻黄素、止咳定喘丸、川贝精片等药物。

【诊断思路】一般随着年龄的不断增长，病程迁延，机体各脏器逐渐虚损而出现正气虚弱现象，《内经》认为人到中年已开始显露出气虚征象，即"年四十而阴气自半也"，另外，气能生血，气虚则血生化无源而衰少，阴血虚不能制阳，阳升无制而化风，上扰清窍则眩晕，临床多见眩晕动辄加剧，面色苍白，唇甲不华，盗汗，腰酸肢冷，小便频数，白带绵绵，舌淡脉弦。此时虚火日久，阴阳并伤，相当于高血压Ⅱ期、Ⅲ期，当选用助阳滋阴之品，助阳以温而不燥，补而不腻，即以温而濡润之品为要。兼肝肾阴虚者，加何首乌、桑椹、女贞子；兼肾阳虚者加肉桂心、仙茅、淫羊藿；兼血瘀者加川芎、丹参、三七粉等。

【治疗方法】每日1剂，水煎，分2次服。

【治疗绝技】健脾益气，化痰泄浊，平肝降逆。主治气虚痰浊型高血压，症见眩晕，头脑欠清醒，胸闷，食少，倦怠乏力，或恶心，吐痰，舌胖嫩，舌边有齿印，苔白厚或浊腻，脉弦滑或脉虚大而滑。

【验案赏析】赵某，男，54岁，干部。1972年7月8日就诊。时当夏令，症见头晕，怠倦，睡眠欠佳，胃口不佳，血压105/90 mmHg。诊其面色暗滞，唇稍暗，舌嫩色淡暗，苔白润（稍厚），脉软稍数而重按无力，寸、尺俱弱。患者一向血压偏低，舒张压不高。从症、脉、舌来分析，此属脾胃素虚。最近工作时至深夜，致肾阴有所损耗，肝阴便为之不足，致肝阳相对偏亢。病为阴阳俱虚，治疗脾阳当升而肝阳应降，但升提不能太过，潜降不应过重。拟定处方如下：党参15 g，茯苓12 g，白术12 g，甘草5 g，干莲叶9 g，扁豆花9 g，龟甲30 g，素馨花5 g。此方用四君子汤以健脾，李东垣认为干莲叶有升发脾阳的作用，故与扁豆花同用以升脾阳兼解暑，用龟甲以潜肝阳，素馨花以舒肝气。服药3剂后，精神转好，脉转细缓，血压为95/80 mmHg，脉压仍小。处方：照上方加黄芪9 g，去干莲叶与龟甲。服3剂后，血压在100/（75~80）mmHg，当脉压超过30 mmHg时，症状消失。此后改用补中益气汤，服后精神较好，面色转润，脉稍有力，血压105/（70~80）mmHg。连服补中益气汤1个多月，以巩固疗效。

【按语】本案患者血压特点为血压偏低，舒张压不高。从症、脉、舌来分析，此属脾胃素虚，故用赭决九味汤，方中重用黄芪合六君子汤补气以除痰浊，配以代赭石、炒决明子以降逆平肝。兼肝肾阴虚者，加何首乌、桑椹、女贞子之属；兼肾阳虚者，加肉桂心、仙茅、淫羊藿之属；兼血瘀者，加川芎、丹参之属。凡高血压均应加重镇之品，审其阴、阳、虚、实、痰浊等不同，选用不同药物。阴虚者，用龟甲、鳖甲；阴虚阳亢者，选生牡蛎；痰浊者，加代赭石；阳虚者，用磁石，如此辨证论治，则对于舒张压不高的患者效果较明显。

参 考 文 献

[1] 吴焕林，林晓忠. 邓铁涛运用调脾法治疗高血压病的临床经验 [J]. 中国中医基础医学杂志，2005，11（5）：400.

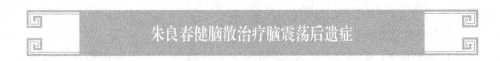

朱良春健脑散治疗脑震荡后遗症

【名医简介】朱良春　国医大师

【经典名方】健脑散（源自《效验秘方》）

组成：红参15 g（参须30 g可代）、土鳖虫、当归、枸杞子各21 g、制马钱子、川芎各15 g，地龙、制乳香、制没药、炙全蝎各12 g，紫河车、鸡内金各24 g，血竭、甘草各9 g。

【学术思想】脑震荡后遗症多呈"虚中夹实"之证，因其虚，必须大补气血、滋养肝肾；因其实，气血瘀滞，又须化瘀活血。方中取红参、枸杞子、紫河车、当归养血益气、滋补肝肾，精血旺则髓海充；选土鳖虫、地龙、制乳香、制没药、炙全蝎、鸡内金、血竭化瘀通络、疗伤定痛、马钱子制后毒即大减，善于通络止痛、消肿散结，尤有强壮神经之功，对此症之恢复有促进作用；川芎既能行气活血，又能载药直达病所。全方攻补兼施，标本结合，故奏佳效。本方用后一般1～2周始见效，以后持续服用2～3个月，多能治愈。如有阴虚或阳虚或痰浊内阻者，应配合辨治之汤剂以助之。方中马钱子有剧毒，需经炮制，一般先用水浸一日，刮去毛，晒干，于麻油中煎炸，应掌握火候，如油炸时间太短，则内心呈白色，服后易引起呕吐等中毒反应，如油炸时间过长，其内发黑而炭化，往往失效。所以在炮制中，可取一枚切开，如呈紫红色则最为合度。方中诸药晒干，共研极细末，用胶囊装盛亦可。每服4～5 g，早晚各1次，开水送下，可连续服用2～3个月。

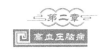

【诊断思路】健脑散主治脑震荡后遗症。症见头晕而痛，健忘神疲，视力减退，周身酸痛，天气变化时更甚，时见食欲缺乏，睡眠欠佳，易于急躁冲动，面色黧黑，舌有瘀斑，脉多沉涩或细涩。

【治疗方法】研末，每服 4～5 g，早晚各 1 次。

【治疗绝技】大补气血，活血化瘀。

【主治】脑震荡后遗症出现头晕而痛，健忘神疲，视力减退，周身酸痛，天气变化时则更甚；食欲缺乏，睡眠欠佳，易于急躁冲动；面色黧黑，舌有瘀斑，脉多沉涩或细涩者，均可用之。严重神经症患者，亦可用之。

参 考 文 献

［1］朱良春. 健脑散 ［J］. 中医杂志，1989（1）：44.

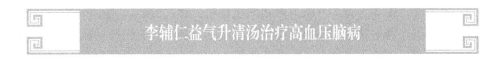

李辅仁益气升清汤治疗高血压脑病

【名医简介】李辅仁　国医大师

【经典名方】益气升清汤

组成：黄芪 20 g，白术 15 g，茯苓 20 g，升麻 5 g，熟地黄 15 g，川芎 20 g，木香 5 g，枸杞子 10 g，当归 15 g，天麻 10 g，陈皮 10 g，厚朴 10 g，甘草 3 g。功能补气养血，升清降浊。

原文：天麻甘平柔润，入肝经，有平肝息风定惊之功，为治疗虚风眩晕头痛、惊痫抽搐麻木之良药。

本方本是健脾助运、益气养血之剂，李老认为加入天麻不仅可以助熟地黄、当归等养血柔肝，助川芎、当归等通经除痹，而且可以镇静安神、息风定惊，直达病证，尽快起效。治本同时兼治其标。

调护：胸闷气短、痰多苔腻者，减熟地黄，陈皮改橘红，加半夏；腰膝酸软、困倦嗜卧者，黄芪加量，另加狗脊；食少呕呃、脘腹痞满者，减熟地黄，加苏梗、炒三仙；心悸汗出、心中烦乱者，加浮小麦、珍珠母；失眠梦多、早醒、不易再睡者，加首乌藤、远志；大便干结或大便黏腻不爽者，加肉苁蓉；血压偏低、头晕昏沉者，加葛根；下肢水肿者，茯苓改茯苓皮，加泽泻；夜尿频多、小便不畅者，加泽泻、益智仁；眼前黑蒙、猝然晕倒者，升麻加大其量，另加少量羚羊角粉。

【学术思想】 脑动脉硬化症患者多年老体弱，命门火衰，不能温煦中焦脾土，或久病劳倦，损伤脾胃，致运化失职，升降失常，则气血生化乏源，不能上达。而且，脾不健运，水谷不化精微，反生痰浊，阻滞脉络，蒙蔽清气，致清不能升，浊不能降。再者，中焦虚弱，气血不足，不能充养肾精，又致下元亏虚，髓海不足，诸症更剧。李老治疗此型患者时，从脾胃入手，着重补气养血、升清降浊，以期中焦健运，气血充盛，清气上达，而肾精得养，髓海得充。

【诊断思路】 脑动脉硬化症表现为气血不足、清阳不升，诸如头晕乏力、耳鸣耳聋、心悸气短、视物昏蒙、健忘不寐、腰膝酸软、手足麻木、纳少腹胀，甚者可见眼前黑蒙、猝然晕倒，舌质偏淡、苔白或腻，脉沉弦或弦细。肾为先天之本、一身阴阳之根，脾为后天之本、气血生化之源。脾主升，胃主降，中焦脾胃为气机升降出入之枢纽。脾之健运，化生精微，须赖肾阳之温煦，肾中精气，亦靠脾胃水谷精微之充养。只有脾肾功能正常，气血精微充盛，才能上注清窍，使头目得养。若年老体弱，命门火衰，不能温煦中焦脾土，或久病劳倦，损伤脾胃，致运化失职，升降失常，则气血生化乏源，不能上达。而且，脾不健运，水谷不化精微，反生痰浊，阻滞脉络，蒙蔽清气，致清不能升，浊不能降。再者，中焦虚弱，气血不足，不能充养肾精，又致下元亏虚，髓海不足，诸症更剧。故见头晕乏力、耳鸣耳聋、心悸气短、视物昏蒙、健忘不寐、腰膝酸软、手足麻木、纳少腹胀，甚者可见眼前黑蒙、猝然晕倒。此型患者多见舌质偏淡、苔白或腻，脉沉无力。

【治疗方法】 每日1剂，水煎，分2次服。

【治疗绝技】 李辅仁，主任医师，早年师承名医施今墨，行医60年，临床经验丰富。40余年来主要从事老年保健与老年病防治工作，对许多老年病的预防与治疗有独到见解，临床疗效甚佳。脑动脉硬化所致椎-基底动脉供血不足者，现代医学治疗以扩张血管为主，但疗效难以肯定，故求助于中医者甚多。李老在临床中将其分为两型：肝肾阴虚、肝阳上亢型，气血不足、清阳不升型，两型中皆可夹痰、夹瘀。

参 考 文 献

[1] 张剑.李辅仁治疗脑动脉硬化所致供血不足的经验 [J].中医杂志，1999，40（1）：12-13.

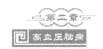

周仲瑛清火化痰方治疗高血压脑病

【名医简介】周仲瑛　国医大师

【经典名方】清火化痰方（源自《古今医鉴》化痰清火汤）

组成：竹沥、半夏各 10 g，陈胆南星 6 g，炒黄芩 10 g，夏枯草 12 g，炒僵蚕 10 g，海藻 10 g，牡蛎 30 g（先煎），泽泻 15 g。功能清火化痰。

原文：南星、半夏、陈皮、苍术、白术、白芍、黄连、黄芩、栀子、知母、石膏各七分（2.6 g），甘草三分（1.1 g），上锉加生姜三片，水煎服。

【学术思想】患者素体胖夹痰湿，郁而化火，上扰清空，周老用此方治疗本证。心烦梦多者，加黄连、莲子心、茯神；神情异常者，加郁金、天竺黄；胸闷、痰多、便秘者，加瓜蒌、风化硝。

【诊断思路】高血压，证属痰火上扰者，常表现为头晕重痛、咳吐黏痰、胸闷、神烦善惊、身重肢麻、语謇多涎、口干苦或黏，舌尖红、苔黄腻，脉弦滑数。

【治疗方法】每日 1 剂，水煎，分 2 次服。

【治疗绝技】清火化痰方治疗高血压脑病痰火上扰者。

参 考 文 献

[1] 周仲瑛. 全国著名老中医临床经验丛书：周仲瑛临床经验辑要［M］.北京：中国中医药出版社，1998：42 - 43.

周仲瑛滋柔肝肾方治疗高血压脑病

【经典名方】滋柔肝肾方

组成：生地黄 12 g，枸杞子 10 g，女贞子 10 g，制何首乌 12 g，桑寄生 12 g，生石决明 30 g（先煎），菊花 10 g，沙苑子 10 g。

功能：滋肾柔肝。

【学术思想】肝肾同源，肾阴亏虚，水不涵木，肝失条达，则风阳扰动。周老治疗本证，重在滋养肾阴以柔肝木。如头眩而面色潮红者，加牡蛎、鳖甲；烦热者，加知母、黄柏；肢麻者，加白芍；失眠多梦者，加酸枣仁、阿胶。

【诊断思路】滋柔肝肾方治疗高血压，证属肝肾阴虚、肝阳上亢。见头昏晕痛、目涩视糊、耳鸣，遇劳则升火、肢麻、腰酸腿软，舌红少苔，脉细弦或细数。

【治疗方法】每日1剂，水煎，分2次服。

【治疗绝技】滋柔肝肾方治疗高血压，证属肝肾阴虚、肝阳上亢。

参考文献

[1] 周仲瑛. 全国著名老中医临床经验丛书：周仲瑛临床经验辑要 [M].北京：中国中医药出版社，1998：43.

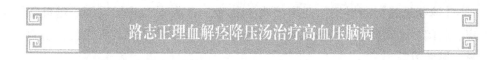

路志正理血解痉降压汤治疗高血压脑病

【名医简介】路志正　国医大师

【经典名方】理血解痉降压汤

组成：制何首乌15 g，白芍12 g，当归12 g，茺蔚子10 g，北柴胡12 g，麸炒枳实12 g，甘草6 g，盐杜仲18 g，黄芪15 g，黄柏6 g，钩藤15~30 g（后下）。

【学术思想】现代医学认为，高血压是人体神经活动受阻引起大脑皮质及皮质下血管运动神经系统调节障碍，以致全身小动脉痉挛而产生的动脉血压增高。路老认为，全身小动脉痉挛及玻璃样变性皆可用中医理论加以理解。高血压大多以"风"象示人，血络拘挛致风阳升动太过，应属广义之四旁运滞，升降失职。小动脉的玻璃样变性增生导致的缺血，可认为是血虚络瘀，这就产生了一个新的病机认识：血络拘挛、瘀滞风动证，治以养血疏肝益气，滋阴泻火降压。本方系根据日本汉方大家大塚敬节之经验方"八物降下汤"化裁而来。原方以四物汤加黄芪、黄柏、钩藤、杜仲为主方，本方守其义，以制何首乌、当归、茺蔚子、白芍作为四物汤之变法，养血活

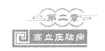

血；阴血滋润有赖于阳气的温煦，故用黄芪益气配阳以助阴；治血焉有不治气之理，故又增以疏肝解郁、调和肝脾的四逆散。方中北柴胡既可疏解肝郁，又可升清阳；白芍养血敛阴，与北柴胡相配，一升一敛；佐以麸炒枳实行气散结，以增强疏畅气机之效；甘草缓急和中，又能调和诸药，为使。

用于治疗原发性高血压、肾性高血压及更年期综合征、心脏神经症等凡表现为阴血亏虚、头痛、眩晕、神疲乏力、耳鸣、心悸等症者。现代药理研究提示，四逆散能改善脑组织微循环，提高脑血流量，降低胆固醇，抗血小板聚集和抑制体外血栓形成。四逆散对平滑肌痉挛有解痉作用，故能改善全身小动脉痉挛，由此而辅助降压。

【诊断思路】现代医学认为，高血压是人体神经活动受阻引起大脑皮质及皮质下血管运动神经系统调节障碍，以致全身小动脉痉挛而产生的动脉血压增高。早期周身细小动脉痉挛，日久血管壁缺氧，呈透明样变性。小动脉压力持续增高时，内膜纤维组织和弹力纤维增生，管腔变窄，加重缺血。随着细小动脉硬化和高血压出现，各脏器发生继发性改变，其中以心、脑、肾损害为最甚。

【治疗方法】每日 1 剂，水煎，分 2 次服。

【治疗绝技】在使用该方治疗高血压病时，还应注意辨证加减，方能体现中医个体化治疗的特色。

（1）肝火亢盛证：症见眩晕头痛，急躁易怒，面红，目赤，口干，口苦，便秘，尿赤，舌红苔黄，脉弦数。治宜泻肝胆实火、清下焦湿热，在理血解痉降压汤基础上配伍龙胆泻肝汤之龙胆 10 g，黄芩 10 g，栀子 10 g，车前子 10 g 等。心火旺者加黄连，相火旺者加盐知母、盐黄柏。

（2）阴虚阳亢证：症见眩晕，头痛，腰酸，膝软，恶心，烦热，心悸，失眠，耳鸣，健忘，舌红少苔，脉弦细而数。治宜镇肝息风、滋阴潜阳，在理血解痉降压汤基础上配伍镇肝熄风汤之牛膝 30 g，龙骨 15 g，牡蛎 15 g（先煎），龟甲 15 g（先煎），白芍 15 g，玄参 15 g，天冬 15 g 等。眩晕重者加天麻、菊花、钩藤，腰膝酸软者加杜仲、桑寄生，失眠者加酸枣仁、珍珠母、何首乌藤。

（3）痰湿壅盛证：症见眩晕，头痛，头重如裹，胸闷，呕吐痰涎，心悸，失眠，口淡，食少，舌胖苔腻，脉滑。治宜燥湿化痰、平肝息风，在理血解痉降压汤基础上配伍半夏白术天麻汤与二陈汤之姜半夏 12 g，麸炒白术 15 g，天麻 15 g，陈皮 10 g。痰多者加制天南星、天竺黄，脾虚湿困者加豆蔻、砂仁、薏苡仁，胸闷者加瓜蒌子、薤白、郁金，头重如裹者加荷叶、葛根。

（4）阴阳两虚证：症见眩晕，头痛，腰酸，膝软，畏寒肢冷，耳鸣，心悸，气短，夜尿频，舌淡苔白，脉沉细弱。治宜滋肾阴、补肾阳、开窍化痰，在理血解痉降压汤基础上配伍地黄饮子之熟地黄 15 g、巴戟天 12 g、山茱萸 12 g、肉桂 6 g、炮附片 6 g、石斛 12 g、麦冬 15 g。对晚期高血压病、脑动脉硬化、脑卒中后遗症见阴阳两虚者可加减使用。眩晕严重加天麻、钩藤，头痛加川芎、菊花，夜尿频多加乌药、益智仁、桑螵蛸。

参 考 文 献

[1] 张维骏，郑昭瀛，路洁，等. 路志正理血解痉降压汤治疗高血压病经验 [J]. 中医杂志，2014，55（7）：551 - 552.

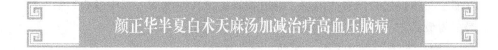

颜正华半夏白术天麻汤加减治疗高血压脑病

【名医简介】颜正华　国医大师

【经典名方】半夏白术天麻汤加减（源自《医学心悟》）

组成：清半夏 10 ~ 15 g，生白术 15 g，天麻 10 g，茯苓 30 g，陈皮 10 ~ 15 g，炒枳壳 6 ~ 10 g。

原文：眩，谓眼黑，晕者，头旋也，古称头旋眼花是也。其中有肝火内动者，经云"诸风掉眩，皆属肝木是也，逍遥散主之"。有湿痰壅遏者，书云"头旋眼花，非天麻、半夏不除是也，半夏白术天麻汤主之"。有气虚夹痰者，书曰"清阳不升，浊阴不降，则上重下轻也，六君子汤主之"。亦有肾水不足，虚火上炎者，六味汤。亦有命门火衰，真阳上泛者，八味汤。此治眩之大法也。

调护：眩晕较甚者，可加僵蚕、胆南星等以加强化痰息风之力；头痛甚者，加蔓荆子、沙苑子等以祛风止痛；呕吐甚者，可加代赭石、旋覆花以镇逆止呕；兼气虚者，可加党参、生黄芪以益气；湿痰偏盛、舌苔白滑者，可加泽泻、桂枝以渗湿化饮。

【学术思想】本方中清半夏化痰、天麻息风、生白术健脾，三味配伍，

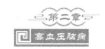

风痰并治，肝脾同调，标本兼顾，是颜老治疗此类眩晕常用的药对。茯苓利湿健脾，陈皮、炒枳壳理气健脾，共为臣药。诸药相合，祛痰燥湿、升清降浊效宏。若病程久，侵及经络，损伤气血，而致痰瘀互结，则在上方的基础上酌加川芎、红花等活血通络之品。

【诊断思路】痰湿中阻之眩晕，症见头重如蒙，胸脘痞闷，泛泛欲呕，肢体倦怠，食少多寐，苔白腻，脉濡滑。

【治疗方法】每日1剂，水煎，分2次服。

【治疗绝技】半夏白术天麻汤加减治疗高血压脑病痰湿中阻。

参 考 文 献

［1］吴嘉瑞，张冰.国医大师颜正华［M］.北京：中国医药科技出版社，2011：135.

颜德馨颜氏益气聪明汤治疗高血压脑病

【名医简介】颜德馨　国医大师

【经典名方】颜氏益气聪明汤

组成：北黄芪30 g，党参9 g，葛根9 g，升麻4.5 g，蔓荆子10 g，泽泻30 g，白术、川芎各9 g，橘红9 g，通天草15 g。补脾益气，升清泻浊，治疗气虚痰瘀型眩晕。

【学术思想】本方为颜老治疗气虚痰瘀型眩晕的经验方。脑为元神之腑，"清者灵，杂者钝"，十二经脉清阳之气皆上于头面而走清窍，五脏皆享气于脾胃，烦劳伤中，使冲和之气不能上冲，则目昏而耳聋。故凡人之气血内虚，痰浊内停，复因六气外袭，阳升风动，瘀阻清窍，皆能使清阳不升，元神失明，眩晕乃作。因此补益中焦脾胃之气，提升阳气上养清窍，则眩晕可止。其中使阳气上扬充脑为治疗关键。益气聪明汤由党参、葛根、升麻、白术、川芎等组成，功在益气升阳、化痰活络，用于眩晕急性发作和缓解期的治疗。其方体现调整中焦、升举阳气的配方理念。黄芪、葛根、升麻、川芎等药性偏于上焦，具有升举阳气的作用，白术等调整中焦痰浊，全方配伍以升为主，调护中焦以促进阳气上达清窍。

【诊断思路】眩晕改善情况：眩晕的分级按2003年4月重庆眩晕会议

相关标准评定，于治疗前、治疗后14天与随访3个月时进行评定。生活质量评价：椎动脉型颈椎病功能评定量表，于治疗前、治疗后与治疗后随访3个月进行评估。眩晕神经系统功能评分：采用中山医科大学第一附属医院神经内科颈性眩晕工作组所研制评分标准。中医证候疗效评价：参照国家药品食品监督管理局制定的"中药新药治疗眩晕的临床研究指导原则"进行评价。

【治疗方法】 每日1剂，水煎，分2次服。

【治疗绝技】 颜氏益气聪明汤是颜德馨名老中医治疗气虚痰瘀型眩晕的经验方，临床运用多年，临床疗效肯定。

参 考 文 献

[1] 覃小兰，王进忠，杨时鸿，等. 颜氏益气聪明汤对于颈性眩晕的疗效评价研究
[J]. 四川中医，2012，30（5）：73-75.

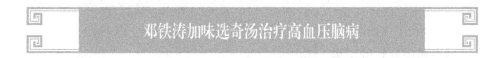

邓铁涛加味选奇汤治疗高血压脑病

【经典名方】 加味选奇汤（源自《类证治裁　卷六·头痛论治》选奇汤）

组成：防风9 g，羌活9 g，黄芩9 g，白芍12 g，菊花9 g，沙苑子12 g，甘草6 g。

原文：该方原出于李东垣《兰室秘藏》卷上，药只四味："羌活、防风各三钱（9 g），炙甘草三钱（9 g）（夏月生用），酒黄芩一钱（3 g）（冬月不用。如能食是热痛，倍加之）。"清代沈金鳌《杂病源流犀烛·目痛源流》亦谓："大约选奇汤、上清散二方俱为总治眉棱骨痛之剂。"此书之选奇汤多法半夏与生姜。

调护：邓教授此方之黄芩未用酒制，亦可因证加减，阴虚阳偏亢者生地黄易黄芩，或以磁朱丸与六味地黄丸治之。日服磁朱丸以镇摄其阳亢，晚服六味地黄丸以滋其肾阴。血瘀者加茺蔚子10 g，牛膝15 g，豨莶草15 g，或用血府逐瘀汤。

【学术思想】 邓老认为眩晕病位在头颅脑髓，但病根在肝、脾、肾三

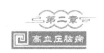
脏，不外虚实两端，病因病机古人虽有外感、内伤之分，但临床以内伤为主，尤以肝阳上亢、肾精不足、气血亏虚、痰瘀内阻多见。肝阳升发太过、肝肾阴虚水不涵木、肝阳亢极化风都可导致肝阳上亢证，治疗常用自拟"石决牡蛎汤"（石决明、生牡蛎、白芍、牛膝、钩藤、莲子心、莲须等），肝肾阴虚者常加鳖甲、龟板、何首乌、生地黄、熟地黄等，气血亏虚者常用加味八珍汤（四君子汤 + 四物汤 + 五爪龙、鸡血藤）补益气血，祛痰常用温胆汤、《内经》泽泻饮加减，活血常用失笑散、血府逐瘀汤加减，低血压清阳不升之眩晕常用补中益气汤加减，且邓老认为黄芪用量不超过 15 g，黄芪轻用升压，重用降压，气虚高血压者当用 30 g 以上，舒张压偏高者常加鳖甲、龟板，前庭神经炎性眩晕常用防眩汤加减，神经症性眩晕常用甘麦大枣汤稍加茯苓、素馨花、钩藤等疏肝健脾药。

【诊断思路】邓教授根据多年临床经验，认为头痛多与风、虚有关。他自拟加味选奇汤祛风、清热、止痛，主治头痛、偏头痛、眉棱骨痛、三叉神经痛。三叉神经痛是一种在面部三叉神经分布区内反复发作的阵发性剧烈神经痛，疼痛发生往往骤发骤停，有闪电样、刀割样、烧灼样、顽固性、难以忍受等特点，说话、刷牙或微风拂面时都会导致阵痛。三叉神经痛患者常因此不敢擦脸、进食，甚至连口水也不敢下咽，从而影响正常的生活和工作。选奇汤乃《兰室秘藏》为治眉骨痛不可忍所创之方，加减后用于治三叉神经痛效果甚好，对带状疱疹后遗神经痛等头面部疼痛也有良效。

内伤头痛多与痰涎风热郁遏经络有关。用此方治疗，多获良效。如治一女教师，左侧额痛兼上齿疼痛剧烈，一日发作十多次，曾经中西医治疗，疼痛次数减至一天五六次，而疼痛的程度不减。诊其面色红，唇红，脉弦滑数。虽然舌嫩、舌边有齿印，有本虚之征，但风热实证为主，处方用防风、羌活、黄芩各 9 g，甘草 6 g，再加白芍、沙苑子各 12 g，菊花 9 g，7 剂痛大减。后因过劳、淋雨复发 2 次，继用上方加减，前后用药 40 余剂而愈，追踪一年多，未见复发。

【治疗方法】每日 1 剂，水煎服。

【治疗绝技】除内服药物外，治疗头痛邓教授用"开天门"的按摩手法。此法可分为三个步骤。第一步，让患者采用坐姿，自然放松，医者站于患者前方，一手扶托患者头部后枕，另一手用拇指在患者眉心印堂穴（两眉头连线的中点处）点揉四五下，然后沿督脉路线，向上向后逆督脉推按至后脑之风府穴，如是反复点揉推按 7 次。第二步，双手拇指并按在患者前额中央，其余四指贴按在左右颞侧，然后用拇指分左右横抹患者前额至发际，如是者亦反复7次。第三步，双手拇指同时并按印堂穴，沿双侧眉棱骨之上缘，分左右横抹至太阳穴（在两眉梢后凹陷处），在太阳穴点揉四五下，然后转换中指从鬓角入发际经颞部绕耳背向后推至风池穴，在风池穴点揉四五下，如是者亦反复7次。无论外感或杂病头痛，经此手法治疗，都能不同程度减轻或缓解，不失为一种有利无弊的疗法。

参 考 文 献

[1] 邓铁涛. 邓铁涛临床经验辑要 ［M].北京：中国中医药出版社，1998.

颜德馨自拟治头痛基础方治疗高血压脑病

【经典名方】自拟治头痛基础方

组成：羌活9 g，当归9 g，白芍9 g，桃仁9 g，红花9 g，川芎30 g，生地黄12 g，蜈蚣粉1.5 g（冲服），全蝎粉1.5 g（冲服）。

【学术思想】颜老认为头为天象，诸阳会焉，"清则灵，杂则钝"。"杂"的因素包括痰瘀等病理产物、内外风之扰、气机之逆乱等，六气外袭、痰浊内停、精血内虚、瘀阻清窍皆能使清阳不升、清浊混乱、清窍蒙蔽而眩晕。颜老推崇"脾统四脏"之说，认为脾胃失常则水谷精微不得化纳、气血生化乏源、气机升降紊乱，故清阳不升，治疗多从脾胃入手，以益气升阳之法为主，常用东垣益气聪明汤加减，临证针对风、痰、虚、瘀等病机特点，常搭配祛风、散风、补虚、升清、通脉、祛痰等法，祛其浊，还其清，调其血气，使瘀浊得去，气血得疏，清灵得复，眩晕乃止。此外，还常用川芎茶调散治疗风邪上犯型眩晕，羚羊饮子治疗肝阳偏亢型眩晕，黄连温胆汤或清震汤治疗痰浊壅阻型眩晕，通窍活血汤治疗瘀血阻滞型眩晕等。

【诊断思路】道求用药之妙，处方由以下方加减组成：四物汤＋止痉散＋抵当汤＋蔓荆子。颜老治疗本例患者，紧扣头风夹瘀的病机特点，以止痉散搜风通络，法取治破伤风之意。抵当汤荡涤陈瘀，法遵《伤寒论》攻积瘀从肠胃而去之意；四物汤中重用川芎，行气活血而防伤正，有正气存内邪不可干及治风先治血之意；一味蔓荆子引经，药到病所，功不可没。细考

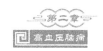

原用血府逐瘀汤效不著，可能原因在于其方药组成中虽用川芎，而量不够，病重药轻；桃仁、红花活血祛瘀但不如抵当汤的荡涤陈瘀之力；方中桔梗载药上行，亦不如蔓荆子直达病所。此外，方中缺少搜风之品。由此观之，中医的辨证相当重要，也说明中医更应重视个体化的治疗方法。

【治疗方法】 每日 1 剂，水煎服。

【治疗绝技】 颜教授认为，川芎确实辛香而燥，易耗伤气津，普通情况下苔黄腻，不太好用。但中医学认为，有是证必用是药。同时颜教授也认为该药不宜久服长服，投一二剂有效，中病即止，也是顾念正气为本。从服药结果来看，药后舌质转淡、苔退、虚象显露，说明苔厚腻乃积瘀成热的表现，水蛭、大黄甚为对证。

【验案赏析】 张某，男，82 岁，因跌倒后头痛伴呕吐 5 小时，于 2000 年 10 月 15 日入院。入院检查：血压 150/75 mmHg，神志清，颈软，心率 80 次／分，律齐，未闻及病理性杂音，神经系统检查无特殊。在后枕部见约 3 cm 挫裂伤口，伤处渗血少量。CT 示右额叶脑挫裂伤，左额颞顶、右颞顶硬膜下积液，左颞骨骨折。患者平素有高血压、冠心病史。入院诊断：中医：头痛（气滞血瘀）；西医：①右额叶脑挫裂伤、左颞骨骨折；②冠心病；③高血压 II 期。入院后给予伤口包扎，中药曾先后服用黄连温胆汤、血府逐瘀汤等，西药曾用脱水、支持治疗等，呕吐消失，但头痛始终不减，痛甚时需肌内注射哌替啶方止痛，每次亦只能止 2 小时左右。诊见：头痛剧烈，每于下午加重，范围较广，以双颞侧、前额为甚，后枕部伤处痛势并不甚剧，伴纳差、便结、睡眠不佳、口不渴、小便略黄，无呕吐、发热等症。舌淡暗略胖、苔黄腻，脉弦细。

【按语】 颜老治疗本病，注重审证求因，并且擅长在辨证论治基础上使用引经药。本案患者有跌仆史，为其病因，此因跌仆后头痛，其病机必有瘀滞，这是共识。然而，细察其头痛部位，并非固定一处而以双额侧、前额为甚，伤处亦痛，但并不十分突出，疼痛的性质是痛势剧烈，发作时间是下午为甚，有间歇，故其病机特点中尚有"风"的因素。颜老根据"巅高之上，唯风可到"，认为头风夹瘀，方形成该患者完整的病机。本患者"风"的形成，其因一是跌仆之后，风从破处而入；二是引动宿疾（高血压）。识乎此，随证立法，明确了本病的病机证候，治疗就有了针对性。有瘀当攻瘀，贼风当搜逐，其治法为活血攻瘀、搜风通络。颜老认为，本患者需用哌替啶才能止痛，不是长久之计，因哌替啶有成瘾不良反应，中药对本病治疗有优

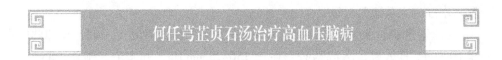

势。用药首选川芎，川芎为治疗头痛的第一要药，为血中气药，行气活血，用川芎关键在药量，需重用才建功，用量为30 g；次用全蝎、蜈蚣，此为搜风通络之要药：再用熟大黄、水蛭攻瘀，用当归、白芍、熟地黄和血养血；蔓荆子引药归经。

参 考 文 献

[1] 严夏，杨志敏，刘泽银．颜德馨教授诊治头痛医案赏析及经验介绍［M］.新中医，2002，34（1）：9-10.

何任芎芷贞石汤治疗高血压脑病

【名医简介】何任　国医大师

【经典名方】芎芷贞石汤

组成：川芎9~18 g，白芷9 g，女贞子9 g，石楠叶12 g。

原文：解表、祛风、止痛、行气、活血、滋阴、养肝、强筋，适用于外感内伤各种偏正头痛，宜根据症状灵活加减之。

【学术思想】何老应用"汗法"治疗阳虚寒凝、寒痹经脉、肝阳馁弱型眩晕收到良好效果，为眩晕辨治提供了新的思路和方法，但临床表现需要具有痉脉、疼痛、恶寒等特点。阳虚寒凝型眩晕常内外交感而发，内有阳气虚损，外感寒邪相引，闭阻筋脉，络脉失和而为头晕，常予桂枝加葛根汤加减，温阳发汗、疏经通络；寒痹经脉型眩晕寒邪循经上犯清阳，导致清阳不升，脑窍失养，易致头晕，常用五积散加减，表里双解、散寒祛湿、温中消积；肝阳馁弱型眩晕肝虚清阳不升，易致头晕，或肝经有寒，上逆于头致眩，常用乌梅丸加减，全方温补之力大于寒凉之力，补肝之阳、益肝之体。此外，不仅有是证用是药，且须用之得法，方可汗出，何老常用"辅汗三法"：啜热粥，或多饮暖水；温覆；连续服药，每隔2~3小时服1次，直至正汗出乃止。且运用辅汗三法的最佳标准是正汗出，汗未透者，继续用，正汗出者停用，不可过用。

【诊断思路】头痛是一个症状，既是单一的疾病，也是某些器质性疾病的信号或并发症。内、外、神经、精神、五官科等各科疾病都可引起头痛，

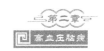

如感染性发热性疾病、高血压、颅内疾病、神经功能性头痛、偏头痛，以及消化系统、泌尿系统、内分泌系统、血液病、代谢病、变态反应性疾病等。头痛的国际分类有偏头痛、紧张性头痛、丛集性头痛和慢性阵发性偏头痛等12种，中医诊治的头痛大多为前4种头痛，偏头痛和紧张性头痛最多，过去统称为血管神经性头痛。因头部位置较高，犹如高山一样，"高巅之顶，唯风独到"。头痛又与外感风邪有关，因其往往缠绵难愈，时作时止，就像风去风来，风来则痛，风去则止，遇风又痛加重。所以这种头痛叫头风、首风、脑风、雷头风、沐浴风等。《内经》谓："头痛巅疾，下虚上实""头痛耳鸣，九窍不利，肠胃之所生也"。本病多为本虚标实、下虚上实。上实为风痰瘀、下虚为肝肾不足。治疗原则发作期多祛风、化痰、活血，静止期多补肝肾、调脏腑。临床侧重以祛风为主，盖因头居最高，"高巅之顶，风独到"。常用方剂有川芎茶调散、芎芷石膏汤、羌活胜湿汤。但风胜则干，风药易伤阴，久服要配以养阴药。另外，注意薛立斋所谓"头痛久发，多主于痰"和久病多瘀之说。

【治疗方法】每日1剂，水煎服。

【治疗绝技】功能解表祛风，行气止痛，滋阴活血。主治外感、内伤各种头痛。

参 考 文 献

[1] 何若苹. 中国百年百名中医临床家丛书：何任 [M].北京：中国中医药出版社，2001.

李振华滋阴清肝汤治疗高血压脑病

【名医简介】李振华　国医大师

【经典名方】滋阴清肝汤

组成：蒸何首乌20 g，白芍15 g，枸杞子15 g，山茱萸15 g，黄精15 g，珍珠母15 g，牡丹皮10 g，天麻10 g，菊花12 g，郁金10 g，九节菖蒲10 g，丹参15 g，桑枝30 g，地龙15 g，钩藤12 g，甘草3 g。

【学术思想】对于脾虚湿盛、肝火偏旺的眩晕，李老提出"脾本虚证，无实证，胃多实证"的学术观点，治以健脾祛湿、清火平肝法，自拟脾、肝、胃同治的香砂温中汤治疗；对于肝阳上亢的眩晕，李老重视"肝宜疏"之法，根据《内经》"木郁达之"之旨，治以清热平肝、解郁安神法，自拟脏躁方加减以使肝疏泄条达；对于肝肾阴虚、肝阳上亢之眩晕，治以益肾养肝、清热潜阳、清心豁痰，自拟滋阴清肝汤、清心豁痰汤加减治疗；对于脾虚湿阻、血行不畅、肝阴虚、风阳上扰的眩晕，治以健脾养肝、祛湿活血、潜降息风法，标本兼施，补通并行，常用白术、茯苓、泽泻、荷叶、决明子、全蝎、牡蛎、地龙、赤芍、鸡血藤、丹参、桃仁、红花、山楂、川牛膝等。

【诊断思路】李老综合历代医家观点，认为眩晕起病突然，病因病机复杂，其病因多为"痰""风""虚"。经过多年临床实践，提出了"四诊合参，谨守病机"，治疗眩晕时应遵循"脾宜健、肝宜疏、胃宜和"的学术思想，形成了独特的临证用药特色。

【治疗方法】处方：蒸首乌20 g，白芍15 g，枸杞子15 g，山茱萸15 g，黄精15 g，珍珠母15 g，牡丹皮10 g，天麻10 g，菊花12 g，郁金10 g，九节菖蒲10 g，丹参15 g，桑枝30 g，地龙15 g，钩藤12 g，甘草3 g。用法：每日1剂，水煎服。

【治疗绝技】滋阴清肝汤功能滋阴潜阳、平肝息风。主治头痛，证属肝肾阴虚、肝风内动。

【验案赏析】杨某，男，62岁，于1992年6月19日来诊。主诉：头痛，手颤4年余。患者自1987年退休以后，经常头痛头晕，视物不清。经检查诊断为白内障，于1988年做白内障手术治疗，术后配戴眼镜不久又出现头晕，开始疑为眼镜度数不符，后到医院检查，初步诊断为脑动脉硬化，遂服药治疗。1989年春天，头痛、头晕加重，并出现双手震颤，反应迟钝。在省人民医院查颅部CT提示脑萎缩。现头痛，头晕，双手震颤，反应迟钝，口燥咽干，身困乏力，腰膝酸软，夜间汗多，睡眠差。舌红苔少，脉细弱。中医诊断：头痛（肝肾阴虚，肝风内动）；西医诊断：脑退行性病变（脑萎缩）。治法：滋阴潜阳，平肝息风。处方一：自拟滋阴清肝汤：蒸何首乌20 g，白芍15 g，枸杞子15 g，山茱萸15 g，黄精15 g，珍珠母15 g，牡丹皮10 g，天麻10 g，菊花12 g，郁金10 g，九节菖蒲10 g，丹参15 g，桑枝30 g，地龙15 g，钩藤12 g，甘草3 g。处方二：左归饮化裁：蒸何首乌20 g，白芍15 g，枸杞子15 g，山茱萸15 g，山药20 g，茯苓15 g，黄精

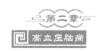

15 g，丹参15 g，鸡血藤30 g，地龙15 g，乌梢蛇12 g，桑枝30 g，天麻10 g，菊花12 g，细辛5 g，牡丹皮10 g，珍珠母15 g，天麻10 g，地龙15 g，生地黄15 g，甘草3 g。医嘱：①注意饮食，忌食辛辣、油腻之物。②注意休息，调理情志。③上二方交替水煎服，每日1剂。二诊：上药处方一服用7剂，处方二服用8剂，头痛、头晕明显减轻，手仍震颤，双腿酸软无力。舌红少苔，脉细稍数。处方一：蒸何首乌20 g，白芍15 g，牡丹皮10 g，枸杞子15 g，黄精15 g，山茱萸15 g，泽泻12 g，茯苓15 g，地龙15 g，桑枝30 g，乌梢蛇12 g，桂枝6 g，蜈蚣3条，细辛5 g，鸡血藤30 g，丹参15 g，甘草3 g。处方二：黄精20 g，党参15 g，山药20 g，茯苓15 g，当归12 g，白芍15 g，蒸何首乌20 g，枸杞子15 g，丹参15 g，鸡血藤30 g，桂枝6 g，知母12 g，桑枝30 g，地龙15 g，乌梢蛇12 g，泽泻12 g，甘草3 g。上两方交替使用，共连服5~6剂，各种症状明显减轻，头已不痛、不晕，双手震颤偶尔发作，多与情绪有关。精神、饮食、体力均比以前有所好转。舌质淡红，苔薄白，脉缓而有力。上方隔日1剂，再服半月，巩固疗效。

【按语】本案主要治疗肝火上逆之头痛，关键在于肝肾阴虚，筋脉失养，肝风内动，而致头痛、肢颤诸症。药用蒸何首乌、白芍、枸杞子、山茱萸、黄精等滋补肝肾之阴；珍珠母、天麻、钩藤、地龙、菊花平肝息风，桑枝通络清利头目。诸药合用可治疗肝阳上亢所致头痛等症。牡丹皮清虚火、利头明目，郁金、石菖蒲行气开郁、芳香开窍，配合丹参可达宁心开窍、养血安神之目的。配合祛风通络的虫类，久服则各种症状得以明显减轻，体现了"肝肾同源""气血同调"的思想。

参 考 文 献

[1] 郭淑云，李郑生 . 中国百年百名中医临床家丛书（国医大师卷）：李振华 ［M］. 北京：中国中医药出版社，2011.

关幼波养血平肝汤治疗高血压脑病

【名医简介】关幼波　国家级名中医

【经典名方】养血平肝汤

组成：旋覆花 10 g，生赭石 10 g，当归 10 g，川芎 10 g，生地黄 10 g，杭菊花 10 g，木瓜 10 g，香附 10 g，甘草 10 g，生石膏 30 g，首乌藤 30 g，杭白芍 15 g。

原文：养血平肝，散风止痛。主治久治不愈的顽固性头痛，包括神经性头痛、脑震荡后遗症等疾病。

调护：血脉壅滞明显而见刺痛者，加红花 10 g 通血脉、消瘀滞；属肝气上冲之头痛头晕者，加珍珠母 30 g，生石决明 30 g 以镇潜之；面红、目赤昏花等肝火较旺者，加钩藤 30 g，配合杭菊、旋覆花以清利头目；若腰膝酸软加川续断 10 g，枸杞子 10 g，牛膝 10 g 补肾气；阴虚明显见五心烦热、口干者，加北沙参 30 g，石斛 10 g 以滋养阴液。

【学术思想】眩晕为病，主要在于因风、因痰、因虚 3 个方面，风邪致眩，又分为外风、内风，外感风邪之眩晕每于感冒之后发作，表现为眩晕、头痛、恶风等症，治以解表祛风，常用菊花茶调散加减；肝风上亢之眩晕每遇情志刺激则发作益甚，表现为眩晕、耳鸣、头胀且痛等症，治以平肝息风，常用天麻钩藤饮加减；因痰致眩，亦有痰湿、痰火之分，痰湿眩晕，治以祛痰化湿，可选半夏白术天麻汤加减，痰火眩晕，治以祛痰泻火，常用黄连温胆汤加天麻、钩藤等治疗；因虚致眩，起病缓慢，持续发作，临床主要是脾虚、肾虚两种，脾虚眩晕，治以补脾益气养血，常用归芍六君子汤加减，肾虚眩晕，治宜补肾填精，常用左归饮、杞菊地黄丸或龟鹿二仙胶等治疗。关老认为临床所见纯虚纯实证者少，而虚实夹杂、本虚标实证者多，辨治当先审证候虚实，虚证眩晕需详辨脏腑病位，眩晕频作还需警惕中风发生。

【诊断思路】顽固性头痛的疾病机制尚无确切结论，可能因机体神经递质、血管活性物质发生改变，导致颅内外血管功能异常。另外，饮食不节、精神因素、代谢紊乱、遗传因素、内分泌失调等也可导致顽固性头痛。中医认为，顽固性头痛病机为六淫之邪外侵，邪气上犯头脑，致使清阳阻遏、气血逆乱、脑失濡养，导致头痛，治疗需从祛风止痛、镇静抗惊、祛瘀生新、养血通脉、活血行气、暖肝散寒等方面入手。养血平肝汤的治疗原则包括"养、清、镇、通"四点。养即补法，包括补气血、调阴阳及益脏腑，养血平肝汤具有滋而不腻、补而不滞、温而不燥的效果，能够养阴血、和肝气。清即清肝明目、清热凉血，方中川芎、当归、香附、甘草具有清热效果。镇

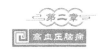

即镇肝降逆、行血消痰，方中旋覆花、生赭石具有降逆效果。通即通经络、活气血、散风邪，方中当归、川芎、首乌藤、旋覆花、香附具有调和气血的效果。

【治疗方法】 对照组予以常规西药治疗，取盐酸氟桂利嗪胶囊（西安杨森制药有限公司，国药准字 H10930003）口服，用量为每次 10 mg/d，持续 4 周。观察组予以养血平肝汤治疗，处方：生石膏 30 g，生赭石、生地黄、杭白芍各 15 g，旋覆花、当归、川芎、首乌藤、香附、生甘草各 10 g。1 剂/日，煎煮取汁，分早晚 2 次口服。持续 4 周。

【治疗绝技】 采用养血平肝汤对顽固性头痛进行治疗，疗效显著，对症状改善及发作频率控制有积极意义。

参 考 文 献

[1] 何邦睿. 养血平肝汤治疗顽固性头痛的临床疗效 [J]. 内蒙古中医药，2022，41（1）：74 – 75.

王筱波平降汤治疗高血压脑病

【名医简介】 王筱波　唐山市中医院

【经典名方】 平降汤

组成：菊花 10 g，怀牛膝 10 g，龙胆草 10 g，钩藤 25 g，夏枯草 12 g，麦冬 12 g，生地黄 12 g，玄参 12 g，桑寄生 12 g，石决明 30 g，白芍 20 g。

用法：每日 1 剂，水煎服。

原文：功能息风潜阳，养阴清热。主治原发性高血压。症见头痛头晕，面红肢软，口干，大便秘结，苔白，脉弦有力。

调护：头痛甚者加玳瑁 10 g，另煎服，以凉血息风降压；肝火上盛加龙胆草 12 g；血压过高者加紫贝齿 30 g 或磁石 30 g 以潜镇降逆；鼻衄者加茅根 24 g，藕节 12 g，小蓟 24 g，大黄炭 9 g，以凉血止血、引血下行。痰火壅闭者加瓜蒌 15 g，郁金 10 g，石菖蒲 10 g，远志 9 g，以化痰开闭。

【学术思想】 中医学认为恼怒扰思或精神紧张与本病关系密切，肝气郁滞郁久化火则伤阴，肝阴不足阴不敛阳，肝阳偏亢上扰清窍而致头晕、头痛耳鸣等。所以治疗高血压采用育阴降火、平肝潜阳的方法，获效满意。但不易巩固，本组对气虚阳扰型高血压效果较差。

【诊断思路】眩晕一证，病因多端，病机错综复杂，其擅从整体观念出发，精于辨证，临床多分为肝阳上亢、痰湿中阻、肝阳上亢兼肾精不足、肾精不足兼痰浊中阻、血虚兼肝阳上亢、血瘀兼肝阳上亢等证型。

【治疗方法】治疗上，肝阳上亢者，多用育阴柔肝、息风潜阳之法，常用干地黄、生白芍、夜交藤等滋补肝肾阴液，天麻、钩藤、沙苑子、藁本、磁石等息风潜阳、清利头目，茯神、龙齿宁心安神，红花、丹参、蜈蚣和络化瘀；痰湿中阻者，常用苦辛通降、息风和阳之法，药用苍术、法半夏、枳壳、瓜蒌、泽泻、黄连燥化痰湿、理气宽胸，天麻、沙苑子、钩藤平肝潜阳；肝阳上亢兼肾精不足者，注重滋水涵木、柔肝潜阳之法，常用天麻、钩藤、磁石、石决明等平肝潜阳息风，白芍、生熟地、女贞子、墨旱莲等滋补肝肾之阴，菊花、谷精草、青葙子等清肝明目，茯神养心安神；肾精不足兼痰浊中阻者，常用淡苁蓉、巴戟天、牛膝等补肾益精，半夏、橘红、茯苓等健脾祛痰，磁石滋阴平肝潜阳；血虚兼肝阳上亢者，常用夜交藤、生白芍、干地黄滋水柔肝、育阴、和阳、通络，沙苑子、天麻、钩藤等平肝潜阳，紫贝齿、青龙齿等平肝安神；血瘀兼肝阳上亢者，治以息风、和阳、活络之法，常用天麻、钩藤、磁石、沙苑子等息风潜阳，当归、红花、丹参等活血和络，蜈蚣息风通络，延胡索、川楝子调畅气机。

【治疗绝技】平降汤治疗本病，临床应用取得比较满意的效果。

参 考 文 献

[1] 柴国钊，李志文，吴秀贤. 中华当代名医妙方精华［M］. 长春：长春出版社，1993.

李寿山通络头风汤治疗高血压脑病

【名医简介】李寿山　国家级名中医
【经典名方】通络头风汤（源自《卫生宝鉴》芎归汤）
组成：当归1两（30 g），川芎4钱（12 g），细辛1钱（3 g），蜈蚣2

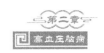
条。收效原因有二：一是药少而精，针对性强；二是量大而专，有的放矢。方中川芎为君药，辛温味薄气雄，功擅疏通，上行头目，下行血海，擅理气活血、搜风止痛；当归养血活血，功专通经止痛，辅川芎增强止痛之效，抑川芎辛窜太过之弊。

原文：细辛祛寒止痛，蜈蚣通络搜风，二味虽为佐使之药，然不可或缺，乃本方行军破敌之先锋官，止痛获效之上品。

调护：头部冷痛者，加白芷；头部热痛者，加菊花、苍耳子；头痛如锥如刺如灼者，加僵蚕、生石膏；三叉神经痛，加生白芍、白芥子、白芷；妇女经期头痛，当归量大于川芎；后头痛，加羌活；前头痛，加白芷；偏头痛，加柴胡；巅顶痛，加藁本。

【学术思想】李老认为就其病因而言，头痛之因虽众，但病程日久，疼痛剧烈不已者，从瘀论治更为妥帖。一则风、寒、湿、痰、火、虚等病因容易转瘀，以寒凝、湿滞、火郁、痰阻、虚而不运等莫不如此；二则久病入络，瘀而不通，痛如锥刺，固定不移，是致瘀常见之相互因果。故头痛从瘀论治，从广义上说，是治本之法、常用之法。瘀血头痛之诊断，临床除脉见细涩或弦大，舌质暗赤有紫气或见瘀斑、瘀点外，最可靠的证据是观察舌下脉络的形态与颜色，只要见青紫、淡紫，粗大而长，甚或怒张有结节，结合临床症候，便可基本断定瘀血证。李老积几十年之经验，悟出一方，以芎归汤为基础加蜈蚣、细辛二味，名曰通络头风汤，用于临床，颇有效验。有注射哌替啶而头痛不解者，服本方霍然而愈。

【诊断思路】血管神经性头痛、三叉神经痛、良性颅内压增高症、头痛等病。症见剧烈的偏正头痛，甚则泛恶呕吐，用止痛药或麻醉剂难以止痛，舌偏淡紫色，舌下络脉多呈淡紫而长，脉弦或涩，妇女常在经期前发作。中医辨证属风痰血瘀阻滞清窍络脉所致的偏正头痛顽症。

【治疗方法】每日1剂，水煎服。

【治疗绝技】通络头风汤，用于临床，颇有效验。有注射哌替啶而头痛不解者，服本方霍然而愈。

参 考 文 献

[1] 李寿山.中国百年百名中医临床家丛书：李寿山［M］.北京：中国中医药出版社，2002.

赵绍琴自拟方治疗高血压脑病

【名医简介】 赵绍琴　国家级名中医

【经典名方1】 半夏10 g，胆南星10 g，天竺黄10 g，钩藤12 g（后下），陈皮6 g，夏枯草10 g，黄芩10 g。用法每日1剂，水煎服。功能清化痰浊。主治痰湿头痛。多因嗜酒食肥而起，体丰痰盛，头痛沉重，周身慵懒，恶心欲呕，舌苔白腻，脉象濡滑。

调护：舌苔厚腻时，加焦三仙、鸡内金之类以祛胃肠之滞。痰火郁热较重时，加苏子10 g，莱菔子10 g，黄芩10 g，礞石10 g，大黄3 g。血虚肝旺时，可减川芎之量，加当归10 g，生地黄10 g，白芍15 g。肝阴不足、肝火偏旺时，可合入丹栀逍遥散，甚则加白头翁10 g，炒槐米10 g，牛膝6 g。

【经典名方2】 墨旱莲10 g，女贞子10 g，茺蔚子10 g，枸杞子10 g，菊花10 g，沙苑子10 g，赤芍10 g，白芍10 g，生地黄15 g，生牡蛎（先煎）20 g。每日1剂，水煎服。功能养血育阴，疏风清热。主治阴虚血少又兼风热上扰所致头痛。头痛且晕，目眩，耳鸣，舌红而干，脉象细数。

调护：阴虚而肝热上扰时，当先清透肝经风热，加蝉衣6 g，僵蚕10 g，川楝子6 g。若属阴虚热灼，可加甘寒育阴之品，如沙参10 g，玉竹10 g，石斛10 g，阿胶10 g。苔黄便秘时，加花粉10 g，焦三仙各10 g，瓜蒌子10 g，桃仁6 g，杏仁6 g。若大便干结时，先用通便方法，当归龙荟丸之类。

若血虚阴分不足时，可加和阴凉血之品，如白头翁10 g，炒地榆10 g，炒槐米10 g，鬼箭羽10 g。痰热化火，脉象滑数时，当以苦泄为主，加黄芩至12 g，马尾连10 g，竹茹10 g。若有食滞中阻时，可加消导之品，如焦麦芽、焦山楂、焦神曲各10 g。若属气虚较重时，方中重用参、芪，并可加鹿角胶10 g，鹿茸粉1 g（冲服），桂心粉3 g（冲服）。如下元不足时，加用填补之品，如补骨脂10 g，桑寄生15 g，芡实米20 g，桑椹10 g，川续断10 g。

参 考 文 献

[1] 赵绍琴. 赵绍琴临证400法［M］. 北京：人民卫生出版社，2006.

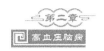

郭士魁清肝汤治疗高血压脑病

【名医简介】郭士魁　国家级名中医

【经典名方】清肝汤（源自《马培之医案》）

组成：白薇 10 ~ 15 g，葛根 15 ~ 20 g，菊花 12 ~ 15 g，钩藤 15 ~ 20 g，生牡蛎 15 ~ 20 g，黄芩 12 ~ 15 g，磁石 20 ~ 30 g，决明子 12 ~ 20 g。功能平肝潜阳。主治肝阳上亢所致头痛、头晕、易怒、高血压等。

调护：肝阳偏亢者，加钩藤、沙苑子、蔓荆子各 15 g，以平肝息风定眩；头项强痛者，加葛根 30 g，羌活、延胡索各 15 g，以解痉止痛；伴有上肢麻木者，加桂枝 10 g、玉竹 20 g、土鳖虫 6 g 等，活血柔筋通痹；伴有心悸、恶心呕吐者，则加用苏梗、藿香各 15 g，化浊降逆止呕；本方尚可佐以石菖蒲 10 g 涤痰开窍，麦冬 15 g 养心安神，并适当加入活血化瘀类药物改善血液循环，帮助消除症状。

【学术思想】高血压病，颈椎病，梅尼埃病，属肝阳上亢、阴虚阳亢之眩晕。症见目闭眼眩，身移耳聋，如登车舟之上，起则欲倒。本方以平肝为主，兼有补肾作用。方中磁石重镇潜阳；钩藤、沙苑子平肝祛风；白薇、黄芩、茺蔚子、野菊花清肝抑阳；桑寄生、牛膝平肝兼能补肾；泽泻利水消眩；川芎活血祛风；葛根舒筋解肌。全方合用，旨在清肝抑阳。

【诊断思路】历代医家有"无虚不作眩""无风不作眩""无痰不作眩"及"无瘀不作眩"的说法。颈椎病或高血压的中医病机多为年老或早衰致肾精亏损、脑髓空虚，复因饮食失节、劳逸失当等致痰瘀阻滞颈脉或脑络，造成局部血流不畅、血虚生风，故发为眩晕。

【治疗方法】每日 1 剂，水煎服。

【治疗绝技】对"虚""风""痰""瘀"四种病理因素进行综合治疗，故疗效颇佳。

参 考 文 献

[1] 翁维良，于英奇. 中国百年百名中医临床家丛书：郭士魁 [M].北京：中国中医药出版社，2001.

杜雨茂加味散偏汤治疗高血压脑病

【名医简介】 杜雨茂　国家级名中医

【经典名方】 加味散偏汤（源自《百病辨证录》散偏汤）

组成：川芎 30 g，白芍 15 g，白芥子 6 g，香附 9 g，白芷 9 g，郁李仁 6 g，柴胡 9 g，细辛 3 g，蔓荆子 9 g。用法：每日 1 剂，水煎，饭后 1 小时服，忌辛辣。功能祛风散寒，通络祛瘀，蠲痰利窍。主治风寒、瘀或痰瘀交加为患所致偏、正头痛。症见头痛时作时止，或左或右，或前或后，或全头痛，或痛在一点。多因感受风寒，或气郁不畅而诱发。发则疼痛剧烈，或掣及眉梢，如有牵引；甚或目不能开，头不能举，且头皮麻木，甚或肿胀、畏风寒，有的虽在盛夏，亦以棉帛裹头；痛剧则如刀割锥刺而难忍，甚至以头冲墙，几不欲生。

原文：白芍 15 g，川芎 30 g，郁李仁 3 g，柴胡 3 g，白芥子 9 g，香附 6 g，甘草 3 g，白芷 1.5 g。功能疏肝解郁，活血止痛。治郁气不宣，又加风邪袭于少阳经，遂致半边头风，或痛在右，或痛在左，其痛时轻时重，遇顺境则痛轻，遇逆境则痛重，遇拂抑之事而更加，风寒之天，则大痛而不能出户。水煎服。

【学术思想】 偏头痛属中医"类风""偏头风"等范畴，以女性发病多见，多与情志有关，风寒外感、肝气郁结、气滞血瘀、痰浊上扰均可致病。散偏汤最早见于陈士铎的《百病辨证录》，临床应用中重用川芎，又适当加入升麻、生地黄、葛根、地骨皮、地龙等，疗效显著提高。方中川芎辛温燥烈，为血中之气药，上行头顶，下行血海，行气活血，善治风寒入络引起之瘀血头痛，为君药。白芷辛窜，善行头面，助川芎祛风止痛，为臣药。白芥子、地龙通经络，善行散；葛根、升麻、柴胡、香附升清举阳，疏肝达郁，为佐药。白芍、地骨皮、生地黄、郁李仁为使药。甘草调和之。全方合用，调和气血，疏肝达郁，通络止痛。临床典型偏头痛和普通型偏头痛均可随症加减应用本方。尤其方中重用川芎为关键，据有关报道，川芎含川芎嗪等成分，其主要作用为降低血液黏度、减少血管阻力、解除脑血管痉挛、改善脑供血。临床应用注意到这一点，可提高疗效。

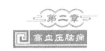

【诊断思路】疗效判定采用综合评分法。严重头痛：积分在 19 分以上；中度头痛：积分在 14 分以上；轻度头痛：积分在 8 分或以上。疗程不少于 1 个月。控制：疗程结束后 1 个月内偏头痛未发作；显效：治疗后积分减少 50% 以上；有效：治疗后积分减少 25%～50%；无效：治疗后积分减少 25% 以下。

【治疗绝技】临床应用中重用川芎，又适当加入升麻、地黄、葛根、地骨皮、地龙等，疗效显著提高。

参 考 文 献

[1] 杜雨茂. 中国百年百名中医临床家丛书：杜雨茂〔M〕. 北京：中国中医药出版社，2003.

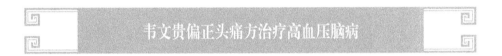
韦文贵偏正头痛方治疗高血压脑病

【名医简介】韦文贵　国家级名中医
【经典名方 1】偏正头痛方
组成：防风 5 g，荆芥穗 5 g，木瓜 3 g，苏叶 5 g，蝉蜕 3 g，甘草 5 g。每日 1 剂，水煎服。功能发表散寒，祛风止痛。主治因外感风寒导致的偏头痛或偏正头风。

【经典名方 2】湿热头痛方
组成：淡豆豉 10 g，防风 5 g，浙贝母 5 g，荆芥 3 g，杏仁 9 g，金佛草 6 g，茯苓 10 g，桑叶 10 g，玄参 6 g，甘草 3 g，地栗 5 个。每日 1 剂，水煎服。功能祛风清热，润肺化痰。主治因外感风邪兼有痰湿内阻、久而生热、湿热上冲导致的头痛。

【经典名方 3】风热头痛方
组成：蔓荆子 10 g，木瓜 3 g，荆芥 5 g，防风 5 g，苏叶 5 g（后下），蝉蜕 3 g，川芎 3 g，藁本 6 g，白芷 6 g，桑叶 10 g，细辛 3 g，升麻 1 g，钩藤 12 g。每日 1 剂，水煎服。功能祛风止痛，活血破瘀，舒筋活络。主治因感受风热、络脉瘀滞导致的眼胀、眼眶及眉棱骨痛、头顶痛。

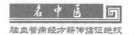

参 考 文 献

［1］韦金平，沙凤梧．中国百年百名中医临床家丛书：韦文贵、韦玉英［M］.北京：中国中医药出版社，2002.

第三章 急性脑卒中、脑梗死

【名医简介】班秀文　国医大师

【经典名方】柔肝宁神方

组成：小麦 30 g，百合 18 g，太子参 18 g，知母 9 g，麦冬 12 g，生地黄 9 g，白芍 9 g，丹参 15 g，夏枯草 9 g，五味子 5 g，甘草 9 g。功能：益气养阴，柔肝宁神。

调护：盗汗明显，可加煅牡蛎、糯稻根、五味子；烦躁甚者，加生地黄、栀子；心悸易惊，加龙骨、人参；心阴虚损明显，加百合、柏子仁。

【学术思想】班老认为郁厥系由于七情所伤、情志抑郁，以致气机不畅、脏腑功能失常、气血逆乱而形成的病变。病之根在于郁，病之始为实，但郁必伤气伤肝，肝为风木之脏，体阴而用阳，最易化燥生热。

【诊断思路】郁厥是指郁久则伤血，气血俱亏损，证由实而虚，是本虚标实之变。

【治疗方法】每日 1 剂，水煎，分 2 次服。

【治疗绝技】柔肝宁神方取小麦、百合之甘平，以养胃柔肝、滋阴润肺而安心神，复伍甘苦微寒之太子参，既能补气养胃，又能清热养阴，三药同为本方之主药；配知母、麦冬、生地黄则滋阴清热之力尤宏；以白芍、五味子之酸与甘草之甘合用，以敛阴养血、平肝和胃；复佐以辛苦寒之夏枯草、苦而微寒之丹参，实取其散结解郁、行血导滞之功，并防之滋而腻也。

参 考 文 献

[1] 班秀文. 郁厥治验 [J]. 广西中医药，1983 (3)：7-8.

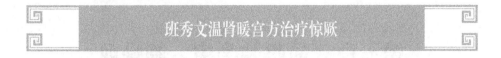

班秀文温肾暖宫方治疗惊厥

【经典名方】温肾暖宫方

组成：菟丝子 15 g，当归身 9 g，杭白芍 9 g，覆盆子 9 g，党参 15 g，炒白术 9 g，车前子 5 g，女贞子 9 g，茺蔚子 9 g，巴戟天 9 g，淫羊藿 15 g，红枣 9 g。

【学术思想】温肾暖宫方中菟丝子、覆盆子、女贞子补肾益精，配淫羊藿、巴戟天以温补肾阳，党参、炒白术益气，当归身、杭白芍、红枣补血，再加车前子、茺蔚子清肝镇惊。班老认为首先要使患者对性生活有正确的认识，然后根据其病根之所在，采取不同的治疗方法。临交惊厥而平时心悸，倦怠乏力，宜用补养心气之法，以人参养荣汤加龙眼肉、酸枣仁、淫羊藿治之；平时头晕目眩，心悸气虚，身麻筋挛，经行错后，量少，脉象弦细，苔少，舌质淡，此属肝气虚怯，宜用益气养血之法，以圣愈汤加菟丝子、小茴香、淫羊藿治之；平时腰膝酸软，精神不振，性感冷淡，经行错后，量少，色淡，脉象虚细而舌质淡嫩，此属肾气不足，可用补肾益气之法，以还少丹去牛膝、茯苓、代赭石，加蛤蚧、党参、菟丝子、淫羊藿治之。

【诊断思路】病证的发生虽有心虚、肝虚、肾虚的不同，但肾藏精而为元气之根，故其治疗在选方上药用虽然有一定区别，但终归不忘肾，所以菟丝子、淫羊藿之入肾之品常用。

【治疗方法】每日 1 剂，水煎，分 2 次服。

【治疗绝技】本方温肾暖宫、益气养血，治疗临交惊厥。

参 考 文 献

[1] 班秀文．妇科奇难病论治［M］．南宁：广西科学技术出版社，2002：123.

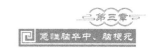

邓铁涛秦艽牵正汤治疗中风

【经典名方】秦艽牵正汤（源自《杨氏家藏方》牵正散）

组成：秦艽 18 g，川芎 10 g，当归 10 g，白附子 10 g，白芍 15 g，生地黄 20 g，茯苓 15 g，僵蚕 10 g，全蝎 10 g，羌活 10 g，防风 6 g，白术 12 g。

原文：《杨氏家藏方》卷 1："治口眼歪斜。"

调护：兼热者加黄芩、石膏；痰多者去生地黄，加胆南星；血虚者加熟地、鸡血藤；病久不愈者，酌加蜈蚣、地龙、天麻、桃仁、红花等搜风化瘀通络。

【学术思想】中风起病急骤，病情严重，犹暴风之疾速，矢石之中的。本病发病率高，致残率亦高。因本病起病急骤、变化迅速，与自然界风之特性有相似之处，所以古人以此类比，名为中风，又称"卒中"。临床表现以猝然昏仆、语言障碍、口眼歪斜、半身不遂为主要特征，亦有未见昏仆，仅见口眼歪斜者。

【治疗方法】每日 1 剂，水煎服。

【治疗绝技】本方功能养血，祛风，通络。主治脑梗死，证属风痰阻络。症见口眼歪斜，语言不利，肌肤不仁，手足麻木，或见恶寒发热，肢体拘急，舌苔白或兼滑腻，脉浮数或弦数。

【验案赏析】患者 3 个多月前因左侧肢体软瘫，于 2002 年 4 月 8—24 日在某大医院住院。经头颅 CT 检查示右内囊前肢梗死。给予低分子右旋糖酐、脑活素、血塞通、复方降压片、阿司匹林、吡拉西坦等治疗后，患侧肢体肌力恢复到Ⅳ级出院。出院后继用环扁桃酯、尼莫地平、脑心通等治疗，患侧肢体功能恢复缓慢，且感右侧肩颈部刺痛不适。X 线示颈椎退行性改变（第 6、第 7 颈椎间盘变性），患者即来我院治疗。诊查左侧半身肢体活动不便，左上肢半瘫，左下肢能抬高 20～30 cm，需家人扶持方能坐稳，生活琐事须家人配合方能料理，言语不利，肌肤不仁，手足麻木，舌质微红，苔白微黄腻，脉弦滑。左上肢肌力Ⅲ级，左下肢肌力Ⅳ级，左上、下肢肌张力增强，腱反射亢进，血压基本正常。辨证属风痰上扰，经络失和，血脉痹阻，经隧不通。治疗宜养血祛风通络，用秦艽牵正汤，1 剂/日，留渣复煎，当日服。并嘱其家人每日按摩及被动活动患肢 3 次，20~30 分钟/次。治疗 45 日后可自行站立，借助手杖可在户外步行 30 分钟左右，左侧肢体明显恢复，回家后继续上方治疗，1 个月后患者来院诉行走不用手杖，煮饭、洗衣等一些日常家务基本能自理。嘱守原方隔日服用一剂，再服药 1 个月以巩固疗效。

【按语】 邓铁涛教授秦艽牵正汤治疗本病具有很大优势，本病多为忧思恼怒、饮食不节、恣酒纵欲等，致阴阳失调、气血逆乱而发病。由于卫外不固，络脉空虚，风袭乘虚而入于经络，气血痹阻不通，筋脉失于濡养，常可致手足麻木、肌肤不仁、半身不遂等症。本方证属风痰阻络，故以秦艽、防风、羌活等药物祛除风；当归、生地黄、白芍、川芎（四物汤）养血；僵蚕、白附子通络化痰。诸药合用则具有养血祛风之功。正合古人"治风先治血，血行风自灭"之旨。对于治疗因络脉空虚、风袭入于络脉而致者，效果较为理想，可加速改善机体的机能状态，提高治疗效果。运用在治疗期间及愈后的一年半载，一般应忌食辛辣、酒、油腻、膻腥等刺激性食物，可防其复发。

参 考 文 献

[1] 邓铁涛. 邓铁涛临床经验辑要 [M]. 北京：中国医药科技出版社，2002.
[2] 谢夏阳. 运用邓铁涛教授秦艽牵正汤治疗中风 124 例 [J]. 内蒙古中医药，2014，33（26）：99-100.

李玉奇清火化痰方治疗脑卒中

【名医简介】 李玉奇 国医大师

【经典名方】 清火化痰方

组成：真牛黄 2 g，真麝香 1 g，珍珠 10 g，安宫牛黄丸 2 丸。

【学术思想】 清火化痰方功能清火化痰息风，治疗中风见神志昏蒙者。

【治疗方法】 诸药兑水研为汁状，鼻饲，日 2 次。

【治疗绝技】 脑卒中不省人事，体温随即上升，脉来洪大有力，高热大汗出，汗出热不退，切忌发汗、泻下，勿投小续命汤类药。须知高热不退，

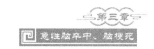

每因脑出血而引起。中西医结合治疗优于单一疗法。中医抢救重在清火豁痰，不宜针刺和其他外治法。本方能清火化痰息风，降低脑压，使溢血渐止。方中牛黄清心泻火，麝香芳香化浊，珍珠消肿，与安宫牛黄丸相辅相成而达到止血和加速瘀血吸收的目的。若神昏渐醒，高热渐退，脉来由有力变无力，如有抢救空间，尚可进一步施方。

参 考 文 献

[1] 李玉奇. 中国百年百名中医临床家丛书：李玉奇［M］.北京：中国中医药出版社，2001：22.

路志正真武汤合葶苈大枣泻肺汤加减治疗厥证

【经典名方】真武汤合葶苈大枣泻肺汤加减（源自《伤寒论》）

组成：制附子10 g（先煎），茯苓20 g，生白术15 g，白芍12 g，干姜10 g，炒葶苈子15 g（包煎），杏仁10 g，人参15 g，桂枝10 g，五味子3 g，麦冬10 g，炙甘草10 g，大枣5 枚。功能温肾利水，泻肺平喘，治疗心力衰竭。

原文：少阴病，二三日不已，至四五日，腹痛，小便不利，四肢沉重疼痛，自下利者，此为有水气。其人或咳，或小便利，或下利，或呕者，真武汤主之。真武汤方茯苓三两（30 g）、芍药三两（30 g）、白术二两（20 g）、生姜三两（30 g）（切）、附子一枚（炮，去皮，破八片），上五味，以水八升，煮取三升，去滓，温服七合，日三服。若咳者，加五味子半升、细辛一两（10 g）、干姜一两（10 g）；若小便利者，去茯苓；若下利者，去芍药，加干姜二两；若呕者，去附子，加生姜足前为半斤。

【学术思想】真武汤合葶苈大枣泻肺汤加减，方中首取真武汤意，附子大辛大热，归经入肾，以温壮肾阳、化气行水为主，水制在脾，故又配伍茯苓、白术健脾益气、利水渗湿为辅，配以白芍疏肝止痛、养阴利水；又取理中丸意，人参甘温入脾，以补中益气、强壮脾胃为主，由虚致寒，寒者热之，干姜辛热，温中而扶阳气，故以为辅，脾虚则生湿，以甘苦温之白术为佐，燥湿健脾，三药一补一温一燥，配伍甚当。路老在方中取葶苈大枣泻肺汤意，用葶苈子辛开苦降，气味俱厚，能宣肺降气、破滞开结、泻肺消痰，为除肺中水气贲满喘急之要药，辅以杏仁止咳平喘、宣肺降浊，用大枣味甘性温，归经入脾，一可补脾益气、生精养胃；二可缓和药性、调和诸药，为方中佐使药。取生脉饮意，人参生津，麦冬养阴生津，五味子敛肺止汗而生津，三药合用，一温补，一清养，一收敛，共成益气生津、回阳救脱、滋阴复脉之剂。最后取桂枝汤意，桂枝既可温通经脉、透达营卫、畅利血脉，且能温阳止痛、化气行水，辅以白芍敛阴和营，使桂枝辛散而不伤阴，二药同用，一散一收，调和营卫，燮理阴阳，干姜助桂枝以疏表散邪，大枣助白芍以和营达卫，共为佐药；炙甘草调和诸药为使。诸药配伍，共成燮理阴阳、调和营卫之功。

【诊断思路】 路老云："此乃肾阳虚衰，寒水射肺之证，恐有阴阳离决之兆，急宜温肾利水，泻肺平喘，以求挽救于万一。"路老调治心法分述于下：①温肾利水求本澄源。盖水之所制在脾，因脾主运水湿；肾为主水之脏，故水之所主在肾。肾阳衰微，脾阳必虚，水湿不化，则寒水内停，上凌心肺。治宜温肾暖脾，化气行水，故方首取真武汤意。方中附子大辛大热，归经入肾，温壮肾阳、化气行水为主；水制在脾，故又配伍茯苓、白术，健脾益气、利水渗湿为辅；配以白芍疏肝止痛、养阴利水，《本草经》记载其有"止痛、利小便"作用，且又能缓解附子之辛燥，配以辛温之生姜，既可协助附子温阳化气，又能助苓、术温中健脾，共为佐使药。诸药合用，共成温肾健脾疏肝、化气渗湿利水之剂。关于此方的配伍功用，赵羽皇在《名医方论》中曾曰："人之一身，阴阳是也，上焦属阳而主心肺，下焦属阴而主肝肾；肝藏阴血，肾兼水火。真武一方，为北方行水而设，用三白者，所以燥能制水，淡能伐肾邪而利水，酸能泻肝本以疏本故也。附子辛温大热，必用为佐者，何居？盖水之所制者脾，水之所行者肾也。肾为胃之关，聚水而从其类，倘肾中无阳，则脾之枢机虽运，而肾之关门不开，水虽欲行，孰为之主，故脾家得附子，则火能生土而水有所归矣；肾中得附子，则坎阳鼓动，而水有所摄矣；更得芍药之酸，以收肝而敛阴气，阴平阳秘矣。若生姜者，并用以散四肢之水气而和胃也。盖五苓散行有余之水，真武行不足之水，两者天渊。总之，脾肾双虚，阴水无制，而泛滥妄行者，非大补坎中之阳，大健中宫之气，即日用车前、本通以利之，岂能效也"。路老牢证求因，让真武汤首当其冲。足见其辨证之细，用药之精。②温中祛寒运脾化湿。肾中藏元阴元阳，五脏之阳非此不能发，五脏之阴非此不能滋。肾阳衰微，脾阳失于温养，中阳必虚，使脾阳虚运化失职，水湿不运，寒水内停。治宜温中祛寒，补益脾胃，运脾化湿。方取理中丸意（人参、干姜、甘草、白术）。方中用人参甘温入脾，补中益气、强壮脾胃为主；由虚致寒，寒者热之，干姜辛热，温中而扶阳气，故以为辅；脾虚则生湿，以甘苦温之白术为佐，燥湿健脾；三药一补一温一燥，配伍甚当；再用炙甘草为使，补中扶正，调和诸药。共成温中祛寒、补气健脾之剂。由此可见，路老在此方中取理中丸意，主要是温振脾气、运水湿，从而协助真武汤更好地起到温阳利水之功。③泻肺行水下气平喘。脾肾阳衰，寒水内停，凌心射肺，肺失清肃，肺气上逆则极度呼吸困难，张口抬肩，不能平卧；肺失宣降，水道不调，膀胱不利，水湿不化，溢于肺则咳吐大量泡沫样清稀痰；溢于肌肤则全身水肿，下肢尤甚，腹大如鼓。治宜泻肺行水，下气平喘。故路老在方中取葶苈大枣泻肺汤意（葶苈子、大枣）。方中用葶苈子，辛开苦降，气味俱厚，能宣肺降气、破滞开结、泻肺消痰，为除肺中水气贲满喘急之要药，且本品辛散苦泄，开肺利窍，能泄水气、除痰饮、利水道、消肿满；辅以杏仁止咳平喘、宣肺降浊。用大枣味甘性温归经入脾，一可补脾益气，生精养胃；二可缓和药性，调和诸药，为方中佐使药。诸药合用，共成泻肺行水、下气平喘之剂。由此可见，路老用此方主要是针对肺失清肃、水湿不化、肺气上逆而设。④益气生津回阳救阴。新病多实，久病多虚。患者病程达15年之久，病邪久羁，耗气损阳，伤血败阴，最终导致心气阴两虚，使心不主血、帅血无力、脉道失充。故见语声低微、断续不接、冷汗外溢、四肢厥冷，脉沉细欲绝。治宜益气生津，回阳救脱。路老在方中取生脉饮意（人参、麦冬、五味子）。方中人参补肺益气以生津为主；辅以麦冬养阴生津，五味子敛肺止汗。三药合用，一温补，一清养，一收敛，共成益气生津、回阳救脱、滋阴复脉之剂。心气得补心阳自振，心阴得养脉道自充，心气阴旺盛，脉道充盈，诸症自消。⑤滋阴和阳固护本元。中医认为，"阴平阳秘，精神乃治；阴阳离决，精神乃绝"。本证由于肾阳衰微、脾阳失温，导致寒水内停、凌心射肺、阴寒内盛、阴阳不和，将成阴阳离绝、阳气败亡、真阴衰竭之势。复因病程日久，阳损及阴，阴损及阳，经使阴阳不和而致变证从生。治宜燮理阴阳，调和营卫。故路老在方中取桂枝汤意（桂枝、白芍、甘草、生姜、大枣）。方中主以桂枝，既可温通经脉、透达营卫、畅利血脉，且又能温阳止痛、化气行水；辅以白芍敛阴和营，使桂枝辛散而不伤阴，二药同用，一散一收，调和营卫，燮理阴阳；生姜助桂枝疏表散邪，大枣助白芍和营达卫，共为佐药；炙甘草调和诸药为使。诸药配伍，共成燮理阴阳、调和营卫之功。故柯琴在《名医方论》中对其赞曰："此方乃仲景群方之冠，乃滋阴和阳，解肌发汗，调和营卫之第一方也。"由此可见，路老用此方主要是为了调和阴阳，以取其"谨察阴阳所在而调之，以平为期"之目的。综上所述，可以看出路老调治本验案辨证精心，立法严谨，用药巧妙，药量轻重适宜。且组方匠心独具，将真武汤、理中丸、葶苈大枣泻肺汤、生脉饮、桂枝汤等于一炉。让其既"八仙过海，各显神通"，在方中却又优势互补、相辅相成，最终殊途同归、调和阴阳、以平为期，故疗效卓著。如此长达15年之沉疴重疾，服药3剂后即见显效，续进5剂后几近痊愈，后调理月余竟收奇功。路老之回春之术，出神入化，足资借鉴。

【治疗方法】每日1剂，水煎，分2次服。

【验案赏析】黄某，女，51岁。2003年12月6日初诊。肢体水肿15年，咳喘5年，加重1个月。患者15年前因双下肢轻度水肿、乏力，在某医院确诊为"风湿性心脏病、二尖瓣狭窄并关闭不全，Ⅱ度心衰"，给予地高辛、氢氯噻嗪等药治疗，病情好转。近5年来病情日渐加重，每遇冬季寒冷天气发病，渐至全身水肿，咳喘气促，不能平卧，动则喘甚，每年需住院治疗以缓解病情。1个月前因受寒病情再次加重，肢体重度水肿，严重呼吸困难，咳吐大量泡沫稀痰，不能平卧，再次住院，西医诊断为"风湿性心脏病，二尖瓣病变，重度难治性心力衰竭，心房纤颤，瘀血性肝硬化，肾功能不全"。经治1个月，病情未能控制，并下病危通知。急邀路老会诊，症见全身重度水肿，大腿及以下俱肿，腹大如鼓，两颧暗红晦滞（二尖瓣面容），唇甲发绀，极度呼吸困难，张口抬肩，不能平卧，咳吐大量泡沫样清稀痰，语声低微、断续，大便3日未行，舌淡紫，苔白滑，脉沉细欲绝、至数难明。路师云："此乃肾阳虚衰，寒水射肺之征，恐有阴阳离决之兆，急宜温肾利水，泻肺平喘，以求挽救于万一。"即以真武汤合葶苈大枣泻肺汤加减：制附子10 g（先煎），茯苓20 g，生白术15 g，白芍12 g，干姜10 g，炒葶苈子15 g（包煎），杏仁10 g，人参15 g，桂枝10 g，五味子3 g，炙甘草10 g，大枣5枚。3剂，水煎，每日1剂，水煎分2次温服。药后小便量渐增，水肿稍减，手足较前温暖，额上汗出即止。既见效机，仍宗上法。原方去干姜，加麦门冬10 g，益母草20 g，生姜10 g，再进5剂。药后诸症悉减，休息时咳喘基本消失，仍动则喘甚，小便量多，大便日一行。宗上方略有变化，共服30余剂，水肿大减，仅下肢微肿，而腹水尽清，已能平卧，带上方药，出院回家调养。1年后其丈夫告知，回家后遵医嘱继续服上方中

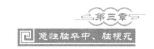

药，原方稍有加减，病情稳定，已能做轻微家务。

【按语】路老调治本验案注重从脉证入手，其病机为肾阳衰微，脾阳不足，寒水内停，凌心射肺，导致气阴虚脱，阴阳欲绝。本病证既危重又复杂，属标本俱急之证，治宜标本同治。故路老以温肾利水、泻肺平喘为大法，且药随证转，随证加减。

参 考 文 献

[1] 高尚社. 国医大师路志正教授辨治心力衰竭验案赏析 [J]. 中国中医药现代远程教育，2012，10（10）：4 - 6.

何任四逆散合甘麦大枣汤合百合地黄汤治疗厥证

【经典名方】四逆散合甘麦大枣汤合百合地黄汤（源自《伤寒论》）

组成：柴胡 9 g，枳实 9 g，白芍 15 g，炙甘草 9 g，浮小麦 40 g，红枣 30 g，百合 15 g，干地黄 15 g。

【学术思想】四逆散为疏和透达之名方，原系《伤寒论》治疗少阳病四逆证，后世则常用于肝胃气滞、阳郁厥逆之证。何老认为本病病机为气机逆乱，脏气失于安和，阴阳之气不相顺接，厥而为患。治宜疏畅气机，安脏宁神。故以四逆散疏畅气机、调和阴阳为主，方中柴胡入肝胆经，升发阳气，疏肝解郁，透邪外出；白芍敛阴养血柔肝；佐以枳实理气解郁，泄热破结；使以甘草调和诸药，益脾和中；合甘麦大枣汤、百合地黄汤以安脏宁神。气机舒展，脏气安和，阴阳相济，尿中昏厥自可愈解。

【诊断思路】症见小便时突然昏厥，2 ~ 4 分钟后自行苏醒。每次发作醒后，欲呕而吐不出，头涨昏，疲乏，平时易紧张，苔黏腻，脉弦细。

【治疗方法】每日 1 剂，水煎，分 2 次服。

【治疗绝技】本方功能疏畅气机、安脏宁神，治疗尿厥证。

参 考 文 献

[1] 金国梁. 何任教授学术经验及临证特色撷英（续）[J]. 浙江中医学院学报，1997，21（4）：1 - 2.

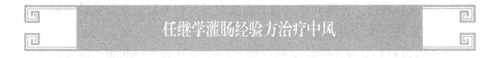

任继学破瘀醒神汤治疗中风

【经典名方】 破瘀醒神汤

组成：水蛭 10～15 g，桃仁 10～15 g，红花 10～15 g，酒大黄 10～15 g，蒲黄 10～15 g，石菖蒲 10～15 g，豨莶草 10～15 g，土鳖虫 5 g。

【学术思想】 任老设立破血化瘀、泄热醒神、豁痰开窍的治法。所谓"瘀血不去，则出血不止，新血不生"。方中水蛭、土鳖虫破血逐瘀，桃仁、红花活血化瘀，酒大黄活血逐瘀、泄热解毒，蒲黄止血化瘀，石菖蒲开窍醒神、宁神益志，豨莶草解毒通经，常加神曲、半夏、陈皮、茯苓等豁痰开窍。

【诊断思路】 出血性中风因风、火、痰、瘀、虚导致血溢脑脉之外，血液稽留成积，聚而为瘀肿；毒自内生，毒害脑髓，神机受损。

【治疗方法】 每日 1 剂，水煎，分 2 次服。

【治疗绝技】 破瘀醒神汤破血化瘀，泄热醒神，豁痰开窍，治疗脑出血急性期。

参 考 文 献

[1] 王明红，邹成松，陈瑶，等. 破瘀醒神汤对脑出血恢复期患者生活质量的改善作用[J]. 中西医结合心脑血管病杂志，2013，11（11）：1289.

任继学灌肠经验方治疗中风

【经典名方】 灌肠经验方

组成：大黄 10 g（后下），赤芍 10 g，地肤子 15 g，胆南星 3 g，赤茯苓 15 g，生蒲黄 15 g，地龙 15 g，竹沥拌郁金 15 g，石菖蒲 15 g，羌活 15 g，羚羊角 10 g。或酒大黄 7 g，烫水蛭 5 g，生蒲黄 15 g，枳实 10 g，厚朴 15 g，车前子 15 g，羌活 10 g，地龙 15 g，芒硝 5 g。

【学术思想】 任老提出取灌肠之由有二：一者，患者神志不清，不易进

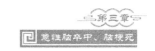

药，且容易误吸延误治疗时机；二者，可使药物直达病所，使通腑泄热之品更快、更佳发挥功效。

【诊断思路】出血性中风的急性期应以通为主，新暴之病，必宜"猛峻之药急去之"，邪去则通，故治法必以"破血化瘀、泄热醒神、豁痰开窍"为指导临床急救用药准绳，故给予破血化瘀通腑之品高位灌肠。

【治疗方法】每剂2煎，高位灌肠，每次100 mL，2小时1次，以大便通为度。

【治疗绝技】功能破血化瘀，泄热醒神，豁痰开窍。治疗出血性中风急性期见神志昏蒙者。

参 考 文 献

[1] 兰天野，任玺洁，王健. 国医大师任继学教授治疗急性脑出血验案赏析［J］. 中国中医药现代远程教育，2012，11（15）：100 – 101.

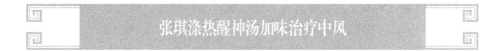

张琪涤热醒神汤加味治疗中风

【名医简介】张琪　国医大师

【经典名方】涤热醒神汤加味（源自《奇效良方》涤痰汤）

组成：半夏15 g，胆南星15 g，橘红15 g，石菖蒲15 g，郁金15 g，黄芩15 g，生地黄25 g，麦冬20 g，玄参20 g，生大黄15～20 g，芒硝15 g，水蛭10 g，三七10 g。功能涤痰清热，通腑泄浊，祛瘀开窍。

原文：胆南星（姜制）、半夏（汤洗七次）各二钱半（7.5 g），枳实（麸炒）二钱（6 g），茯苓（去皮）二钱（6 g），橘红一钱半（4.5 g），石菖蒲、人参各一钱（3 g），竹茹七分（2 g），甘草半钱（1.5 g）。

调护：开窍常配合安宫牛黄丸1丸，每隔4～6小时鼻饲或灌肠1次。若抽搐加全蝎5 g，蜈蚣1条。

【学术思想】本方适用于中风中脏腑（多为脑出血），辨证属于痰热内阻、腑实不通、清窍闭塞之阳闭证。方中半夏、胆南星、橘红化痰，黄芩清热，石菖蒲、郁金开窍，生地黄、麦冬、玄参滋阴清热，生大黄、芒硝通腑泄浊，三七、水蛭活血止血。诸药相伍，共奏化痰清热、通腑泄浊、祛瘀开窍之效。

【诊断思路】中风中脏腑之阳闭证。症见猝然昏倒，神志不清，半身不遂，口眼歪斜，牙关紧闭，两拳握固，大便不通，面红溲赤，烦热气粗，痰声曳锯，发热，血压偏高，舌绛干，苔黄腻，脉弦滑或弦数有力。

【治疗方法】每日1剂，水煎，分2次服。

【治疗绝技】涤热醒神汤加味化痰清热、通腑泄浊、祛瘀开窍治疗中风。

【验案赏析】刘某，男，46岁，脑出血昏迷，偏瘫，用西药抢救1周未见明显效果，因请会诊。诊见患者神昏不语，右半身瘫痪，口眼歪斜，面赤唇干，胸部烦热，牙关紧闭，喉中痰声曳锯，呼吸气粗，两手紧握，大便7日未行，遗尿，小便赤涩，腹部拒按，发热不迟，舌红，苔黄燥，脉滑数有力。辨证为中风中脏腑，属阳闭证，为痰热内阻、腑实不通、清窍闭塞所致。治以清化痰热，通腑泄浊，开窍醒神法，投以涤热醒神汤加减。大黄10 g，半夏15 g，橘红15 g，麦冬20 g，玄参20 g，地黄25 g，黄连10 g，黄芩15 g，郁金15 g，石菖蒲15 g，菊花20 g（后下），沙苑子20 g，甘草10 g，水煎服（鼻饲）。服药2剂，身热减，意识稍清，但仍处于嗜睡状态，可对话一二句，烦热大减，牙关已开，大便仍未行，小便已解，舌苔厚而干，脉弦滑有力。此痰热与内结之实热稍减，清窍见利。继以前方加芒硝软坚通便。大黄15 g，芒硝15 g（冲化），橘红15 g，枳实15 g，黄连10 g，黄芩15 g，菊花15 g，玄参20 g，地黄20 g，麦冬20 g，沙苑子20 g，每日1剂，水煎服。药进2剂，大便下行3次，量多，坚硬成块，意识逐渐转清，已能对话，烦热亦除，舌鲜红，苔白干，喉中痰声已减，腑实通，痰热得清，清窍已开。继以前方加减再进2剂，神清语利，但右侧半身不遂未见明显变化。后改用大秦艽汤加味服药40余剂而基本恢复行动。

【按语】本法应用于中风中脏腑（多为脑出血），具有祛痰开窍之特点，尤其对于猝然昏倒，神志不清，半身不遂，口眼歪斜，牙关紧闭，两拳握固，大便不通，面红瘦赤，烦热气粗，痰声曳锯，发热，血压偏高，舌干，苔黄腻，脉弦滑或弦数有力等，辨证属于痰热内阻、腑实不通、清窍闭塞之阳闭证适用。方中半夏、胆南星、橘红化痰，黄芩清热，石菖蒲、郁金开窍，地黄、麦冬、玄参滋阴清热，大黄、芒硝通腑泄浊，三七、水蛭活血止血，全蝎、蜈蚣息风止痉。诸药相伍，共奏化痰清热、通腑泄浊、祛瘀开窍之效。此外开窍常配合安宫牛黄丸1丸，4～6小时1次鼻饲或灌肠，或配合针刺人中、十宣（放血），以助醒神开窍。

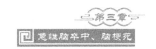

参 考 文 献

[1] 张琪. 全国著名老中医临床经验丛书：张琪临床经验辑要 [M]. 北京：中国医药科技出版社，1998：97 - 101.

张琪导痰汤加味治疗中风中脏腑

【经典名方】导痰汤加味（源自《世医得效方》十味温胆汤）

组成：清半夏20 g，陈皮15 g，茯苓20 g，甘草10 g，枳实15 g，竹茹15 g，石菖蒲15 g，胆南星15 g，郁金15 g，水蛭10 g，泽泻15 g。

原文：半夏（汤洗七次）、枳实（去瓤，切，麸炒）、陈皮（去白）各90 g，白茯苓（去皮）45 g，酸枣仁（微炒）、大远志（去心，甘草水煮，姜汁炒）、北五味子、熟地黄（切，酒炒）、条参各30 g，粉草15 g。

【学术思想】本法适用于中风中脏腑，辨证属寒痰郁结、扰于心神、窍络闭阻（阴闭）者。方中以导痰汤豁痰开窍，痰除窍开则神志自然苏醒。加入水蛭意在活血通窍，瘀去则神方能清。加泽泻利湿以消除脑水肿，此为辨病用药之意。临证常配合苏合香丸，辛香、透达以助开窍之力，用量宜大，每次可服2.5 g重药丸3～4丸，4～6小时1次，量少则药力不逮。但中病即止，以神清为限。

【诊断思路】中风中脏腑，辨证属寒痰郁结、痰浊内扰，症见惊悸不眠，夜多噩梦，短气自汗，耳鸣目眩，四肢水肿，饮食无味，胸中烦闷，舌淡苔腻，脉沉缓。

【治疗方法】每日1剂，水煎，分2次服。

【治疗绝技】导痰汤加味功能辛温开窍，豁痰醒神。治疗中风中脏腑之阴闭证。症见神志不清，半身不遂，口眼歪斜，痰声漉漉，静而不烦，四肢不温，面白唇紫，舌苔白腻。

参 考 文 献

[1] 张琪. 全国著名老中医临床经验丛书：张琪临床经验辑要 [M]. 北京：中国医药科技出版社，1998：97 - 101.

张琪参附汤加减治疗中风中脏腑之脱证

【经典名方】参附汤加减（源自《圣济总录》参附汤）

组成：红参 15 g，麦冬 15 g，五味子 15 g，附片 10 g，生龙骨 50 g，生牡蛎 50 g。

原文：人参、附子（炮，去皮、脐）、青黛各 15 g，上药㕮咀如麻豆大。每服 6 g，用水 150 mL，加楮叶 1 片切，煎至 100 mL，去滓温服，日二夜一。

【学术思想】本法适用于中风中脏腑，辨证属气阴欲绝、阳气欲脱者，此属阴阳离决之证，诚为危候。方中生脉饮益气救阴，附片回阳救逆，强心固脱，生龙骨、生牡蛎敛汗固阴。

【诊断思路】中风中脏腑之脱证。症见神志昏聩、半身不遂、四肢厥冷、手撒遗尿、大汗淋漓、呼吸微弱、脉细数等。

【治疗方法】每日 1 剂，水煎，分 2 次服。

【治疗绝技】参附汤加减益气养阴，回阳救脱。

参 考 文 献

[1] 张琪. 全国著名老中医临床经验丛书：张琪临床经验辑要［M］.北京：中国医药科技出版社，1998：97 - 101.

张镜人国医大师清宫汤合紫雪丹加减治疗昏迷热传心包证

【名医简介】张镜人　国医大师

【经典名方】清宫汤合紫雪丹加减（源自《太平惠民和剂局方》紫雪丹）

组成：广犀角粉 6 g，玄参心 9 g，莲子心 3 g，连翘心 9 g，竹叶卷心 6 g，金银花 12 g，炙远志 4.5 g，紫雪丹 6 g。功能清心开窍，平肝息风。

主治昏迷之热传心包证。

原文：本品以其色和用命名，言此药如法制成之后，其色呈紫，状似霜雪；又言其性大寒，清热解毒之方，犹如霜雪之性，故而称之曰"紫雪丹"。本方由石膏、寒水石、磁石、滑石、犀角、羚羊角、木香、沉香、玄参、升麻、甘草、丁香、芒硝、硝石、麝香、朱砂等十六味药物配制而成。目前各地配制不同，药味和药量各有出入。

【学术思想】昏迷之热传心包证，治以清心开窍、平肝息风，以清宫汤合紫雪丹加减主之，方中广犀角粉、玄参心清心解毒养阴；金银花、连翘心、竹叶卷心清心热；莲子心、玄参心补养心肾之阴，再加炙远志安神。诸药合用，共奏清热养阴之功。玄参、莲子、连翘、竹叶卷皆用其心，意取同类相投，心能入心，以清心热、补肾水。另加紫雪丹清热开窍。若痰浊夹热，昏聩不语，加石菖蒲 3 g，广郁金 9 g，天竺黄 5 g，陈胆南星 3 g；热入营分，肌肤斑疹，加紫草 9 g，赤芍 15 g，牡丹皮 9 g；四肢抽搐，加生石决明 15 g（先煎），钩藤 9 g（后下）。

【诊断思路】昏迷之热传心包证多为温邪内陷、神明被蒙所致。心络受邪，清窍堵闭。

【治疗方法】每日 1 剂，水煎，分 2 次，侧头位缓缓灌服或鼻饲。广犀角粉、紫雪丹分 2 次冲入。

【治疗绝技】清宫汤合紫雪丹加减清心开窍、平肝息风治疗昏迷热传心包证。

参 考 文 献

[1] 张镜人. 昏迷的证治 [J]. 中医杂志，1981（7）：55 – 57.

张镜人三仁汤合菖蒲郁金汤加减治疗伏邪风温

【经典名方】三仁汤合菖蒲郁金汤加减（源自《温病全书》菖蒲郁金汤）

组成：白杏仁 9 g，白蔻仁 3 g，生薏苡仁 12 g，制半夏 5 g，淡竹叶 5 g，通草 5 g，飞滑石 9 g（包煎），石菖蒲 3 g，广郁金 9 g，连翘 9 g，玉枢丹 1.5 g。

原文：石菖蒲三钱（9 g），炒栀子三钱（9 g），鲜竹叶三钱（9 g），牡丹皮三钱（9 g），郁金二钱（6 g），连翘二钱（6 g），灯心草二钱（6 g），木通一钱半（4.5 g），淡竹沥（冲）五钱（15 g），紫金片（冲）五分（1.5 g）。

【学术思想】湿乃黏腻之邪，温属氤氲之气，两者蕴结中焦，心神坐困于浊邪，意识常似明若昧，呼之有时能应，这与热传包络的昏迷殊不相同，芳开易引邪入里，凉润又遏邪不达，俱非所宜。吴鞠通制三仁汤宣展气机，气化则湿热亦化，胸廓清旷，不治其昏而神情可获爽慧。但热蒸湿罨，痰浊必多，还需用石菖蒲、郁金及玉枢丹祛痰涤浊。方中白杏仁苦辛，宣利上焦肺气，气化则湿化；白蔻仁芳香化湿、行气调中；生薏苡仁甘淡，渗利下焦湿热、健脾，三仁合用，能宣上、畅中、渗下而具清利湿热、宣畅三焦气机之功。配制半夏辛开苦降，化湿行气，飞滑石、淡竹叶、通草甘寒淡渗，利湿清热，连翘、广郁金清心，玉枢丹化痰开窍。

【诊断思路】伏邪风温，辛凉发汗后，表邪虽解，暂时热退身凉，而胸腹之热不除，继则灼热自汗，烦躁不寐，神识时昏时清，夜多谵语，脉数舌绛，四肢厥而脉陷。

【治疗方法】每日 1 剂，水煎 2 次，侧头位缓缓灌服。玉枢丹 1.5 g 分 2 次兑入。

【治疗绝技】本方宣气畅中，化湿清热治疗昏迷之湿热蒙蔽证。

参 考 文 献

[1] 张镜人. 昏迷的证治［J］. 中医杂志, 1981（7）: 55 – 57.

张镜人大承气汤合凉膈散加减治疗昏迷

【经典名方】大承气汤合凉膈散加减（源自《伤寒论》）

组成：生大黄 9 g（后下），芒硝 9 g（冲服），厚朴 5 g，枳实 5 g，黄芩 9 g，连翘 9 g，山栀 9 g。

原文：阳明病，下之，心中懊侬而烦，胃中有燥屎者，可攻。腹微满，初头硬，后必溏，不可攻之。若有燥屎者，宜大承气汤。大承气汤治阳明病下之后燥屎未尽证。症见心中懊恼、烦躁、胃中有燥屎。

调护：配伍连翘、黄芩清上、中焦之热，山栀通泄三焦。湿热结聚，发痉笑妄，去厚朴、枳实，加生甘草3 g、鲜竹叶30片、鲜芦根2支（去节）。

【学术思想】伤寒阳明腑实证治疗要急下存阴，绝非芳香开窍而能奏效。诚如《温病条辨》所谓："有邪在络居多，而阳明证少者，则从芳香……有邪搏阳明，阳明太实，上冲心包，神迷肢厥，甚至通体皆厥，当从下法。"唯伤寒下不嫌迟，必待化热屎燥，始可议下。温多兼秽，蕴阻阳明，症见识乱神迷，发痉撮空，阳明之邪，仍假阳明为出路，亦宜凉膈撤热，参合承气通降，热退则神识自清。方中生大黄苦寒通降，泄热通便，涤荡胃肠实热积滞，芒硝咸寒润降，泄热通便，软坚润燥，佐以厚朴下气除满、枳实行气消痞。

【诊断思路】伤寒阳明腑证，或温热入胃，燥实内结，都会引起神昏谵语，笑妄痉厥。

【治疗方法】每日1剂，水煎，分2次，侧头位缓缓灌服，或鼻饲。

【治疗绝技】本方凉膈通腑，泄热存阴治疗昏迷之阳明热结证。

参 考 文 献

[1] 张镜人. 昏迷的证治 [J].中医杂志, 1981 (7)：55 –57.

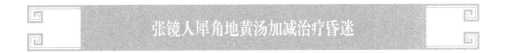

张镜人犀角地黄汤加减治疗昏迷

【经典名方】犀角地黄汤加减（源自《犀角地黄汤》）

组成：广犀角15 g（先煎），鲜生地黄30 g，赤芍、白芍各9 g，牡丹皮9 g，连翘9 g，生蒲黄9 g（研末，分2次冲入），荷叶9 g，安宫牛黄丸2粒。

原文：犀角一两（30 g），生地八两（240 g），芍药（以赤芍为宜）三两（90 g），丹皮二两（60 g）。

【学术思想】《诸病源候论》中因黄发血候曰："此由脾胃大热，热伤于心，心主于血，热气盛，故发黄而动血。"《疫疹一得》曰："心主神，心静则神爽，心为烈火所燔，神自不清，谵语所由来矣。"肝阳化风，故两手震颤。舌苔黄、质绛，示湿重热淫。脉细弦数，示火旺阴伤。故以犀角地黄汤加减，方中广犀角、连翘凉血清心而解热毒，使火平热降，毒解血宁；鲜生地黄凉血滋阴生津，以助广犀角清热凉血，又能止血，同生蒲黄共同复已失之阴血；佐赤芍、牡丹皮、荷叶以清热凉血；再配安宫牛黄丸，清热解毒，镇惊开窍。若全身黄，加茵陈 30 g（后下），焦山栀 9 g，生大黄 9 g（后下）；衄血，加土大黄 15 g，茜草 15 g；便血，加侧柏叶 15 g，地榆炭 9 g。

【诊断思路】热毒熏蒸多由湿热邪毒壅遏导致。热毒燔灼厥阴，逼乱心神，木火升腾，胆液泄越，故临床表现为壮热昏谵，全身黄疸。络损血溢，故衄血、便血。

【治疗方法】每日 1 剂，水煎，分 2 次，侧头位缓缓灌服，或鼻饲。安宫牛黄丸分 2 次研末调入。

【治疗绝技】犀角地黄汤凉血祛瘀、清热醒神治疗昏迷之热毒熏蒸证。

参 考 文 献

[1] 张镜人. 昏迷的证治 [J]. 中医杂志，1981（7）：55 – 57.

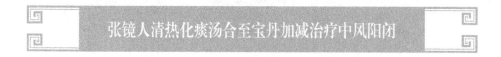

张镜人清热化痰汤合至宝丹加减治疗中风阳闭

【经典名方】清热化痰汤合至宝丹加减（源自《灵苑方》）

组成：生白术 9 g，茯苓 9 g，橘红 5 g，制半夏 9 g，陈胆南星 3 g，石菖蒲 9 g，枳壳 5 g，炒竹茹 5 g，炒黄芩 9 g，羚羊角 4.5 g（先煎），钩藤 9 g（后下），淡竹沥 30 g（分 2 次冲入），生姜汁 4 滴（分 2 次冲入），至宝丹 1 粒（温开水溶化冲入）。

原文：生乌犀（水牛角代）、生玳瑁、琥珀、朱砂、雄黄各 30 g，牛黄、龙脑、麝香各 0.3 g，安息香（酒浸，重汤煮令化，滤过滓，净）45 g，金、银箔各 50 片。上丸如皂角子大，人参汤下一丸，小儿量减。

【学术思想】阳闭治以清热化痰汤，方中茯苓、生白术补气，橘红、制半夏、陈胆南星、炒竹茹化痰，炒黄芩泄热，石菖蒲通心，枳壳理气，生姜汁、淡竹沥通神明、祛胃浊，则内生诸病自渐愈矣。再加羚羊角、钩藤凉肝息风，清热解痉。配至宝丹清热开窍。

【诊断思路】阳闭是"痰火内发病心官"的证候。痰火内发，必然引动肝阳化风，风煽火炽，痰迷气闭，则猝然晕跌，神昏无知，口噤肢强。

【治疗方法】每日1剂，水煎，分2次服。

【治疗绝技】清热化痰汤合至宝丹加减辛凉开闭、豁痰潜阳治疗昏迷之阳闭证。

参 考 文 献

[1] 张镜人. 昏迷的证治 [J]. 中医杂志, 1981 (7): 55 – 57.

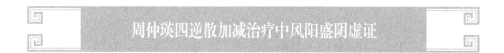

周仲瑛四逆散加减治疗中风阳盛阴虚证

【经典名方】四逆散加减（源自《伤寒论》）

组成：柴胡9 g，枳实9 g，生石膏30 g，知母9 g，甘草6 g，广郁金15 g，石菖蒲15 g。

原文：少阴病，四逆，其人或咳，或悸，或小便不利，或腹中痛，或泄利下重者，四逆散主之。甘草（炙）、枳实（破，水渍，炙干）、柴胡、芍药各五分（6 g）。上四味，捣筛，白饮和服方寸匕，日三服。现代用法：水煎服。

调护：津气耗伤者，可予白虎加人参汤，合白虎汤以清热生津。腑实热结，腹满便秘者，可配大承气汤急下燥热，保存阴津；热毒炽盛者，配黄连解毒汤以泻火解毒；腑实者加大黄、芒硝；热入营分者加水牛角片、牡丹皮、丹参；阴伤者加麦冬、五味子、生地黄。

【学术思想】阳盛阴虚者方用四逆散加减和解表里，透达郁热。

【诊断思路】清热（解毒）宣郁治疗热厥。症见发热或高热，烦躁不安，神志淡漠，甚至昏聩，手足厥冷而胸腹灼热，口渴，小便赤少，舌红，苔黄燥干黑，脉沉数或细数。

【治疗方法】每日1剂，水煎，分2次服。

【治疗绝技】阳盛阴虚者，病缘热毒内陷、阴伤热郁。给予四逆散清热（解毒）宣郁，抑阳和阴。

参 考 文 献

[1] 周仲瑛. 全国著名老中医临床经验丛书：周仲瑛临床经验辑要 ［M］.北京：中国医
药科技出版社，1998：58.

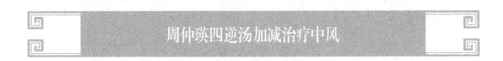

周仲瑛四逆汤加减治疗中风

【经典名方】四逆汤加减（源自《金匮要略》）

组成：人参 10 g，附子 10 g（先煎），干姜 5 g，炙甘草 10 g。

原文：少阴病，脉沉者，急温之，宜四逆汤。

调护：阴盛格阳者可用白通加猪胆汁汤（葱白、干姜、附子、人尿、猪胆汁）反佐咸寒苦降；气短息促、汗冷如冰、脉微者，用参附龙牡汤，益气助阳，救逆固脱，常用药如附子、干姜、炙甘草、龙骨、牡蛎等；阴寒内盛者加肉桂；阳气虚衰、脉微欲绝、汗多、气促者，加红参、山茱萸益气固脱。

【学术思想】阴盛阳虚者，病缘阴寒内盛、阳气虚衰，治予回阳救逆。方用四逆汤加减，附子温命门之火而助心阳，得干姜则温阳散寒之功益彰，配甘草补正以安中，或加人参大补元气、回阳复阴，倍干姜以温阳通脉（通脉四逆汤）。

【诊断思路】寒厥。症见不发热，畏寒，体温过低或不升，肢体厥冷，冷汗淋漓，面色苍白，唇绀，气息浅促，倦卧，神志淡漠或昏昧，或见吐利而少尿，舌质淡白，脉微细或沉伏。

【治疗方法】每日 1 剂，水煎，分 2 次服。

【治疗绝技】四逆汤回阳救逆治疗寒厥。

参 考 文 献

[1] 周仲瑛. 全国著名老中医临床经验丛书：周仲瑛临床经验辑要 ［M］.北京：中国医
药科技出版社，1998：58.

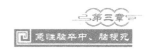

周仲瑛凉血通瘀方治疗中风

【经典名方】凉血通瘀方（源自《伤寒论》桃核承气汤）

组成：水牛角30 g，生地黄30 g，赤芍12 g，牡丹皮9 g，桃仁12 g，大黄12 g，桂枝6 g，炙甘草6 g，芒硝6 g，冰片10 g。

原文：太阳病不解，热结膀胱，其人如狂，血自下，下者愈。其外不解者，尚未可攻，当先解其外。外解已，但少腹急结者，乃可攻之，宜桃核承气汤。

【学术思想】周老认为本方为桃核承气汤合犀角地黄汤加冰片而成，其中犀角（现以水牛角代，下同）直入血分，清心凉血解毒；生地黄清热凉血而滋阴；赤芍、牡丹皮清热凉血、活血散瘀；桃仁、大黄破血祛瘀、下瘀泄热；桂枝、芒硝伍用，一助桃仁破血祛瘀，又防寒药遏邪凝瘀之弊，一助大黄攻逐瘀热；冰片更能开窍醒神、清热止痛；炙甘草益气和中，缓诸药峻烈之性，以防逐瘀伤正。此方对于痰热阻窍的出血性中风患者，能给邪以出路，达到顿挫气火上逆、清解血分瘀热之目的。

【诊断思路】痰热阻窍为出血性中风急性期的病理关键和主要证型，立足于"通"法，自拟凉血通瘀方。

【治疗方法】每日1剂，水煎，分2次服。

【治疗绝技】凉血通瘀方清热凉血、化痰通瘀治疗出血性中风急性期。

参 考 文 献

[1] 刘菊妍，顾勤，汪红. 周仲瑛教授运用通法治疗内科急症经验介绍 [J]. 新中医，2002，34（7）：10 – 11.

颜德馨厥脱返魂汤治疗中风

【经典名方】厥脱返魂汤

组成：附子 15 g，干姜 4.5 g，炙甘草 9 g，党参 12 g，麦冬 9 g，五味子 6 g，丹参 30 g，川芎 9 g，红花 9 g，石菖蒲 9 g，降香 30 g，黄芪 30 g，万年青 9 g。

【学术思想】调畅营卫是针对三焦气机闭阻而设，三焦为气机升降之枢纽、水津运行之道路，依赖营卫两气宣化以主持其功能。休克期，从营卫相干到营卫不利，血不利则为水，水湿瘀血等病理产物的堆积更加加重气机的阻塞，最终导致阴阳不相顺接。营卫不利，出入升降之机孤危之际，唯有振奋胸中大气，阴霾一散可望营卫渐通，阴阳来复。方中以四逆汤温中祛寒，回阳救逆；生脉汤养阴生津，补气生脉，配黄芪增强益气之功；丹参、川芎、红花、降香活血通经；石菖蒲豁痰开窍；万年青清热解毒。故用之抢救，每能起死回生，取名"返魂"，本诸"气复返则生"大旨。

【诊断思路】三焦气机逆乱可使人体上下不能宣达，内外不能通调而致脏腑失和，阴阳失谐，气血乱浠，主客交混。气乱于内，厥见诸外。

【治疗方法】每日 1 剂，水煎，分 2 次服。

【治疗绝技】厥脱返魂汤通阳益气、开凝破结治疗厥逆。

参 考 文 献

[1] 颜德馨.中国百年百名中医临床家丛书：颜德馨［M].北京：中国中医药出版社，2001：58 – 59.

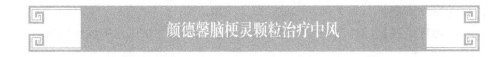

颜德馨脑梗灵颗粒治疗中风

【经典名方】脑梗灵颗粒

组成：生蒲黄 15 g，水蛭 6 g，海藻 15 g，石菖蒲 10 g，葛根 15 g，通天草 15 g。

【学术思想】脑梗灵颗粒系根据颜老 60 余年的临床经验研制而成。方中生蒲黄、水蛭活血化瘀，其中水蛭味咸性寒，专入血分而药力迟缓，借其破瘀而不伤气血之力，以祛沉痼瘀积，均为君药。现代药理研究证明，水蛭的主要成分有水蛭素、肝素、抗血栓素等，其中水蛭素是一种抗凝物质，能阻止凝血酶对纤维蛋白之作用。水蛭还分泌一种组胺样物质，能扩张毛细血管，缓解小动脉痉挛，降低血液黏度。水蛭与生蒲黄为伍，以获活血破瘀、通利经络之功。海藻味咸性寒，气味俱厚，纯阴性沉，化痰软坚，因痰瘀同源，故海藻能助君药化瘀之效；石菖蒲禀天地清气而生，有怡心情、疏肝气、化脾浊、宁脑神之功，为治邪蒙清窍所致神昏、健忘等症要药，与生蒲黄合用，则能祛瘀以通脑络，醒心脑以复神明，奏开窍安神、醒脑复智之功，与海藻配伍通窍除痰、醒神健脑，均为臣药。葛根、通天草均为轻清上逸之品，能引药入脑，与海藻相配，能增加脑血流量，软化脑血管，为佐使药。诸药合用，祛痰化瘀，疏通脉道，痰瘀同治，以达到清除病理产物、疏通脑络、恢复肢体功能的作用，对痰瘀交阻型脑梗死效果尤为显著。

【诊断思路】痰瘀交阻型脑梗死常出现邪蒙清窍所致神昏、健忘等症状，治疗以活血破瘀、通利经络为主。

【治疗方法】每日2次，每次1包。

【治疗绝技】脑梗灵颗粒祛痰化瘀、疏通脉道治疗脑梗死之痰瘀交阻证。

参 考 文 献

[1] 夏韵，汤德生，姚德民，等. 脑梗灵颗粒治疗脑梗死临床与实验研究 [J]. 实用中西医结合临床，2002，2 (4)：1-3.

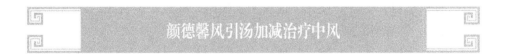

颜德馨风引汤加减治疗中风

【经典名方】风引汤加减（源自《金匮要略》紫石汤）

组成：寒水石30 g，龙骨30 g，生牡蛎30 g，石膏30 g，生大黄6 g，丹参15 g，石菖蒲15 g，生蒲黄15 g（包煎），赤芍、白芍各15 g，陈胆南星6 g，通天草9 g。

原文：风引汤主治大人风引，小儿惊痫瘛疭，日数十发，医所不药者。

【学术思想】颜老认为，风引汤为《金匮要略·中风历节病脉证并治》之附方，又名紫石汤，主"除热瘫痫"。风引汤取牡蛎、龙骨、赤石脂、白石脂、紫石英等药镇潜以制肝阳暴逆；辅以石膏、寒水石、滑石咸寒以泻风化之火；大黄苦寒直折，釜底抽薪，使逆上之血下行。本方加丹参、石菖蒲、生蒲黄、陈胆南星等活血化痰开窍。病初内风动跃，气血逆乱，当避桂枝、干姜、赤石脂之辛温固涩，症情渐趋平稳，则可投桂枝疏通经隧，助肢体活动恢复。诸药相配，共奏清热泻火、息风摄阳、引血下降之功。

【诊断思路】 瘫既以热名，则明其病因热而得，故临床习用此方治疗火亢血逆之脑出血，颇有效验。

【治疗方法】 每日1剂，水煎，分2次服。

【治疗绝技】 风引汤镇潜降逆、泄热化瘀治疗脑出血。

参 考 文 献

[1] 佘靖. 碥石集（二）[M]. 北京：中国中医药出版社，2001：67.

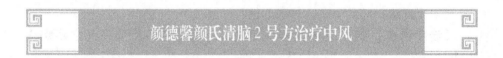

颜德馨颜氏清脑2号方治疗中风

【经典名方】 颜氏清脑2号方

组成：珍珠母30 g，石菖蒲9 g，生蒲黄15 g（包煎），制半夏9 g，广地龙9 g，熟大黄6 g，黄连3 g，陈胆南星9 g。

【学术思想】 颜氏清脑2号方功能清心泻火，重镇息风。

【诊断思路】 急性脑梗死，证属风痰瘀阻。症见头晕目眩，半身不遂，喉中有痰，言语謇涩或不语，口舌歪斜。

【治疗方法】 每日1剂，水煎服。吞咽困难，或饮食易呛者鼻饲。

【治疗绝技】 颜氏清脑2号治疗急性脑梗死风痰瘀阻证。

参 考 文 献

[1] 潘新，韩天雄，李青卿，等."颜氏清脑2号方"治疗急性脑梗死临床观察 [J]. 中国中医急症，2013，22（5）：705.

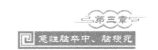

朱良春镇肝熄风汤加减治疗中风

【经典名方】镇肝熄风汤加减（源自《医学衷中参西录》）

组成：怀牛膝 30 g，生代赭石 30 g，生龙骨 15 g，生牡蛎 15 g，乌梅 15 g，生龟甲 15 g，玄参 15 g，天冬 15 g，黄芩 15 g，茵陈 15 g，天麻 10 g。

原文：镇肝熄风汤治内中风证（亦名类中风，西医所谓脑充血证），其脉弦长有力（西医所谓血压过高），或上盛下虚，头目时常眩晕，或脑中时常作疼发热，或目胀耳鸣，或心中烦热，或时常噫气；或肢体渐觉不利，或口眼渐形歪斜，或面色如醉；甚或眩晕，至于颠仆，昏不知人，移时始醒，或醒后不能复原，精神短少，或肢体痿废，或成偏枯。

【学术思想】此方在镇肝熄风汤原方基础上用乌梅易白芍，治疗中风急症，屡收著效。朱老指出，镇肝熄风汤旨在镇、降、肃、敛，以镇、降、肃折其病势，以酸敛真阴而防其虚脱，益阴潜阳，敛正祛邪，用之对证，屡见效验。乌梅敛肝远胜于生白芍，且涩精气功同山茱萸，故以乌梅易白芍，乃因白芍敛肝力微不易见功，拟乌梅、龙骨、牡蛎同用，疗效更胜一筹，颇能提高镇肝熄风汤治疗中风急症的疗效。

【诊断思路】中风急症可见突然昏仆、口眼歪斜、神志模糊、头转向一侧、舌体与头向同侧歪斜、舌质红、苔黄燥、脉弦大等症。

【治疗方法】每日 1 剂，水煎，分 2 次服。

【治疗绝技】本方镇肝息风、滋阴潜阳治疗中风急症。

参 考 文 献

[1] 邱志济，朱建平，马璇卿. 朱良春治疗中风及后遗症用药经验特色选析 [J]. 辽宁中医杂志，2002，29（3）：129.

李振华养阴通络汤治疗中风

【名医简介】李振华　国医大师

【经典名方】养阴通络汤

组成：何首乌21 g，川牛膝15 g，白芍15 g，牡丹皮9 g，地龙21 g，全蝎9 g，土鳖虫12 g，珍珠母30 g，菊花12 g，乌梢蛇12 g，鸡血藤30 g，天麻9 g，甘草3 g。

【学术思想】本证为肾阴亏虚，肝阳上亢，肝动化风，风火上扰清窍，走窜经络，气血不畅所致。方中何首乌、川牛膝、白芍、牡丹皮、珍珠母滋阴清热潜阳，地龙、全蝎、土鳖虫、乌梢蛇、鸡血藤、菊花、天麻息风通络。适应于中经络的阴虚阳亢证及中脏腑的阳闭证遗留的半身不遂等后遗症，舌强语言謇涩者，加九节菖蒲、远志、郁金各9 g；痰多者，加川贝母9 g，天竺黄12 g。

【诊断思路】中风中经络之阴虚阳亢者症见头晕头痛，猝然昏倒，突然口眼歪斜，舌体不正，语言不利，半身不遂，舌质红，舌苔薄黄，脉弦细数。

【治疗方法】每日1剂，水煎，分2次服。

【治疗绝技】养阴通络汤滋阴潜阳、息风通络治疗中风中经络之阴虚阳亢者。

参 考 文 献

[1] 华荣. 国医大师李振华教授治疗中风病临床经验［J］.辽宁中医药大学学报，2011，13（12）：27.

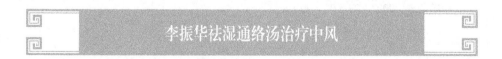

李振华祛湿通络汤治疗中风

【经典名方】祛湿通络汤

组成：土炒白术9 g，茯苓15 g，橘红9 g，半夏9 g，泽泻12 g，荷叶

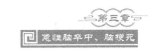

30 g，九节菖蒲 9 g，黄芩 9 g，地龙 21 g，川木瓜 21 g，鸡血藤 30 g，乌梢蛇 12 g，蜈蚣 3 条，甘草 3 g。

【学术思想】祛湿通络汤方中白术、茯苓、泽泻、橘红、半夏豁痰利湿；荷叶、九节菖蒲、黄芩化浊清热；地龙、鸡血藤、蜈蚣、乌梢蛇活血通络息风。故本方适应于中经络的风痰上逆证及中脏腑阴闭的后遗症。如因经络不通，水湿停聚，而出现头面部及四肢水肿，可予玉米须等渗湿利水消肿；若肝风上扰清窍，致头晕头痛难止，可加天麻、白芷、菊花等平肝息风止眩；中风本为虚中有实，实由虚致，到疾病后期气血阴阳亏虚之象益显，故常重用黄芪、党参大补元气，牛膝补益肝肾。

【诊断思路】本证系平素脾虚，痰湿内盛，郁而化热，复因一时将息失宜或情志内伤，导致心肝火盛，火动生风，风痰上逆，痰随气升，上扰清窍，横窜经络。症见头昏头沉，突然口眼歪斜，舌体不正，语言不利，痰涎较多，手足重滞，半身不遂。

【治疗方法】每日 1 剂，水煎，分 2 次服。

【治疗绝技】祛湿通络汤豁痰利湿、息风通络治疗中风中经络之风痰上逆证及中脏腑阴闭的后遗症。

参 考 文 献

[1] 华荣. 国医大师李振华教授治疗中风病临床经验 [J].辽宁中医药大学学报，2011，13（12）：27.

李振华复瘫汤治疗中风

【经典名方】复瘫汤（源自《医林改错》补阳还五汤）

组成：生黄芪 30 g，白术 10 g，陈皮 10 g，半夏 10 g，茯苓 12 g，薏苡仁 30 g，木瓜 18 g，泽泻 10 g，石菖蒲 10 g，郁金 10 g，丹参 20 g，川芎 10 g，乌梢蛇 12 g，炮山甲 10 g，甘草 3 g。

原文：补阳还五汤治半身不遂，口眼歪斜，语言謇涩，口角流涎，下肢痿废，小便频数，遗尿不禁。

【学术思想】李老治疗中风病，始终贯彻重视后天脾胃、重视整体调节的学术思想，认为痰浊内生是中风病的重要发病基础。现代人的生活方式，多久坐少运动，且喜肥甘厚味、嗜酒过度，均易损伤脾胃，使水湿停留，聚积生痰，阻滞经脉，蒙蔽清窍；或痰郁化火，痰火上攻，横窜经络，扰乱神明，则发为中风。方中生黄芪、白术补气健脾，白术、陈皮、半夏、茯苓、甘草取六君子汤之意，配薏苡仁、泽泻健脾化痰利湿以治本，加以活血通络之品共奏全功。

【诊断思路】中风之气虚血瘀证。症见半身不遂，口眼歪斜，语言謇涩，口角流涎，小便频数或遗尿失禁，舌暗淡，苔白，脉缓无力。临床常用于治疗脑血管意外后遗症、冠心病、小儿麻痹后遗症，以及其他原因引起的偏瘫、截瘫或单侧上肢、下肢痿软等属气虚血瘀者。

【治疗方法】每日1剂，水煎，分2次服。

【治疗绝技】复瘫汤健脾益气、化痰通络、活血化瘀，治疗中风之脾气亏虚、痰瘀阻络。

参 考 文 献

[1] 刘向哲. 国医大师李振华教授从脾胃论治中风病经验 [J]. 中华中医药杂志，2011，26（12）：2886.

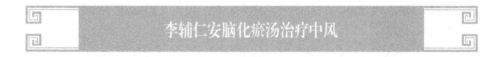

李辅仁安脑化瘀汤治疗中风

【名医简介】李辅仁　国医大师

【经典名方】安脑化瘀汤

组成：生石决明30 g（先煎），沙苑子15 g，茺蔚子10 g，天麻15 g，丹参20 g，党参20 g，生黄芪20 g，黄精15 g，当归尾15 g，郁金10 g，石菖蒲10 g，制何首乌15 g，川芎10 g。

【学术思想】李老认为生石决明、沙苑子、制何首乌、茺蔚子、天麻伍用，功专重镇平肝潜阳，兼以柔肝益肾、滋水涵木。党参、生黄芪伍用，党参甘温补中而偏于阴，生黄芪甘温补气而偏于阳，二药合用，扶正补气。生黄芪、黄精伍用，黄精滋阴填髓、调和五脏，配生黄芪补中益气、填精益阴而安脑，补气而不燥，养阴益中气而不滋腻。郁金、石菖蒲开窍宣痹、行气

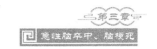

解郁，当归尾、川芎伍用为佛手散，行气活血，散瘀养血。全方益气养血，活血祛瘀，益肝肾，安脑髓，通脉络。复视、眼睑下垂，则加鹿角霜、桑椹、谷精草、蔓荆子、密蒙花以养肝明目益肾；心悸气短，加党参、天冬、麦冬、五味子强心生脉。

【诊断思路】 脑血栓形成大多是老年人元气不足，脉络空虚或痰湿内壅，风邪乘虚而袭，致使气滞血瘀、阻遏经络而发病。

【治疗方法】 每日1剂，水煎，分2次服。

【治疗绝技】 安脑化瘀汤益气养阴，平肝息风，化痰活血，治疗脑梗死之神清后。

参 考 文 献

[1] 刘毅. 李辅仁治疗老年脑部疾患的经验 [J]. 山东中医学院学报，1992，16（6）：36.

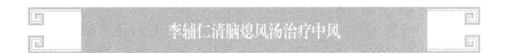

李辅仁清脑熄风汤治疗中风

【经典名方】 清脑熄风汤

组成：天麻10 g，钩藤10 g（后下），葛根15 g，黄芩10 g，龙胆草5 g，菊花10 g，生地黄15 g，天冬15 g，麦冬15 g，玄参15 g，石斛15 g，天花粉20 g，茺蔚子10 g，白茅根30 g，羚羊粉0.5 g（分冲）。

【学术思想】 李老认为天麻、钩藤、菊花、葛根、茺蔚子相伍，用以清热镇痉、息风化痰。其中葛根能扩张心脑血管，改善脑循环、冠状循环，有较强的缓痉清热作用。黄芩、龙胆草清肝胃之热，麦冬、生地黄、玄参为增液汤，配石斛、天花粉、天冬以滋阴生津。羚羊粉清热醒脑，白茅根、生地黄清热凉血生津。待神清、头痛缓解、嗜睡改善，唯见半身不遂、口干思饮等症时，则以滋肾养阴、平肝通络治之。

【诊断思路】 本病发病多为肾阴不足，肝风上逆，气血并走于上，致血行脉外。

【治疗方法】 每日1剂，水煎，分2次服。

【治疗绝技】 清脑熄风汤清脑醒神、镇痉息风治疗蛛网膜下隙出血。

参 考 文 献

[1] 刘毅. 李辅仁治疗老年脑部疾患的经验 [J]. 山东中医学院学报, 1992, 16
(6): 37.

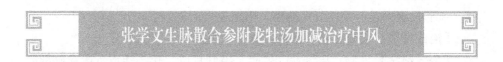

张学文生脉散合参附龙牡汤加减治疗中风

【名医简介】 张学文　国医大师

【经典名方】 生脉散合参附龙牡汤加减（源自《医学启源》）

组成：人参10 g，麦冬10 g，五味子6 g，制附子10 g（先煎），龙骨30 g，牡蛎30 g，枳实10 g，茯苓30 g，泽泻15 g，猪苓10 g，车前子10 g。

原文：生脉散补肺中元气不足。

【学术思想】 张老认为人参甘温，益元气，麦冬甘寒养阴，五味子酸温生津，一补一润一敛，使气复津生，气充脉复，配以附子回阳救逆，补火助阳，龙骨、牡蛎固脱，再加茯苓、泽泻、猪苓、车前子利水。张老认为充血性心力衰竭属中西医公认的难治病，无论证情如何变化，总是虚实夹杂，只有坚持扶正活血利水和长期治疗，方能控制病情发展，防止恶化。

【诊断思路】 在本病的病理演变过程中，因心血瘀滞，不仅可以导致其他脏腑失于血养而功能减退，气更虚，血更瘀，水湿更盛，水湿壅塞经脉则血脉壅滞而不畅。因此，瘀水互结，形成恶性循环，导致诸脏衰竭，危及生命。

【治疗方法】 每日1剂，水煎，分2次服。

【治疗绝技】 生脉散益气回阳、固脱救逆治疗充血性心力衰竭变证，厥脱。

参 考 文 献

[1] 刘绪银. 益心化瘀利水治疗充血性心力衰竭 [J]. 中国中西医肿瘤杂志, 2011, 1
(1): 115 – 116.

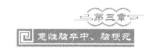

张学文脑窍通方治疗中风

【经典名方】 脑窍通方（源自《医林改错》通窍活血汤）

组成：麝香0.1 g（冲兑），丹参15 g，桃仁10 g，川芎12 g，赤芍10 g，白茅根30 g，石菖蒲10 g，三七3 g，川牛膝30 g。

调护：对于脑出血急性期或伴有脑水肿者，应去麝香，以防其辛香走窜破血太过，再加三七粉0.1~0.2 g（冲服）、水蛭6~9 g以行血止血。

【学术思想】 此方取王清任之意，方中丹参、桃仁、川芎、赤芍活血化瘀，消散瘀血；三七既化瘀又可止血，防止出血；麝香、石菖蒲芳香开窍醒神；白茅根清热止血，利水护肾；川牛膝滋益肝肾，引血、引水、引热下行。全方合用，具有化瘀止血、开通脑窍、苏醒神志、利水降颅压等作用。

【诊断思路】 主治瘀阻头面的头痛昏晕，或耳聋年久，或头发脱落，面色青紫，或酒渣鼻，或白癜风，以及妇人干血痨、小儿疳积而见肌肉消瘦，腹大青筋，潮热等。

【治疗方法】 每日1剂，水煎，分2次服。

【治疗绝技】 脑窍通方活血开窍、利水醒脑治疗脑出血或其他脑外伤、热病所致颅脑水肿、颅内高压、神志昏迷或小儿脑积水及脑肿瘤等颅脑水瘀证。

参 考 文 献

[1] 张学文.《医林改错》一书的学习与活血化瘀方药的运用［J］.天津中医药，2006，23（1）：3-4.

[2] 孙景波，华荣，符文彬.张学文教授从颅脑水瘀论治疑难脑病经验［J］.中国中医急症，2006，15（6）：628-631.

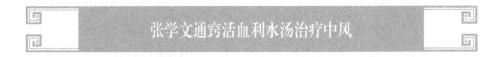

张学文通窍活血利水汤治疗中风

【经典名方】通窍活血利水汤（源自《医林改错》通窍活血汤）

组成：丹参30 g，桃仁10 g，红花10 g，茯苓20 g，川牛膝15 g，白茅根30 g，川芎10 g，赤芍10 g，麝香0.1 g，黄酒30~90 g，水蛭6 g。

【学术思想】张老认为，本方由王清任通窍活血汤化裁而来，麝香一味通窍活血，通阴达阳，香窜走络，用于颅脑积血积水之症最宜，为方中主药，如缺此药，常影响疗效。临床缺之，可用冰片0.2 g（冲服）代之，或用白芷6~9 g代之。川芎、桃仁、赤芍、丹参、水蛭共为活血化瘀通络之品，直接针对瘀阻脑络之病机关键，共为辅药。茯苓、白茅根利水化浊，川牛膝滋益肝肾，又能活血通络，引水下行，共为佐药。黄酒辛散，疏通经脉，为药引。诸药合用，使滞者通、浊者清。

【诊断思路】中风、脑积水、颅脑损伤诸疾，病机多为瘀血阻塞、脑络不通，或血不利而为水，导致水湿停聚、水瘀壅塞、闭阻脑窍，瘀阻是本，瘀闭为标，故立通窍活血、利水化浊之剂。

【治疗方法】每日1剂，水煎，分2次服。煎煮时，先将黄酒洒在干药上，用纸或布封紧器口20分钟左右，使黄酒渗入药中，而后除麝香外，余药清水煎，取药汁或温开水冲服麝香粉。临床使用中发现，黄酒用量可酌情，少则20 g，多则90 g，服药后若有面色微红、微醉之象，效果更好。

【治疗绝技】通窍活血利水汤通窍活血、利水化浊，治疗中风、颅脑外伤、脑积水、顽固性头痛、脑肿瘤等辨证属颅脑水瘀或颅脑积血者。

参 考 文 献

[1] 邵文彬，朱丽红，张学文．张学文教授脑病验方集锦［J］.中医药学刊，2005，23（10）：1767－1768.

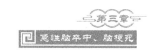

王永炎星蒌承气汤治疗中风

【名医简介】 王永炎　中国工程院院士

【经典名方】 星蒌承气汤

组成：生大黄 10 g，芒硝（冲）10 g，胆南星 6 g，瓜蒌 30 g。

调护：中风后气机逆乱导致的痰热腑实证日益引起重视，在大承气汤、三化汤、导痰汤的化裁中，王院士对药物逐渐精选凝练。因大承气汤中厚朴、枳实具有行气导滞、破结除满之功，在原方中为理气消满而设，然因中风出现的痞满症状，是由痰热结滞中焦而成，所以改用全瓜蒌、胆南星。其中，全瓜蒌清热化痰散结、利大肠，使痰热下行，胆南星息风解痉，也有清化痰热的作用，二味合用清化痰热、散结宽中。大黄苦寒峻下、荡涤胃肠积滞；芒硝咸寒软坚、润燥散结，助大黄以通腑导滞。因此，最后筛选出全瓜蒌、胆南星、生大黄、芒硝四药，用此方取其重而急、并行而力大也，药少而力专，组成了化痰通腑饮，又称星蒌承气汤，验之于临床，疗效满意，并经过进一步的临床实验研究得到确证。其后在临证中又加入羌活为使，在诸清降浊毒痰热药中加以升清阳、通督脉、入脑络之品，在诸苦寒、咸寒药中加入羌活辛温发散以寒温并用，有助浊毒下降后使清阳升上的功效。

【学术思想】

（1）气虚留滞、阳虚化风创新病机的提出。通过益气温阳治疗阳气虚中风患者取得独特疗效的临床实践，使得阳虚化风的病机认识逐步形成。随着血管成像、影像学的发展，特别是对低灌注性脑血管病认识的深入，阳气虚化风创新病机对指导临床干预策略方面意义重大。

（2）深入研究病势顺逆提出中风五大变证。在掌握证候演变主体规律及形成系列方药和辨证治疗的基础上，还进一步对中风变证展开研究。辨证论治过程中，对中风合并症、病势顺逆、临床反应进行观察研究，发现中风五大变证，即呃逆、厥逆、抽搐、呕血、戴阳，并给予相应药物和对策。

（3）中风预防与康复提出并运用"松静理念"。对于中风康复，结合实施各种外治及推拿针灸康复操作方法，根据常见的身心遗留病症，提出"松与静"的康复理念，针对筋脉拘急痉挛，松可蓄力解痉，静可以神安，避免烦乱和精气神的消亡。高概念孕育于意象诊疗模式下整体系统的研究中，在整合大数据技术基础上。痰热腑实与浊毒损伤脑络，是将形象思维与逻辑思维融合凝练形成的证候病机高概念，从看似不相关的事物中找到内在联系，意象整合产生的新认识即属高概念范畴。本章节病案如实体现了20世纪70年代起王院士在北京中医药大学东直门医院诊治脑血管病患者的情况。呈现系列中风后痰热便秘病案的目的是还原痰热腑实证涌现和化痰通腑汤的形成过程，以及清开灵注射液创制应用，从中可以领会王院士在一系列临床现象中善于发现问题、总结规律的意象诊疗过程；在临床肯定疗效的基础上，进一步规范标准，最终经系统科学研究验证形成临床科研成果及创新学术思想的原貌。

【诊断思路】星蒌承气汤通腑泄热解毒，攻下为要，药后其大便通畅，神志好转，但舌苔厚燥发黑，痰热蕴藉之势难解，在病情好转但痰火邪热仍盛之时，指出痰浊热盛不去，则真阴耗伤，容易导致真阴亏耗、虚风暗扇之象，要防范病情突然恶化。因此，在清化痰热通腑的治疗中坚持根据患者同时存在风象、阴伤、气机不畅、气阴两伤等情况随证化裁。

【治疗方法】1剂急煎，大便通则止。

【治疗绝技】王院士将中风急性期不断涌现出的以口气臭秽或痰声漉漉，大便不通、数日一行，大便干燥，舌红苔黄腻，脉弦滑为主症的证候命名为痰热腑实证，并形成以化痰通腑汤（星蒌承气汤）为主的治疗方剂。通腑清热化痰在中风急性期治疗的重要性通过临床观察，越来越受到关注、认可，并逐渐得到推广应用。

【验案赏析1】清肝化痰、活血通络，加用通腑治疗急性出血性中风。

皮某，男，67岁，主因四肢无力、不能下床1周，嗜睡、呼吸困难1天于1974年1月30日入院。患者高血压病史3年，平素服药后控制在180/90 mmHg左右；脑梗死病史半年，遗留右侧肢体活动不利；1周前突发四肢无力、不能下床，轻度咳嗽；1天前突发四肢抖动，下肢及右侧肢体较重，进而呼吸困难，意识混浊，思睡，应答不能，时有烦躁不安，小便失禁。为求诊治收入院，入院时舌红苔黄厚腻，脉弦滑。既往慢性支气管炎病史5年，平素嗜酒。查体见意识蒙眬思睡，面色苍暗，口唇轻度发绀，潮式呼吸，间或有呼吸暂停，桶状胸，可闻及干啰音。神经系统检查示呼之能醒，失语，舌不能伸出，饮水发呛，四肢强直，肌张力高，腱反射亢进，双侧锥体束征阳性，脑膜刺激征阳性。查血常规示白细胞、中性粒细胞百分比偏高。入院中医诊断为中风中脏腑。西医诊断为①脑出血，脑桥出血可能性大，假性延髓性麻痹；②高血压；③肺部感染。入院后给予抗感染、脱水降颅内压等，配合针灸治疗。2月1日查房，患者烦躁不安，数次将输液针头拔出，发热，体温38.9℃，呼吸不规则，给予盐酸异丙嗪镇静治疗。2月2日，患者呈潮式呼吸，交替给予烟酸二乙胺、洛贝林兴奋呼吸中枢治疗，后病情控制好转。2月9日王院士查房，视患者神志清，但时而烦躁，四肢均有自主活动，大便干，肌张力偏高，舌质偏红，舌苔薄黄，脉弦滑，证属肝火夹痰上扰清窍，治以清肝化痰、活血通络。处方：龙胆草3 g，夏枯草15 g，半夏6 g，黄芩6 g，赤芍15 g，白芍15 g，天竺黄6 g，珍珠母（先煎）30 g，桃仁6 g，生大黄3 g，炙甘草3 g。2月12日，患者精神较前好转，大便次数增多，舌质暗红，黄苔已退，脉沉，上方去生大黄，加全瓜蒌30 g。2月16日，患者大便已通，黄厚苔已退，继服前方。2月23日，患者神志进一步好转，吞咽已不发呛，拔出鼻饲管，大便干，有痰，爱哭，舌质红，苔灰腻，脉弦滑。处方：全瓜蒌30 g，黄芩6 g，半夏6 g，天竺黄6 g，赤芍15 g，鸡血藤15 g，龙胆草3 g，生地黄6 g，珍珠母30 g。3月9日，患者近一周来病情明显好转，见家人及医师可主动打招呼及握手，但时常爱哭，问答切题，但构音不清，吃饭饮水不发呛之后予以益气活血通络调治。

【按语1】复中风，此次新发脑出血，突发四肢无力，入院时意识蒙眬、潮式呼吸，间或有呼吸暂停，小便失禁，舌红苔黄厚腻，脉弦滑，给予抗感染、脱水降颅内压等治疗。此为王院士当年主管患者，查房时神志转清，但时而烦躁，大便干，当属肝火夹痰上扰清窍，给予清肝化痰活络并通腑治疗，大便通畅，精神神志进一步好转，痰热去后继益气活络为治，初步体现了腑气通畅对患者神志及疾病转归的影响。

【验案赏析2】持续应用化痰通腑、清化痰热活络治疗中风病中脏腑转中经络。

赵某，男，57岁，主因左侧肢体活动不利、言语不利7天于1975年1月30日入院。患者7天前突发烦躁不安，夜不梦寐，第2日晨起出现右侧肢体不能随意活动，随后摔倒在地，随即送往医院急诊，当时血压270/180 mmHg，留急诊观察，在住院观察过程中曾反复出现躁动、抽搐、神志不清、呕吐、言语不能，腰穿示脑脊液无色透明，诊为少量脑出血，给予甘露醇、地巴唑等药治疗后神志逐渐清醒，而仍口齿不清，右侧偏瘫。收入我

院，症见思睡蒙眬，时而烦躁不安，头晕，大便5日未解，小便失禁，舌苔
黄腻，脉弦滑。患者既往有高血压、动脉硬化、心肌梗死病史。查体见神志
欠清，右鼻唇沟浅，伸舌偏右，右上下肢肌力0级，肌张力偏高，腱反射亢
进，血压180/100 mmHg。入院中医诊断为中风中脏腑转中经络（风痰上
扰、痰热腑实）。西医诊断为脑血栓形成可能性大，少量脑出血不能除外。
王院士查房指示治疗可先给予化痰通腑，待痰热渐退后，再予以活血通络。
处方：瓜蒌30 g，天竺黄6 g，胆南星6 g，生大黄6 g，芒硝6 g，郁金
15 g，石菖蒲6 g，海浮石15 g。1月31日，患者夜间烦躁不安，夜寐不实，
服上方后仍无大便，夜晚自行小便一次，呈浓茶色，舌红苔黄燥，脉弦滑，
左下腹触及条状物（燥屎数枚），上方生大黄改为30 g，加生地黄15 g、厚
朴15 g，继服。2月3日，大便已通，量不多，稠粥样，饭量增加，舌苔由
黄黑转白腻带浮黄，脉同前，右下肢活动度由Ⅱ级转为Ⅲ级，右上肢同前。
再行化痰开窍通腑之法，佐以活血通络。处方：瓜蒌30 g，天竺黄6 g，胆
南星6 g，石菖蒲6 g，郁金15 g，海浮石15 g，生大黄（后下）15 g，红花
6 g，芒硝6 g，地龙6 g。2月4日，患者仍便干，苔黄燥，余无明显变化。
处方：瓜蒌30 g，天竺黄6 g，胆南星6 g，石菖蒲6 g，郁金15 g，远志
6 g，生大黄15 g，芒硝6 g，厚朴6 g，玄参12 g，细生地黄15 g，麦冬
12 g。2月7日，患者说话较前清楚，饭量增加，每顿半斤，大便日一行，
较干，苔厚腻白、浮黄带黑，脉滑。上方加芳香之品，藿香9 g，佩兰9 g。
2月9日，患者右侧偏瘫有明显改善，有人搀扶可下地锻炼走路，已无感觉
障碍，大便每日1次，但难解，需用开塞露，失语较前亦有恢复，可以表达
自己的意思，但构音不清，舌苔黄腻，脉弦滑略数，王院士指示治疗可以清
热通络为主，处方：忍冬藤30 g，威灵仙15 g，秦艽6 g，木瓜15 g，茯苓
15 g，赤芍15 g，牡丹皮3 g，生地黄30 g，细辛3 g。2月12日，患者言语
不利，患侧下肢活动不如以前，血压210/100 mmHg，脉搏60次/分，予
10%硫酸镁10 mL加入25%葡萄糖注射液静脉推注，牛黄清心丸2丸，后
血压降至180/100 mmHg。2月15日，患者右侧偏瘫，口舌歪斜，语言不
利，有痰，便干，舌质红，苔黄暗，脉细弦滑，合并肺部感染，血压
（170～180）/（100～110）mmHg。考虑风痰上扰、痰热腑实，拟清化痰热、
活血通络方。处方：全瓜蒌30 g，天竺黄6 g，赤芍15 g，草红花6 g，鸡血
藤30 g，海浮石30 g。2月25日，患者右侧偏瘫进一步恢复，言謇有好转，
大便初头硬，舌质偏红、苔淡黄，脉细弦滑。拟清化痰热通络之法治疗善

后，上方去天竺黄、海浮石，加桑枝 30 g，地龙 9 g，赤芍增为 30 g，继服。3 月 3 日，患者肺部感染已愈，右侧偏瘫在恢复过程中右上肢肌力Ⅱ级、右下肢活动度Ⅳ级。因又大便干燥，头晕，舌红，苔黄腻，脉弦滑，拟继续通腑化痰活络治疗，处方：生大黄 6 g，芒硝（分冲）6 g，全瓜蒌 30 g，天竺黄 6 g，赤芍 15 g，草红花 6 g。次日大便通畅，继服 2 月 15 日方，另给芒硝 6 g 必要时服用，3 月 5 日出院。

【按语 2】20 世纪 70 年代，没有头颅 CT 的检查支持，根据本患者升高的血压（270/180 mmHg）、动态起病、很快达到高峰的临床特点，意识的突然丧失考虑有出血性脑卒中（中风）的可能。王院士依据病情变化及腰穿结果考虑小量脑出血不除外，脑血栓形成可能性大。患者从发病到转入我院已有 7 天，大便 5 日未解，小便失禁，思睡蒙眬，时而烦躁不安，头晕，口齿不清，右侧偏瘫，舌苔黄腻，脉弦滑。证属风痰上扰、痰热腑实。王院士查房指示治疗予化痰通腑，以清化痰热，痰热渐退后，再易他法。按常规用药治，仍夜间烦躁不安，夜寐不实，大便不通，舌红，苔黄燥，脉弦滑，属痰火扰心、阴液已伤，加大生大黄用量以釜底抽薪，并用生地黄、厚朴养阴增液、行气降气，很快便通，肢体功能好转。然腑实虽然暂除，但痰热未减、阴液仍亏，腑气并未彻底通畅，腑实便秘时好时坏，期间再次出现风痰上扰、痰热腑实的情况，有过一次短暂性脑缺血（TIA）发作，后又合并肺部感染。经过对症治疗及持续通腑化痰、清化痰热活络治疗，病情好转。本案患者为痰热腑实伤阴、痰火扰心持续、反复风痰上扰，病情好转又波动、病势缠绵，重剂釜底抽薪并坚持较长时间化痰通腑、清热活络才逐渐好转，然而出院时痰热并未彻底清除，需门诊坚持治疗。

参 考 文 献

[1] 谢颖桢. 王永炎院士神经内科病证实验录［M］.北京：中国中医药出版社，2018.

仝小林以"态靶因果"辨治脑卒中经验

【名医简介】仝小林　中国中医科学院广安门医院

【学术思想】中医学有关脑脑卒中病因病机的认识不断发展创新，日臻完善。仝小林结合各家理论，认为脑卒中以内伤积损为基础，以外邪侵袭、饮食失度、劳倦不调、情志不遂等为诱因，以风、火、痰、气、瘀为主要病理因素，导致阴阳失调，气血逆乱，上冲犯脑，神窍闭阻。其根据解剖部位和临床表现，将脑卒中归为"四焦八系"中的"顶焦髓系"病范畴。仝小林根据"顶焦髓系"病证的特点，以"态靶因果"辨治脑卒中及其后遗症。"态靶因果"辨治方略，以病为参，以态为基，以症为靶，以因为先，以果为据，集辨证论治、辨症论治、辨病论治和审因论治为一体，是仝小林基于临床提出的辨治方略。以"态靶因果"辨治方略论治脑卒中及其后遗症，在分类、分期、分证的基础上，整体调态，微观打靶，并重视开窍药、通络药的应用，有效提高了临床诊疗的精确性。

【诊断思路】 基于对脑卒中病因病机的认识，仝小林将其归为"四焦八系"中的"顶焦髓系"病范畴，以"态靶因果"辨治脑卒中及其后遗症，"审因"论治以断其源，"防果"施治以控其变。

【治疗方法】 仝小林强调动态关注脑卒中发展的全过程，根据各阶段特征，分类、分期论治。宏观上辨证"调态"，整体改善患者的病"态"，进而微观定靶，针对主要临床症状和客观指标，应用靶方靶药，共奏态靶同调之效。

【治疗绝技】

（1）动态把握各阶段特征，因时而异，分期论治脑卒中。仝小林指出，必须关注脑卒中的全过程，根据发病时间，动态把握疾病各阶段的特征，重视"分期"论治。脑卒中急性期，应辨闭证和脱证，闭证可适当配伍醒神开窍之品，如麝香、安宫牛黄丸，脱证则以人参、附子回阳救逆，配伍山茱萸酸涩固脱；恢复期当配伍大剂量黄芪，仝小林认为黄芪为补经络之气药，有起颓之效；后遗症期则在益气养血的基础上，根据后遗症加减用药，如半身不遂者配伍地龙、全蝎、水蛭等祛瘀通络。

（2）分类、分期指导宏观"调态"。"态"指机体所处的环境，机体一旦出现阴阳失衡，所表现出的即为病"态"，包括"因态"和"果态"。《素问·生气通天论》："阴平阳秘，精神乃治。"当机体的平衡被打破，就会呈现出各种病"态"，如热态、寒态、湿态、燥态、虚态、实态。脑卒中属杂合之病，而病情危急，需当机立断，此时，在分类、分期的基础上"调态"，不仅有利于解决"无证可辨"的困境，还有助于厘清辨证的思路，在宏观上明确治则，以选方用药。仝小林将脑卒中主要分为实态和虚态，急性期实态包括痰热腑实、热极生风、肝阳上亢、瘀血阻窍，虚态包括阴虚风动、阳虚寒凝、阴竭阳亡；恢复期以虚态为本，实态为标，如气虚络瘀、阴虚火旺、阳虚痰瘀；后遗症期则以虚态为主，如肝肾阴虚、脾肾阳虚。

（3）筛选靶方靶药，态靶同调以提高精准性。"靶"指目标，包括"靶方"和"靶药"，在宏观调态的基础上，微观定靶，可以增强治疗脑卒中的精准性。这种靶向性主要针对疾病、症状和指标3个层面。疾病层面，即在明确疾病诊断的前提下，通过"态靶"特异性治疗疾病。针对脑卒中，仝小林总结了各个阶段的"态靶"方剂：如急性期实态中，桃核承气汤治疗痰热腑实证，羚角钩藤饮治疗热极生风证，天麻钩藤饮用于肝阳上亢证，通窍活血汤用于瘀血阻窍证；急性期虚态中，镇肝熄风汤是阴虚风动证的靶方，大续命汤、小续命汤主治阳虚寒凝证，参附汤合山茱萸用于阴竭阳亡证；恢复期，补阳还五汤、起痿汤合黄芪、地龙是气虚络瘀证的靶方靶药，知柏地黄汤用于阴虚火旺证，三生饮合金匮肾气丸治疗阳虚痰瘀证；后遗症期，地黄饮子是肝肾阴虚证的靶方，右归丸合大剂量黄芪是脾肾阳虚证的靶方靶药。症状层面，通过"症靶"选用重点改善患者主观症状的方药。因此，神昏则以麝香、安宫牛黄丸、紫雪丹和至宝丹醒神开窍，半身不遂以地龙、全蝎、水蛭破瘀通络。此外，仝小林将脑卒中归属于"顶焦髓系"病证，重视窍药的应用，如舌强语謇者配伍石菖蒲等舌窍药，口眼歪斜者配伍薄荷、蝉蜕、升麻、冰片等口窍药和熊胆粉、谷精草、密蒙花、蔓荆子、沙苑子、蝉蜕、磁石等眼窍药。指标层面，通过"标靶"改善临床指标，如红曲降血脂，黄连降血糖，威灵仙、土茯苓降尿酸，炙水蛭降尿蛋白。针对脑卒中的微观指标，仝小林自拟"化斑汤"，以三七、莪术、浙贝母改善动脉粥样硬化斑块。

（4）审因论治以断其源，防果施治以控其变。"因"，指"因态"，强调对疾病的认识前移，重视病因，审因论治。《三因极一病证方论》言："凡治病，先须识因；不知其因，病源无目。"准确诊断脑卒中病因，可有效防止其发生发展。外邪侵袭、饮食失度、劳倦不调、情志不遂等为脑卒中的诱因，内伤积损为本，风、火、痰、瘀、气为标。故临床对于年老体虚、正气不足者当益气扶正、注重预防外感六淫，饮食失节者应避免生冷油腻之品，劳倦不调者当劳逸结合，情志不遂者则需调畅情志。然而，临床上"前因"难以控制。因此，"既病防变"，重视"后果"，调治"果态"，则尤为重要。"果"即"果态"，不仅以刻下表现反映"前因"，且有助于动态把握疾病的发展预后。仝小林指出，应将预防理念贯穿脑卒中治疗全程，提前干预，改善预后，尤其是对脑卒中恢复期和后遗症期，患者常见气虚络瘀，应当使用大剂量黄芪益气，佐以虫类药，如地龙、全蝎搜风通络，防治半身不遂，或配伍开窍药，如石菖蒲化痰开窍，防治口舌歪斜。

【验案赏析】陶某，女，72 岁，2018 年 9 月 4 日初诊。患者主因右下肢无力 2 月余就诊。患者 2 个月前突发脑梗死，于当地医院对症治疗后，现有右下肢无力、言语謇涩、纳差、腹胀、便秘等症状。舌苔黄厚干，舌底瘀滞，脉弦涩。血压 116/64 mmHg。既往病史：空腹血糖受损。中医诊断：中风（气虚络瘀证）；西医诊断：脑梗死恢复期。处方：补阳还五汤加减。黄芪、火麻仁各 60 g，川芎、地龙、生白术各 30 g，当归、陈皮、炒神曲、炒麦芽、焦山楂、知母、桑叶各 15 g，淫羊藿、枸杞子、大腹皮、生姜各 9 g，全蝎 4.5 g，28 剂，水煎服，早晚各 1 剂。2018 年 10 月 8 日二诊：患者诉右下肢无力、言语不利等症状较前改善，自觉纳差较前略好转，腹胀减轻，大便干。舌苔厚干，舌底瘀滞，脉弦涩。血压 150/66 mmHg，眼底黄斑变性，眼底动脉硬化。处方：上方改炒麦芽 30 g，加怀牛膝 45 g、生大黄 6 g。2018 年 11 月 12 日三诊：患者诉肢体无力、言语不利、纳差等症状明显好转，腹胀、大便干等症状消失。血压 144/72 mmHg。处方：上方去炒麦芽，改怀牛膝 60 g。2019 年 1 月 28 日四诊：患者偶有肢体无力，但整体乏力明显改善，言语不利症状消失，食欲好转，大便调，每日 1 次，小便多，夜尿 3 次。血压 124/64 mmHg。处方：黄芪 45 g，地龙、怀牛膝各 30 g，川芎、淫羊藿、鸡血藤、山茱萸、生姜各 15 g，枸杞子 9 g。后继续加减调理半年余，患者症状明显改善。

【按语】本案特色为补阳还五汤益气通络，既可调恢复期之虚态，又为脑卒中气虚络瘀证的靶方，方中黄芪为补经络之气药，大剂量应用有起颓之效。此案中，黄芪重用至 60 g，补经络之气以治肢体无力等症，防止肢体痿弱不用，配伍川芎、当归补血活血，地龙、全蝎搜经通络，以补阳还五汤整体调气虚络瘀之态。本案患者处于脑梗死恢复期，患者年老体弱，肾精亏虚，属于虚态，其整体精神不济，气虚络瘀，经脉失养，故肢体无力，阻于舌窍，舌底络脉瘀滞，而见言语不利；脾虚失运，水谷精微化生无源，运化失司，纳差、腹胀明显；肠道失润，传导失司，则大便干结。此外，患者年老脉管失养，络脉瘀滞，脉象弦涩，结合舌脉，辨为气虚络瘀证。患者气虚脾弱，纳差、腹胀、便秘等症状明显，故以生白术健脾益气，陈皮、大腹皮行气消痞，炒神曲、炒麦芽、焦山楂改善食欲，此为"症靶"之药，当随症施量，如二诊纳差改善不明显，则炒麦芽加量至30 g，三、四诊食欲好转后，渐次去掉炒神曲、炒麦芽、焦山楂。患者年老体弱，肾精不足，此为"因态"之一，故以淫羊藿、枸杞子补益肝肾，防"精亏"之势，且患者空腹血糖受损，伴有舌苔黄厚干，大便干结，为防"津亏"态，配伍知母、桑叶滋阴润燥，又是降低血糖的靶药。怀牛膝为全小林调理高血压肾虚之态的靶药，此患者二诊血压升高，故加怀牛膝45 g，然三诊血压未见改善，加大剂量至60 g，四诊血压下降，减量以巩固疗效。

参 考 文 献

[1] 秦东风. 中医名方验方丛书·脑病治疗名方验方 [M].北京：人民卫生出版社，2016.

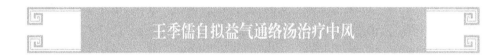

王季儒自拟益气通络汤治疗中风

【名医简介】王季儒　天津市名中医

【经典名方】自拟益气通络汤

组成：黄芪20～30 g，党参20～30 g，白术10 g，鸡血藤20～30 g，当归10 g，地龙10 g，僵蚕10 g，威灵仙10 g，杭芍12 g，熟地黄12 g，全蝎5 g，白附子3 g，桑寄生30 g，豨莶草12 g。

调护：头晕加生海蛤30 g，沙苑子12 g，杭菊花10 g，何首乌10 g，或桑麻丸30 g；虚甚加鹿角胶10 g；腿软无力加续断、狗脊、枸杞子各12 g；口干加石斛15 g；大便干燥加肉苁蓉30 g，或加郁李仁10 g；湿痰盛加半夏10 g，茯苓12 g，陈皮6 g；语言不利加石菖蒲、天竺黄各10 g。

【学术思想】中风发病多由肝阳、痰浊、气血亏虚、肾精不足引起。气虚血行不畅，经脉阻滞，清阳不升，脑失所养，导致眩晕、头痛等一系列症候。据气为血帅、气行血行、通则不痛的理论，自拟益气通络汤，诸药共济补气养血、宣通经络之功。

【诊断思路】中风中经络，证属虚证。症见活动无力、脉沉细。

【治疗方法】每日1剂，水煎服。

【治疗绝技】 益气通络汤功能补气养血、宣通经络，主治中风中经络。

参 考 文 献

[1] 陈镜合，陈沛坚，程方，等. 当代名老中医临证荟萃 ［M］. 广州：广东科技出版社，1987.

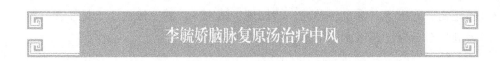

李毓娇脑脉复原汤治疗中风

【名医简介】 王怀昌　长治市中医研究所附属医院　主任医师

【经典名方】 脑脉复原汤

组成：水蛭 15 g，黄芪 20 g，丹参 15 g，茯苓 15 g，地龙 15 g，黄精 10 g，葛根 15 g，珍珠粉（冲）3 g，灵芝 6 g，赤芍 10 g，菊花 10 g，胆南星 10 g，白附子 10 g，全蝎 6 g，红花 10 g，石菖蒲 10 g，杜仲 10 g，川芎 12 g，白花蛇 1 条，桑寄生 15 g，海藻 10 g，五加皮 10 g，黄连 10 g，青皮 9 g。

调护：对于痰火搏结、风痰上扰者，去黄芪，加大黄、牛膝；对于经脉失养、气血虚弱者，加人参、白术。

【学术思想】 脑梗死属中医"中风"范畴，中医认为，本病是由肾阳衰弱、气血瘀积导致，故病机需从积、瘀、虚、毒、痰等方面作进一步分析。脑脉复原汤中茯苓具有除湿健脾、彻底祛除体内湿毒之效；川芎、丹参具有养血滋阴、调节阴气、补充阳气、调理肾脏之效，从而达到恢复患者肾脏原本功能之目的；黄芪具有保肝利尿、抗衰老之效；地龙具有调理湿热、镇惊、通络之效，可有效帮助患者解除自身燥热、排除体内多余热气；水蛭具有逐瘀消癥、破血通经之效；黄精具有健脾补肾、补气养阴、滋养肝肾之效；葛根具有生津止渴、解肌退热之效；珍珠粉具有润肤祛斑、清热解毒之效；灵芝具有滋阴壮阳之效；赤芍具有活血化瘀、清热凉血之效；菊花、黄连具有清肝明目、疏散风热、清热解毒之效；胆南星具有息风定惊、清火化痰之效；白附子具有通经络、祛风痰之效；全蝎具有通络止痛、攻毒散结之效；红花具有活血通经、散瘀止痛之效；石菖蒲具有醒神益智、化湿开胃之效；杜仲、桑寄生、五加皮具有强筋骨、补肝肾之效；海藻具有抑制病毒之效；白花蛇具有祛风通络之效；青皮具有疏肝破气、消积化滞之效。中风多犯阳经，故针刺疗法以阳经腧穴为主。阳明经为多气多血之经，针之正气得以扶正，具有使气血通畅、恢复机体功能的作用。本研究针刺方法中，头针与体针交替治疗，其中，头针主治脑源性疾病，可通过深感觉传入神经通路并刺激大脑皮质，使运动神经区组织细胞与感觉功能区进行重组；体针主要是根据患者上下肢静脉循行路线不同，采取手足对应的阳经之穴，与头针交替针刺可共同改善神经功能缺损状态。

【诊断思路】符合《各类脑血管疾病诊断要点》中诊断标准，且处于恢复期。符合中医气滞血瘀证辨证标准，主症：半身不遂、乏力、肢体麻木；次症：面色㿠白、自汗出；舌脉：舌质暗淡、舌苔白腻、脉沉细。经颅脑影像学检查证实病情。

【治疗方法】两组均采用西药物治疗，如阿托伐他汀钙片（浙江乐普药业股份有限公司生产，国药准字 H20163270，规格：20 mg），口服，20 mg/次，1 次/日；阿司匹林肠溶片（北京曙光药业有限责任公司生产，国药准字 H11020827，规格：100 mg），口服，100 mg/次，1 次/日。对照组在此基础上行针刺治疗，头针取患者足运感区与运动区，给予常规消毒后，以 0.25 mm×40 mm 毫针刺入，以最快的速度将针捻转至少 3 分钟，200 次/分钟，留针约 30 分钟，留针期间给予 2 次行针。体针选取患者患侧上肢外关、肩髃、曲池、合谷，下肢太冲、三阴交、血海、足三里、丘墟、阳陵泉等穴位，采用平补平泻手法，留针至少 30 分钟，留针期间给予 2 次行针。头针与体针每 7 日交替 1 次，共 1 个月。研究组在对照组的基础上实施脑脉复原汤治疗。上述药物混合加入 500 mL 清水煎煮，早晚分 2 次服下，1 剂/日；亦可共研细末，过 100 目筛，分装入胶囊，7.5～9 g/d，分 2～3 次吞服。两组均持续治疗 1 个月后进行评估。

【治疗绝技】脑脉复原汤治疗中风。

参 考 文 献

[1] 李毓娇，高小梅，焦瑾，等. 中西医结合治疗在脑梗死恢复期患者中的应用 [J]. 光明中医，2020，35（14）：2212 - 2215.

黄长迎温胆汤、天麻钩藤饮等辨证论治中风

【名医简介】黄长迎　淄川区中医院　副主任医师

【经典名方】温胆汤、天麻钩藤饮等

组成：温胆汤（半夏、竹茹、枳实、陈皮、甘草、茯苓各 10 g）、天麻钩藤饮（天麻、钩藤、石决明、山栀、黄芩、川牛膝、杜仲、益母草、桑寄生、夜交藤、朱茯神各 10 g）。

【学术思想】缺血性进展性脑卒中是一种十分普遍的疾病，这类患者的病情大多都会出现恶化，使得脑卒中有关的原发性神经功能缺损有所加重，尤其是在发病 48 小时后出现的早期进展，其是因为许多原因与机制一同作用而出现的一种十分复杂的状态，在急性期中进行相应的治疗是十分关键的。中医学指出，这一疾病可以被归至"中风"这一范畴，因其病因十分复杂，且各项表现与症状十分繁多，所以，临床辨证困难。随着病程逐步进展，中风会出现从实至虚这一变化趋势。对风证而言，其为中风在刚刚发病期间的证候，而进展性缺血性脑卒中最为核心的证候就是内火证、痰湿证。另有研究表明，在早期进展性脑卒中有所加重后，其证主要有风、痰、瘀兼夹等。为此，在本次研究中，由风痰阻络证、风火上扰证、痰热腑实证、阴虚风动证、气虚血瘀证这 5 大证型对缺血性进展性脑卒中患者实施治疗，对其施予相应的中药颗粒，而这类中药颗粒主要包括了温胆汤、天麻钩藤饮、星蒌承气汤、镇肝熄风汤、补阳还五汤。温胆汤能够清热去痰、活血化瘀；天麻钩藤饮能够清热凉血、滋肾养肝、平肝息风；星蒌承气汤能够息风通经、化痰通腑、活血祛瘀、舒筋活络；镇肝熄风汤能够滋阴潜阳、镇肝息风；补阳还五汤能够祛痰通络、健脾提气。

【诊断思路】治疗前后，评估并记录下两组患者 NIHSS 评分，分数在 0～42 分，分数愈高神经功能受损也就愈重。治疗后，评估并记录下两组患者治疗效果：显效：NIHSS 评分下降超出了 40%；好转：NIHSS 评分下降在 20%～40%；无效：NIHSS 评分下降低于 20% 或是神经功能受损愈加严重。

【治疗方法】对照组：对患者开展西医治疗：对患者给予提升脑循环、

保护神经、维持好呼吸功能、控制好血压等方面的治疗。观察组：对患者开展中医辨证治疗：参照中医辨证 5 大证型，即风火上扰证、风痰阻络证、阴虚风动证、痰热腑实证、气虚血瘀证，对患者给予相应的中药颗粒治疗。对于风痰阻络证，应用竹茹 12 g，法半夏 15 g，橘红 9 g，枳实 12 g，川芎 10 g，茯苓 15 g，甘草 6 g。对于风火上扰证，应用钩藤 10 g，天麻 10 g，山栀子 9 g，石决明 20 g，川牛膝 10 g，黄芩 9 g，益母草 12 g，杜仲 12 g，夜交藤 15 g，桑寄生 15 g，茯神 10 g。对于痰热腑实证，应用胆南星 12 g，全瓜蒌 15 g，地龙 10 g，石菖蒲 15 g，郁金 10 g，丹参 15 g，枳壳 10 g，厚朴 10 g，生大黄 3 g。对于阴虚风动证，应用代赭石 20 g（先煎），怀牛膝 15 g，煅牡蛎 15 g（先煎），龙骨 15 g（先煎），白芍 12 g，龟板 15 g，天门冬 15 g，玄参 15 g，麦芽 10 g，川楝子 6 g，甘草 6 g，茵陈 6 g。对于气虚血瘀证，应用当归尾 6 g，黄芪 60 g，地龙 10 g，赤芍 10 g，红花 10 g，川芎 10 g，桃仁 10 g。在早晨、夜晚进行口服。

【治疗绝技】中医辨证治疗应用到缺血性进展性脑卒中急性期患者中，能够获得更为理想的效果。在治疗 30 天后，得到了更为理想的效果。在本次研究中，观察组治疗疗效（60 例）与对照组治疗疗效（52 例）相比显著性更高。治疗后，观察组 NIHSS 评分（18.65 ± 1.73）分与对照组 NIHSS 评分（23.90 ± 1.98）分相比明显更低（$P < 0.05$）；其指出了，辨证组治疗疗效（28 例，93.33%）与对照组治疗疗效（21 例，70%）相比明显更高（$P < 0.05$）。治疗前，辨证组神经功能缺损评分（28.64 ± 4.23）分与对照组神经功能缺损评分（28.92 ± 4.88）分相比，差异无统计学意义（$P > 0.05$）；治疗后，辨证组神经功能缺损评分（15.58 ± 3.09）分与对照组神经功能缺损评分（22.65 ± 3.68）分相比显著性更低（$P < 0.05$）。由此证实了，中医辨证治疗对于 NIHSS 评分、治疗效果均具有十分明显的改善作用。综上所述，在缺血性进展性脑卒中急性期患者治疗中给予中医辨证治疗，能够明显改善患者 NIHSS 评分，提升其治疗疗效，并降低中医证候积分。

参 考 文 献

[1] 黄长迎. 中医辨证治疗缺血性进展性脑卒中急性期的临床分析 [J]. 系统医学，
2021，6 (14)：25 – 27.

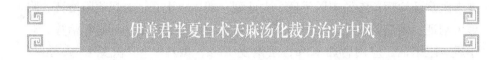

伊善君半夏白术天麻汤化裁方治疗中风

【名医简介】 伊善君　淄博市张店区第二人民医院　主任医师

【经典名方】 半夏白术天麻汤化裁方（源自《医学心悟》）

组成：半夏 4.5 g，天麻、茯苓、橘红各 3 g，白术 9 g，甘草 1.5 g。

原文：眩，谓眼黑，晕者，头旋也，古称头旋眼花是也。其中有肝火内动者，经云"诸风掉眩，皆属肝木是也，逍遥散主之"；有湿痰壅遏者，书云"头旋眼花，非天麻、半夏不除是也，半夏白术天麻汤主之"；有气虚夹痰者，书曰"清阳不升，浊阴不降，则上重下轻也，六君子汤主之"；亦有肾水不足，虚火上炎者，六味汤；亦有命门火衰，真阳上泛者，八味汤，此治眩之大法。

调护：若眩晕较甚者，可加僵蚕、胆南星等以加强化痰息风之力；头痛甚者，加蔓荆子、沙苑子等以祛风止痛；呕吐甚者，可加代赭石、旋覆花以镇逆止呕；兼气虚者，可加党参、生黄芪以益气；湿痰偏盛、舌苔白滑者，可加泽泻、桂枝以渗湿化饮。

【学术思想】 脑卒中患者治疗中，西医治疗主要围绕早期改善或恢复缺血性脑组织的血流，虽然它在急性期降低病死率上展现出强大优势，但抢救之后后遗症的发生率仍居高不下。在急性期积极配合中医方法进行治疗，病死率及后遗症的发生率取得了令人满意的效果。中医认为脑卒中属于"中风"范畴，脑为主要病变部位，其发生和风热痰瘀、脏腑功能失调有关，治疗上需祛风平肝、调和脏腑阴阳、祛痰祛瘀。本试验半夏白术天麻汤化裁方中，天麻被《本草纲目》誉为"治风之神药"，《神农本草经》载半夏可治"头眩"，黄芪在《医学衷中参西录》中论述为"与养阴药同用，更能熄内风"，石菖蒲可"开心孔，补五脏，通九窍"，红花、川芎、地龙活血化瘀通络，研究表明其可以改善脑部血液循环及减轻脑缺血再灌注损伤。《本草经疏》云郁金："此药能降气，气降即是火降，而其性又入血分，故能降下火气，则血不妄行"，橘红、陈皮化痰，《名医别录》载甘草"通经脉、利血气"。此外，针刺与半夏白术天麻汤的组合可以起到协同作用，针刺可改善脑部血液供应，对损伤神经细胞进行修复，并促使部分肢体功能恢复，调畅气机，促使气血阴阳调和顺畅，能有效改善临床症状，保护血管内皮细胞，改善机体的微循环，改善神经功能。

【诊断思路】中风痰瘀阻络证诊断标准参照《中风病辨证诊断标准（试行）》《中药新药临床研究指导原则（试行）》制定。主症：半身不遂，口舌歪斜，舌强语謇或不语，偏身麻木或感觉减退或消失；次症：头晕目眩，痰多而黏，唇甲色暗；舌脉：舌质暗，或有瘀点、瘀斑，苔厚腻，脉弦滑或涩。2 项主症、2 项次症，并参考舌脉即可确诊。一般疗效：显效，患者肢体及语言完全恢复，不影响生活为显效；有效，患者肢体及语言明显好转，生活仍需要帮助为有效；无效，达不到上述标准。总有效率＝显效率＋有效率。日常生活能力量表评分：将中华医学会全国第四届脑血管病学术会议拟定的日常生活能力量表（Activity of Daily Living Scale，ADL）评分为标准，0～100 分，分值越高越好。

【治疗方法】对照组：标准西医诊疗方案联合半夏白术天麻汤化裁治疗，黄芪 35 g，清半夏 15 g，陈皮 15 g，天麻 35 g，郁金 15 g，茯苓 20 g，白术 15 g，地龙 15 g，红花 15 g，石菖蒲 15 g，川芎 15 g，炙甘草 15 g，橘红 12 g。头痛加白芷和菊花；便秘加大黄。上述方剂每日 1 剂，分 2 次服用，治疗 4 周。观察组：对照组联合针刺治疗。针刺穴位的选择中，上肢以患侧手三里、肩髃、合谷、外关及曲池为主，头部以顶颞前斜线为主，下肢选择患侧足三里、阳陵泉、环跳。风痰阻络证加丰隆；血瘀气虚加血海；肝阳暴亢证加太冲；言语不清加通里和廉泉。常规消毒，右手持针刺入，针尖和皮肤成 30°，插入后快速捻转针柄直至有酸胀感，治疗 2 周。

【治疗绝技】半夏白术汤化裁联合针刺治疗急性脑卒中风痰瘀阻证疗效确切，可改善患者临床症状、血流动力学指标和患者生活自理能力，并且安全，不良反应少。对照组采取西医方案配合半夏白术天麻汤化裁治疗，观察组则在此基础上加用针刺治疗。结果显示，观察组对一般疗效、日常生活能力量表评分、中医证候学积分、血细胞比容、血小板聚集水平及血浆黏度疗效较对照组有明显优势，$P < 0.05$，且无明显不良反应，$P > 0.05$。综上所述，在标准西医诊疗方案基础上，半夏白术天麻汤化裁联合针刺治疗急性脑卒中痰瘀阻络证效果确切，可改善血流动力学指标和患者生活自理能力且安全。

参 考 文 献

[1] 伊善君. 半夏白术天麻汤化裁联合针刺治疗急性脑卒中风痰瘀阻证的临床试验研究
[J]. 中医临床研究, 2020, 12 (25): 33-35.

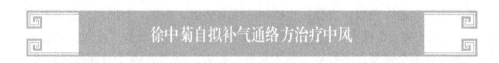

徐中菊自拟补气通络方治疗中风

【名医简介】徐中菊　上海市浦东新区浦南医院　副主任医师

【经典名方】自拟补气通络方（源自《医林改错》补阳还五汤）

组成：生黄芪60 g，胆南星9 g，水蛭10 g，郁金15 g，石菖蒲10 g。

补气通络方重用黄芪大补营卫之气为君，气旺则血行，祛痰瘀之邪而不伤正；胆南星化痰息风、水蛭活血通络共为臣；佐以郁金行气化瘀、石菖蒲化痰开窍醒神；炙甘草调和诸药为使。

原文：补阳还五汤治半身不遂，口眼歪斜，语言謇涩，口角流涎，下肢痿废，小便频数，遗尿不禁。

调护：腑实便秘加大承气汤；痰涎壅盛加瓜蒌30 g，另兑鲜竹沥；口眼歪斜加僵蚕10 g，全蝎6 g，白芷10 g，葛根10 g；语言謇涩加石菖蒲10 g，远志10 g，水牛角6 g，苍术10 g。

【学术思想】中风恢复期的中医证型主要有气虚血瘀型、痰瘀滞络型、阴虚风动型、风阳上扰型。笔者在长期的临床工作中发现，脑梗死恢复期的患者主要以正气虚衰为主，并不同程度地兼有痰和瘀的特点。中风初期，风阳痰火、气滞血瘀等实邪较盛；险浪过后，正虚更现，故恢复期往往以正气虚衰为主。气虚则痰瘀内生，痰和瘀作为病理产物，又成为新的致病因素，引发新的病理过程。中气亏虚，痰瘀胶着，阻于脉络，体现了虚、痰、瘀在整个病变过程中本虚标实的特点。

【诊断思路】脑梗死在中医学中属"中风"范畴，以突然昏仆、半身不遂、口舌歪斜、言语不利等症状为主要表现。

【治疗方法】对照组治疗参照《中国急性缺血性脑卒中诊治指南2010》的方案，包括常规抗血小板聚集、营养神经等基础治疗，康复参照《中国脑卒中康复治疗指南（2011版）》规范治疗。观察组在对照组常规西医康复

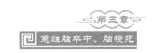

治疗的基础上，给予补气通络方治疗，每剂加水煎至 400 mL，每日分 2 次口服；两组均以 1 个月为 1 个疗程。

【治疗绝技】笔者采取益气活血、化痰通络、醒脑开窍之法，用于脑梗死恢复期的治疗，取得了较好的临床疗效。补气通络方能有效改善气虚痰瘀型脑梗死恢复期患者的血液流变学、神经功能缺损评分和日常生活能力指数评分。本次研究结果表明，补气通络方还能改善气虚痰瘀型脑梗死恢复期患者的中医证候积分，降低血同型半胱氨酸水平，改善患者的预后，降低脑梗死复发风险，也体现了中医药在治疗中风过程中多靶点、全方位的独特优势。

参 考 文 献

[1] 舒适，李敏，范春香，等. 补气通络方治疗气虚痰瘀型脑梗死的疗效观察及其对同型半胱氨酸的影响 [J]. 中国中医药科技，2020，27（6）：852 – 855.

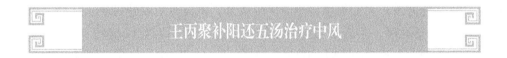

王丙聚补阳还五汤治疗中风

【名医简介】王丙聚　延安大学咸阳医院　主任医师
【经典名方】补阳还五汤（源自《医林改错》）
组成：黄芪、当归、川芎、桃仁、红花、地龙各 10 g。
原文：补阳还五汤治半身不遂，口眼歪斜，语言謇涩，口角流涎，下肢痿废，小便频数，遗尿不禁。

【学术思想】中医药在脑卒中恢复期的治疗作用显著，大量研究发现中医治疗可促进脑卒中患者脑损伤恢复，改善运动功能障碍，提高生存率。补阳还五汤在气虚血瘀型脑卒中患者神经功能恢复方面发挥重要作用。补阳还五汤选自王清任的《医林改错》卷下"此方治半身不遂，口眼歪斜，语言謇涩，口角流涎，下肢痿废，小便频数，遗尿不禁"，脑卒中"因虚致瘀"，以气虚为本，血瘀为标。

【诊断思路】中风恢复期气虚血瘀证患者：出现肢体偏枯不用，肢体无力，面色萎黄，舌淡紫或有瘀斑，苔薄白，脉细涩或细弱，而无风阳痰热表现之半身不遂、口眼歪斜或言语謇涩之症。①符合缺血性脑卒中的诊断标准；②年龄在 40 ~ 70 岁；③CT、MRI 等辅助检查确诊者；④48 小时后神经功能未进一步损伤、病情稳定、神志清楚能配合治疗者；⑤经医院伦理委员会通过，患者家属自愿签署知情同意书。观察指标：①对两组患者治疗前后神经功能变化进行分析。采用 NIHSS 对两组患者进行神经功能评价，评分越高表示神经损伤越严重。②对两组患者治疗前后日常生活能力变化进行分析。采用改良 Barthel 指数评估表（the Barthel index of ADL，Barthel）、日常生活能力量表（Activity of Daily Living Scale，ADL）评分及简明 McGill 疼痛量表评分（Short-Form of McGill Pain Questionnaire，SF-MPQ）对两组患者日常生活能力变化进行分析，其中 ADL 评分包括躯体生活自理表（Physiscal Self-Maintenance Scale，PSMS）和工具性日常生活活动量表（Instrumental Activities of Daily living Scale，IADLS）。③对两组患者治疗前后相关免疫因子水平变化进行分析。对两组患者静脉血清中同型半胱氨酸（homocysteine，Hcy）、C-反应蛋白（C-reaction protein，CRP）、D-二聚体（D-Dimer，D-D）含量变化进行分析。

【治疗方法】对照组患者给予常规治疗，积极给予改善循环、抗凝、抗血小板聚集治疗，控制患者血压、血糖，给予阿司匹林肠溶片（100 mg，H20160684，Bayer S. p. A）100 mg，1 次/日，1 粒/次，口服，阿托伐他汀钙片（200 mg，H20051408，辉瑞制药有限公司）200 mg，1 次/日，1 粒/次，口服。连续对症治疗 14 天。治疗组患者在对照组的治疗基础上给予中药补阳还五汤治疗。补阳还五汤组成：生黄芪 120 g、当归 6 g、赤芍 5 g、地龙 3 g、川芎 3 g、红花 3 g、桃仁 3 g，辨证加减。以上所有中药均由延安大学咸阳医院中医门诊部提供，由延安大学咸阳医院制剂室进行煎煮。1 剂/日，早晚分服各 200 mL，连续服用 2 周。2 周后对两组患者相关观察及治疗进行统计分析。

【治疗绝技】补阳还五汤能显著改善缺血性脑卒中恢复期气虚血瘀型患者神经功能，促进脑功能恢复，改善血流状态，提高生活质量，值得临床推广。本方以黄芪为君药补益元气以行血，使瘀去血通，黄芪首载于《神农本草经》，其气微而味微甘，主要含有皂苷类（黄芪皂苷Ⅰ、Ⅱ）、黄酮类、多糖类化合物，其性甘、温，归脾、肺经，补气升阳，益卫固表，利水退肿，托毒生肌。研究发现黄芪可显著促进脑梗死大鼠神经干细胞增生，可减轻细胞损伤，减少脑梗死面积，缓解细胞凋亡。研究表明黄芪可显著改善脑卒中患者的血流动力学，改善脑部血液循环。当归活血通络而不伤血，佐以赤芍、川芎、红花活血化瘀，众药合用以达气旺、瘀消及络通的目的。研究

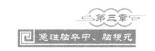

发现补阳还五汤能促进脑卒中患者肢体功能障碍恢复，改善其生活质量。

参 考 文 献

[1] 王玉，武杰. 补阳还五汤对缺血性脑卒中患者神经功能及相关免疫因子的影响 [J]. 世界中西医结合杂志，2019，14（7）：1010 – 1013.

刘明参芪桃红半夏汤方治疗中风

【名医简介】刘明　河南中医药大学第三附属医院　主任医师

【经典名方】参芪桃红半夏汤方（源自《医学心悟》半夏白术天麻汤）

组成：陈皮、半夏、茯苓、甘草片、天麻、白术各 10 g。

原文：眩，谓眼黑，晕者，头旋也，古称头旋眼花是也。其中有肝火内动者，经云"诸风掉眩，皆属肝木是也，逍遥散主之"；有湿痰壅遏者，书云"头旋眼花，非天麻、半夏不除是也，半夏白术天麻汤主之"；有气虚夹痰者，书曰"清阳不升，浊阴不降，则上重下轻也，六君子汤主之"；亦有肾水不足，虚火上炎者，六味汤；亦有命门火衰，真阳上泛者，八味汤。此治眩之大法也。

调护：加党参益气健脾，截痰之源，以治其本；加黄芪补肺气，助营卫，使气行血行，血行水行，水行痰去，以治其标；加桃仁、红花活血化瘀，以解气滞血瘀之病机；石菖蒲、炙远志味辛苦性温，皆入心经，与半夏白术天麻汤配合，更增燥湿化痰、醒神开窍之功。以上药物合用，共奏健脾和胃、燥湿祛痰、活血化瘀、醒神开窍之效。

【学术思想】本研究通过观察参芪桃红半夏汤联合超声低频电治疗仪治疗脑卒中偏瘫的效果，发现本疗法在改善神经功能、肢体功能和日常生活能力方面优于单纯中药治疗。有学者在临床上采取同种方法治疗脑卒中后遗症也取得了满意疗效，如赵心想等将收集的 60 例脑卒中后遗症患者随机分为常规西医治疗的对照组及低频电刺激联合半夏白术天麻汤的实验组，结果 3 个疗程后，实验组的有效率为 93.33%，明显高于对照组的 73.33%，差异有统计学意义（$P < 0.05$）。

【诊断思路】根据参考文献的标准，根据中医证候评分量化表对患侧上下肢、面色、言语、气息、自汗评分。痊愈：中医证候评分改善≥90%，患侧肢体肌力基本恢复正常，生活能够自理。显效：中医证候评分改善50%～90%，患者患侧肢体肌力达到4＋级。有效：中医证候改善25%～50%，患侧肢体肌力达3级。无效：中医证候改善＜25%，患侧肢体肌力3－级。

【治疗方法】两组均给予康复训练。此外，对照组给予参芪桃红半夏汤，药物组成：党参30 g，黄芪30 g，桃仁15 g，红花10 g，半夏8 g，天麻10 g，茯苓15 g，陈皮10 g，白术15 g，石菖蒲10 g，炙远志10 g，葱白3寸，生姜3片，大枣5枚。5剂，每日1剂，早晚饭后1小时服用。实验组在对照组治疗基础上给予超声低频电治疗仪治疗。①超声治疗：采用频率为800 Hz的超声波，额定功率为30 W，4个探头涂抹耦合剂，分别置于患侧颞叶、双侧颈总动脉、椎－基底动脉。②低频电治疗：将4个涂抹了耦合剂的电极板分别置于偏瘫患侧上肢的臂臑、曲池或外关处，下肢的阴市、足三里或悬钟处用弹性带固定，低频电刺激选择模式6（运动功能障碍），刺激强度以患者能耐受为准。超声与低频电治疗同时进行，每次20分钟，每日1次，每周5次。两组均以2周为1个疗程，治疗2个疗程后判定疗效。

【治疗绝技】综上所述，中风后偏瘫疗程较长，采用中药联合超声低频电治疗仪治疗显著优于单纯中药治疗，可最大限度提高患者肢体功能和生活质量，降低残死率，减轻患者家庭负担，帮助患者尽早回归社会。

参 考 文 献

[1] 刘明，郭蕾蕾，王小璐，等．参芪桃红半夏汤联合超声低频电治疗仪治疗脑卒中偏瘫40例［J］．中医研究，2021，34（3）：21－24．

石健参芪通络汤治疗中风

【名医简介】石健　廊坊市中医医院　副主任医师

【经典名方】参芪通络汤（源自《医林改错》补阳还五汤）

组成：黄芪20 g，党参10 g，法半夏10 g，当归12 g，川芎10 g，丹参15 g，三七（冲）3 g，茯苓10 g，水蛭3 g，枳壳10 g，炙甘草15 g，木香10 g，地龙15 g。参芪通络汤有益气、温经除痹、活血通络的功效，主要由黄芪、党参、法半夏、丹参、枳壳、茯苓、川芎、三七、当归、水蛭、炙甘草、地龙、木香等组成，治疗以血瘀为主的病证。方中以黄芪益气升阳治其本；丹参、三七、川芎通络止痛活血治其标；红花、川芎、丹参可改善血液流变学，有抗血小板聚集的作用；当归可补血养血、调经活血；水蛭破血逐瘀，地龙通行经络，诸药合用有益气温经除痹之功效。

原文：补阳还五汤治半身不遂，口眼歪斜，语言謇涩，口角流涎，下肢痿废，小便频数，遗尿不禁。

调护：痰浊盛者加胆南星、石菖蒲、白附子各 10 g；痰热重者加胆南星、贝母、竹沥各 5 g；肝火偏盛者加栀子、黄芩各 20 g；瘀血重者加赤芍、红花、桃仁各 15 g；血虚者加首乌藤、枸杞子各 10 g。

【学术思想】缺血性脑卒中属中医学"中风"范畴，呈现肝肾阴虚、气血虚弱的症状，其中风病机多为正气亏虚和情志郁怒、饮食不节、血液瘀滞，而本病又以气虚血瘀最为常见，治疗当以活血通络、固护及提升人体正气为主。中医学认为中风的基本病机是因气血内虚加之劳倦内伤和忧思恼怒等，造成脏腑阴阳失调、气血逆乱直冲犯脑，出现脑脉痹阻。参芪通络汤具有益气、温经除痹的功效，且无明显不良反应。

【诊断思路】依据脑卒中患者神经功能缺损程度评分评定，基本治愈：精神功能缺损评分减少46%～100%；有效：神经功能缺损评分减少18%～45%；无效：功能缺损评分减少17%以下。神经功能缺损评分减少百分率 =（治疗前神经功能缺损评分 – 治疗后神经功能缺损评分）/治疗前神经功能缺损评分 × 100%。总有效率 =（基本治愈例数 + 有效例数）/总例数 ×100%。

【治疗方法】对照组给予常规治疗：阿司匹林肠溶片（拜耳医药保健有限公司生产，国药准字 J 20130078，规格：每片 0.1 g）0.1 g，每晚 1 次。并采用 Brunnstorm 训练方案治疗：肢体良肢位摆放和体位转换、偏瘫肢体被动活动，床上双手叉握上举运动，翻身和仰卧位屈髋、屈膝、挺腹运动、上肢上举运动及床边坐站训练、双下肢交替屈伸运动，坐位平衡训练和负重、上肢功能活动，站立平衡训练、偏瘫侧下肢负重，室内行走与户外活动等，每天 3 小时，每周 5 天，进行 3 个月。观察组在对照组的基础上加用参芪通络汤治疗。加水 500 mL，头煎 30 分钟，取汁 100 mL；二煎 20 分钟，取汁 100 mL，两煎混合，分早晚 2 次温服。每日 1 剂，每次 100 mL，每日 2 次，治疗 3 个月。

【治疗绝技】 参芪通络汤治疗恢复期缺血性脑卒中偏瘫患者，可有效提高患者行走能力、日常生活自理能力，改善超敏C-反应蛋白、D-二聚体、同型半胱氨酸水平，提高临床疗效。本研究采用参芪通络汤治疗缺血性脑卒中恢复期患者，结果显示，观察组治疗后超敏C-反应蛋白、D-二聚体和同型半胱氨酸水平均低于治疗前（$P < 0.05$）。

参 考 文 献

[1] 石健，张静，缴克佳. 参芪通络汤治疗恢复期缺血性脑卒中偏瘫的临床研究 [J]. 中西医结合心脑血管病杂志，2020，18（5）：823-826.

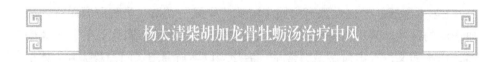

杨太清柴胡加龙骨牡蛎汤治疗中风

【名医简介】 杨太清　安阳县中医院　副主任医师

【经典名方】 柴胡加龙骨牡蛎汤（源自《伤寒论》）

组成：柴胡15 g，生姜、人参、茯苓、桂枝、半夏、龙骨、牡蛎、磁石各10 g，大黄5 g。功效主要为和解清热、疏肝解郁、镇惊安神。方中柴胡能够除胸满而烦，与桂枝、黄芩和里解外，疏肝解郁；同时茯苓可利小便、安心神；龙骨、牡蛎和磁石则具有镇静安神、软坚散结、益阴潜阳的作用，可以治疗烦躁惊狂；大黄可逐胃热，和胃气，具有清热凉血、破血祛瘀的作用；半夏降逆止呕、燥湿化痰；人参大补元气、补脾益肺。诸药合用，具有调和气血、化痰解郁、疏肝利胆、镇静安神之功，对脑卒中后抑郁患者有明显疗效。现代医学研究显示，人参、茯苓可明显改善患者神疲体倦等症状。

原文：伤寒八九日，下之，胸满烦惊，小便不利，谵语，一身尽重，不可转侧者，柴胡加龙骨牡蛎汤主之。

【学术思想】 脑卒中在治疗后常常伴有许多并发症，其中较为多见的就是抑郁症，患者对任何事物都提不起兴趣，失去了精气神，情绪低落，更有甚者会产生自残甚至自杀的想法。这对患者的生活质量乃至生命安全有着严重的影响，因此临床上应给予充分的重视。对于脑卒中后抑郁的产生，医学界有两种不同的看法。其一是认为患者在发生脑卒中后神经功能遭受损害，颅脑内有两种重要的神经元和通道被破坏（分别是去甲肾上腺素和5-羟色胺），导致这两种神经元的递质数量下降，最终引起抑郁；其二是患者在发生脑卒中后，失去了正常生活的能力，这对于患者的家庭来说是一种负担，对患者本人也是一种负担，种种因素结合使得患者产生抑郁。以往常常采用选择性 5 – 羟色胺再摄取抑制剂对脑卒中后抑郁患者进行常规治疗，然而患者对于此种药物的接受性和依从性较差，临床的治疗效果并不尽如人意。

【诊断思路】 治疗效果：根据临床上中风的临床疗效判定标准来评分。①显效：患者治疗前后的评分幅度大于80%；②有效：患者治疗前后的评分幅度在55%~80%；③无效：患者治疗前后的评分幅度小于10% 或者病情恶化。总有效率 =（显效例数 + 有效例数）/总例数 × 100%。NIHSS 评分：神经缺损功能评分，评分越高，说明患者的神经功能缺损程度越高。HAMD 评分：汉密顿抑郁量表评分，评分越高，说明患者的抑郁程度越严重。

【治疗方法】 对照组实施常规治疗：根据患者的病情、身体素质等实际情况给予调节微循环、血压和改善神经功能、营养的药物。观察组给予柴胡加龙骨牡蛎汤，其中先将磁石、龙骨和牡蛎三味药材煎 30 分钟，然后将剩余的药物混合在一起浸泡45 分钟 ~ 1 小时（大黄在浸泡时间最后的 15 分钟下进去）。用法用量：口服，早晚各服用 1 次，每日 1 剂，持续 3 周时间。

【治疗绝技】 从中医的角度来看，"郁证"（脑卒中后抑郁）在临床上主要表现为情绪低落、闷闷不乐、思想态度消极、易怒易躁、夜不能寐、沉默寡言等。这些症状大多数是由肝气堆积引起的。在中医的观点里，导致患者发生"郁证"的原因是肝气堆积，生病时间太长导致身体虚弱，再加上脑卒中后抑郁导致的生理功能障碍带来的打击，患者无法接受，长久下来导致气结。因此中医认为，让患者服用柴胡龙骨牡蛎汤有去除肝火、镇定心神的作用，从而达到治疗脑卒中后抑郁的目的。柴胡加龙骨牡蛎汤可以很好地抑制脑卒中后抑郁患者的抑郁情况，其药物的不良反应较小且发生率较低，并且对神经功能能够起到良好的改善作用。

参 考 文 献

[1] 张国伟. 柴胡加龙骨牡蛎汤用于脑卒中后抑郁治疗效果及对患者神经功能的影响 [J]. 临床研究，2020，28（6）：129 – 130，132.

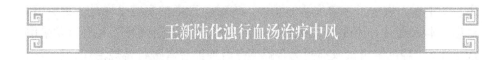

王新陆化浊行血汤治疗中风

【名医简介】王新陆　山东中医药大学　教授

【经典名方】化浊行血汤

组成：荷叶、焦山楂、决明子、赤芍、制水蛭、酒大黄、路路通、虎杖、何首乌。功能调和肝、肾、脾、胃功能，行血化瘀，泻火通络，清化血浊，以治中风。其中荷叶、焦山楂、决明子共为君药，药性平和，善于清化浊邪、净化血脉，且不会损伤气血；赤芍、制水蛭、酒大黄共为臣药，共奏行血活血、泻火降浊、散瘀通脉之效，辅助君药发挥作用；路路通、虎杖、何首乌共为佐药，3味药或为佐助或为佐制，辅佐君臣，化浊行血的同时，防止阴液耗伤、伤精耗血。

【学术思想】西医对于缺血性脑卒中的治疗是阶段性的，急性缺血性脑卒中患者的治疗是根据脑卒中开始的时间、神经功能缺失的严重程度和神经影像检查结果来指导的。按照惯例，脑卒中发作的时间被确定为患者最后一次知道病情良好的时间。缺血性脑卒中恢复期的患者常规采取控制血压、血糖、血脂，抗凝、抗血小板聚集等治疗以降低复发风险。王新陆教授通过血浊理论，提出缺血性脑卒中的治疗方法为清化血浊，血浊是指血液受各种因素影响，失却其正常生理状态，或因之而循行规律失常，从而扰乱脏腑气机的病理现象。换言之，血液的物质构成发生变化及血液的流动循行紊乱都可称为血浊。血浊的主要成因：①环境因素。外在有毒物质会直接或间接进入人体，引起血液变化。而无处不在的各种磁场，久而久之也会导致人体生理功能异常，气血运行不畅，浊邪留于血中引为血浊。②饮食不节。饮食不加节制，过食肥甘厚味或饮食偏嗜，导致血液中糖、脂质、尿酸等物质过度积蓄，血液质地发生改变，血中精微物质生化不及产生浊气，进而形成血浊。③情志因素。长期处于抑郁、焦虑状态，影响肝的调畅气机作用，导致肝气郁结，气机不畅，形成气虚、气滞、气逆、气陷等，而气能生血、行血、摄血，气虚则血虚，运行无力，气滞则血行受阻，运行不畅。情志因素导致一身之气变化，引起血液变化为血浊。缺血性脑卒中即中风，病机可概括为气血逆乱，病理因素为风、火、痰、虚。由此可见正虚为血浊产生的重要原因。动脉粥样硬化型脑梗死与高血糖、高尿酸、高血脂及血管炎症反应关系密切，而这些皆为血液成分的改变，一种或多种物质在血液中聚集积累，与血浊的概念不谋而合。而心源性栓塞及小动脉性栓塞，主要为血液内栓子阻塞血管或血压升高等因素引起血流动力学改变，这也属于血浊的范畴。所以缺血性脑卒中无论从中医还是西医的角度来看，都与血浊有着密切的联系。

【诊断思路】从血浊的角度来分析缺血性脑卒中的成因：①风邪。中风之风邪为外感邪气入里，侵袭脉道，引起血液变化，形成血浊，脉道不利，阻塞脑窍。这里的邪气指外部环境中的有害因素，各种污染物、磁场等，对人机体产生影响，血浊内生，引发中风。②火邪。人体之火，最主要是心火与肝火。情志抑郁、烦躁，肝气郁结，郁而化火，火邪易伤津耗气，气虚津脱，耗伤阴液，经脉失其濡养，阴虚动风，上扰脑窍。火邪伤津耗气的过程中，气血同源，血也随之改变，发为血浊，故血浊与火邪也关系密切。③痰邪。痰邪与血浊之间关系密切，痰邪为湿邪凝聚，溢于脉外，血浊为血液浑浊，两者的产生皆与肺、脾、肾三脏的代谢活动有关。肺朝百脉主治节，脾主升清运化水液，肾司水液排泄，三脏功能失调则引起水液代谢变化。水谷精微与津液运行失司，血液质地发生变化形成血浊，浊邪日久凝聚为痰，痰邪凝聚，阻塞脉道，上扰清窍，发为中风。④正虚。中风之病机总属本虚标实，外风侵袭入里、火邪耗伤津液、痰邪凝聚于内，皆因于虚。外邪长期侵袭人体，导致体质慢慢发生改变，抵抗力下降，阴阳失调导致体虚；阴津耗伤，火邪燔灼于内，迫血妄行，血液循行发生改变形成血浊；气虚则津液运行失调，血液循行无力，日久凝聚为痰浊。

【治疗方法】结合药理作用分析，方中大部分药物如荷叶、山楂、决明子等都具有降血脂的作用；山楂、决明子具有降血压的作用；制水蛭、赤芍具有抗凝、抗血小板聚集的作用；酒大黄、虎杖具有降血糖的作用。除此之外，方中药物还可以通过改变血流动力学及血液氧化应激反应来抗动脉粥样硬化，通过溶解血栓来降低栓塞风险。总之，化浊行血汤是结合了中西医辨证特点，调和诸脏，清化血浊，通过降血压、血糖、血脂，改善血流动力学，抗凝、抗血小板聚集、抗血栓，从缺血性脑卒中发病的根源进行治疗。

【治疗绝技】血浊理论是王新陆教授为中医适应现代医疗环境所提出的独特理论，符合中西医辨证体系，对缺血性脑卒中的诊疗具有很大的指导意义。血浊理论从缺血性脑卒中的成因出发，有助于全方位、多层次地对缺血

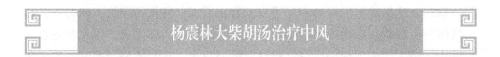

性脑卒中进行预防诊疗，对中医诊疗缺血性脑卒中具有十分重要的应用价值
与指导作用。

参 考 文 献

[1] 张世昭，张风霞，王新陆. 从血浊理论探讨缺血性脑卒中的诊疗 [J]. 天津中医药，
2021，38（4）：414 – 416.

杨震林大柴胡汤治疗中风

【名医简介】杨震林　长垣市中医医院　主任医师

【经典名方】大柴胡汤（源自《伤寒论》）

组成：柴胡 15 g，黄芩 10 g，白芍 15 g，生大黄 10 g，枳实 15 g，大枣
10 g，清半夏 15 g，生姜 10 g，炙甘草 6 g。

原文：太阳病，过经十余日，反二三下之，后四五日，柴胡证仍在者，
先与小柴胡。呕不止，心下急，郁郁微烦者，为未解也，与大柴胡汤，下之
则愈。

【学术思想】联合应用大柴胡汤在改善患者血液流变学方面具有明显优
势，可促进脑部血流恢复，从而改善神经功能，降低中医证候积分，提高日
常生活能力。现代药理学研究表明大柴胡汤中白芍主要成分芍药苷具有较好
的解痉、抗感染作用，利于扩张脑血管、改善脑部血循环、保护脑细胞；柴
胡具有解痉、抗感染、降压、镇静等作用；黄芩能抗感染、抗菌、增强免疫
功能，同时能降压、镇静；生大黄具有抗氧化、提升免疫力、清除过多自由
基等作用，有助于保护脑细胞，促进神经功能修复。因此，联合大柴胡汤能
从多作用机制促进缺血性脑卒中患者神经功能改善。诸药合用，可内泻热
结、外解少阳。方中柴胡苦、辛，性微寒，归肝、胆经，具有解表退热、疏
肝解郁、升举阳气之功效；白芍味酸、苦，性微寒，归脾、肺经，具有敛阴
止汗、养血调经、平抑肝阳、柔肝止痛的功效；黄芩味苦，性寒，归肺、
胆、脾、胃、大肠、小肠经，具有清热燥湿、泻火解毒、止血之功效；生大
黄味苦，性寒，归胃、大肠、肝、脾经，可祛瘀止血；枳实味苦、辛、酸，
性温，归脾、胃、大肠经，具有破气消积、化痰除痞之功效；大枣味甘，性

温，归脾、胃、心经，可补中益气、养血安神；清半夏味辛，性温，归脾、胃、肺经，可燥湿化痰；生姜味辛，性微温，归肺、脾、胃经，可解表散寒、温中止呕、化痰止咳；炙甘草味甘，性平，归脾、胃二经，具有补脾和胃、益气复脉、镇痛的功效；诸药合用，具有化瘀通腑、涤痰息风之功效。

【诊断思路】中医学将缺血性脑卒中归属于"中风"范畴，风火上扰为常见证型，患者阳热上扰、风阻血脉，致使脑髓受损，神机失用，则半身不遂，偏瘫麻木，需以内泻热结、外解少阳之法治之。

【治疗方法】对照组接受常规对症治疗。常规给予抗血小板聚集、改善脑部血循环、清除自由基、保护神经、降脂、降压治疗。研究组于对照组基础上联合大柴胡汤治疗，水煎服，每日1剂，分早晚2次服用。两组均持续治疗3周。

【治疗绝技】采用大柴胡汤口服辅助西药治疗缺血性脑卒中（风火上扰型）患者，能从多种作用机制改善患者血液流变学指标，提高神经功能，改善中医证候积分，研究组治疗后FIb、PAG水平及NIHSS分值均低于对照组，ADL分值高于对照组。从而有效提高患者日常生活能力，改善预后，具有较高推广价值。

参 考 文 献

[1] 韩景奇．大柴胡汤辅助西药对缺血性脑卒中（风火上扰型）患者神经功能及血液流变学的影响［J］．河南医学研究，2020，29（30）：5675－5677.

王少伟癫狂梦醒汤治疗中风

【名医简介】王少伟　河北中医药大学第二附属医院　副主任医师

【经典名方】癫狂梦醒汤（源自《医林改错》）

组成：桃仁24 g，甘草12 g，香附、苏子（研）各10 g，柴胡、木通、半夏、大腹皮、赤芍、陈皮、桑白皮、青皮各9 g。方中桃仁破血祛瘀，为君药。香附、柴胡疏肝解郁；大腹皮利水降气，使邪气下走、清气上升滋养脑髓；赤芍凉血散瘀；陈皮和胃气、化湿浊；桑白皮肃降肺气、通调水道；青皮破肝气、顺畅胸腹气机，共为臣药。苏子、半夏开通心窍、降逆化痰；

木通清降心火，利水泄热，共为佐药。甘草为使药，可调和诸药，避免破气、破血药之燥烈。诸药相合，共奏行气祛痰、活血逐瘀之功，使气血顺畅，郁解痰消，清窍开通。

原文：癫狂一症，哭笑不休，詈骂歌唱，不避亲疏，许多恶态，乃气血凝滞，脑气与脏腑气不接，如同做梦一样。桃仁八钱（24 g），柴胡三钱（9 g），香附二钱（6 g），木通三钱（9 g），赤芍三钱（9 g），半夏二钱（6 g），腹皮三钱（9 g），青皮二钱（6 g），陈皮三钱（9 g），桑皮三钱（9 g），苏子（研）四钱（12 g），甘草五钱（15 g）。

【学术思想】中风作为古代四大难症（风、痨、臌、膈）之一，至今仍严重威胁人类健康。中医学认为，中风基本病机总属阴阳失调、气血逆乱、气郁痰火；病位在脑，与心、肝、脾、肾密切相关；病理性质多为本虚标实，以肝肾阴虚或气虚为本，风、火、痰、瘀为标。

【诊断思路】两组均连续治疗 8 周后评估疗效。综合疗效判定标准：基本痊愈：病残程度 0 级，NIHSS 评分减少≥90%；显著进步：病残程度 1~3 级，NIHSS 评分减少 46%~89%；进步：NIHSS 评分减少 18%~45%；无变化：NIHSS 评分减少 <18% 或增加；恶化：NIHSS 评分增加 >18%。中医证候疗效判定标准：临床痊愈：证候积分减少≥95%，中医症状、体征或基本消失；显效：证候积分减少 70%~94%，中医症状、体征明显改善；有效：证候积分减少 30%~69%，中医症状、体征好转；无效：证候积分减少 <30%，中医症状、体征未改善，甚或加重。

【治疗方法】两组均予以相同的二级预防和康复训练。对照组口服阿托伐他汀钙片（辉瑞制药生产，每片 20 mg）治疗，每次 20 mg，每日 1 次。观察组在对照组基础上给予癫狂梦醒汤治疗，每日 1 剂，每剂水煎取汁 200 mL，早晚餐前温服，每次 100 mL。

【治疗绝技】癫狂梦醒汤具有平肝散郁、祛邪除痰之功效，联合阿托伐他汀钙片治疗恢复期大动脉粥样硬化型缺血性脑卒中，能明显改善患者中医证候、促进神经功能恢复及缩小颈动脉内膜中层厚度和斑块面积，并能进一步改善血脂及下调血清血栓烷 B2、hs-CRP 的表达水平，整体疗效确切，且安全性较好。

参 考 文 献

[1] 宋雪云，王少伟，吴胜峰，等. 癫狂梦醒汤联合阿托伐他汀钙片治疗恢复期大动脉

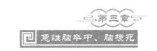

粥样硬化型缺血性脑卒中的临床研究［J］.中西医结合心脑血管病杂志，2021，19（19）：3392－3396.

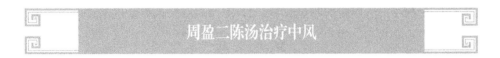

周盈二陈汤治疗中风

【名医简介】周盈　溧水中医院　副主任医师

【经典名方】二陈汤（源自《太平惠民和剂局方·绍兴续添方》）

组成：法半夏10 g，陈皮10 g，茯苓10 g，炙甘草6 g，胆南星10 g，瓜蒌15 g。

原文：治痰饮为患，或呕吐恶心，或头眩心悸，或中脘不快，或发为寒热，或因食生冷，脾胃不和。

【学术思想】二陈汤用于"治痰饮为患，或呕吐恶心，或心眩心悸，或中脘不快，或发为寒热，或因食生冷，脾胃不和"。方由半夏、茯苓为主组成，燥湿、利湿并举以蠲痰饮，确立了融燥湿、理气、降逆、和中等于一炉的治痰法则，被誉为"祛痰之通剂"。其作为燥湿化痰的基础方，类方被古代医家灵活运用在治疗中风上，如《名医类案·中风》中记述朱丹溪在治疗中风的27个医案中，有21个用了二陈汤加减，均能有效控制病情。临床抗生素滥用情况较多，极大程度助长了病原菌的耐药性，而中西医结合治疗成为治疗脑卒中相关性肺炎的最佳方式。

【诊断思路】中风痰热证。咳嗽痰多，色黄难咯，恶心呕吐，胸膈痞闷，肢体困重，或头眩心悸，舌苔黄滑或腻，脉滑。

【治疗方法】两组均接受抑制血小板聚集，调脂稳定斑块，管理血压、血糖及对症处理，并给予经验性抗感染或根据痰培养及药敏结果抗感染等基础治疗。对照组相同方法服用等剂量温开水，治疗组在基础治疗的同时给予二陈星蒌汤（江阴天江药业有限公司生产的中药颗粒剂），采用100 mL温水冲调口服或胃管注入，1剂/日，早晚分服。两组均治疗14天。治疗效果分为治愈、显效、有效和无效，总有效率为治愈率＋显效率＋有效率。

【治疗绝技】本研究在二陈汤中加入胆南星、瓜蒌清热化痰，主治脑卒中相关性肺炎痰热证，辨证要点为咯痰色黄、舌苔黄腻等。通过对两组治疗前后胸部CT检查结果对比发现，治疗组治疗总有效率为94.44%，明显高于对照组的 77.78% 。治疗前两组中医证候各项积分差异无统计学意义（*P*>0.05）；治疗后两组中医证候均有显著改善，且治疗组中医证候改善情况优于对照组，差异有统计学意义。两组治疗前对比各项指标差异无统计学意义（*P*>0.05），治疗后均明显改善，且治疗组水平显著低于对照组。

参 考 文 献

[1] 张俊，周盈，范倩. 二陈星蒌汤治疗脑卒中相关性肺炎痰热证的临床疗效 [J]. 内蒙古中医药，2021，40（10）：1-2.

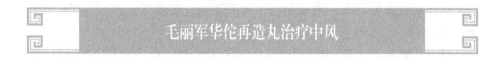

毛丽军华佗再造丸治疗中风

【名医简介】毛丽军　中国中医科学院西苑医院　主任医师

【经典名方】华佗再造丸（源自《华氏中藏经》，后经冉雪峰等医家改造，现为我国国家保密处方）

组成：川芎，吴茱萸，冰片，马钱子等。

原文：为川芎、吴茱萸、冰片、马钱子等药味经加工制成的浓缩水蜜丸。

【学术思想】缺血性脑卒中属中医"中风"范畴，《金匮要略·中风历节病脉证并治》将中风分为中络、中经、中腑、中脏 4 种，其病位在脑，与心、肝、脾、肾等脏腑密切相关。关于其病机历代医家论述颇丰，不外乎正虚为本，风、火、痰、瘀、毒为标，治当扶正祛邪，标本兼治。其中化痰祛瘀受众多医家重视，《金匮要略》中载方侯氏黑散，从痰瘀立论，以治疗中风。华佗再造丸从痰、瘀论治，有行气化痰、活血化瘀、通络止痛之功，尤其适用于证属痰瘀阻络型中风患者的康复治疗。主要由川芎、吴茱萸、马钱子、冰片等组成。川芎为本方主药，有活血行气、祛风止痛之功效，其活性成分阿魏酸有抑制血小板聚集等作用；吴茱萸温中止痛、理气燥湿；马钱子具有宣通经脉，振颓起废，止痹痛之功，马钱子"开通经络，透达关节之功远胜于它药"；冰片可开窍醒神、清热散毒。诸药合用，共奏化痰通络、活血化瘀止痛之功效，对缺血性脑卒中患者躯体症状如半身不遂、拘挛麻木等有改善效果。

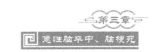

【诊断思路】中医认为缺血性脑卒中的病机为阴阳失调，气血逆乱，直冲犯脑，与内伤七情、饮食不节、体肥痰盛等原因有关，急性期症状以标实为主，恢复期则以虚实夹杂多见。

【治疗方法】①受试者：明确诊断为缺血性脑卒中的患者；②干预：观察组患者接受华佗再造丸，或结合常规西药治疗；③比较：对照组接受与观察组相同的常规西药治疗、安慰剂或空白对照；④结局：结局指标包括总有效率和不良事件发生率、NIHSS 评分、Barthel 指数评分、中医证候积分、Fugl-Meyer 运动功能评分（FMA）；⑤研究类型为随机对照实验。

【治疗绝技】华佗再造丸联合西医基础治疗可有效提高缺血性脑卒中患者的治疗有效率，提高生命质量。现代药理研究表明，华佗再造丸能够减少脑损害、改善血液流变学、增加血流量、改善脑微循环、促进神经营养因子合成、保护脑细胞等。总体来看，在常规治疗的基础上，加用华佗再造丸，能够更大程度地提高治疗的有效率、改善 NIHSS 评分、提高日常生活活动能力，可作为脑梗死的临床治疗方案，为临床治疗脑梗死提供新的思路。对急性期、恢复期和后遗症期均有较好的治疗效果，值得临床进一步推广。

参 考 文 献

[1] 丁砚秋，刘南阳，张允岭，等. 华佗再造丸治疗缺血性脑卒中的 Meta 分析及试验序贯分析 [J].世界中医药，2021，16（23）：3545 –3552.

郭珍立半夏白术天麻汤合桃红四物汤治疗中风

【名医简介】郭珍立　湖北省中西医结合医院　副教授

【经典名方】半夏白术天麻汤合桃红四物汤（源自《医宗金鉴》）

组成：法半夏 10 g，天麻 15 g，茯苓 15 g，白术 10 g，橘红 10 g，桃仁 10 g，红花 10 g，当归 10 g，生地黄 10 g，赤芍 15 g，丹参 15 g，川芎 10 g，全蝎 6 g，甘草 6 g。

原文：有湿痰壅遏者，书云"头旋眼花，非天麻、半夏不除是也，半夏白术天麻汤主之"。

调护：语謇加石菖蒲、远志；纳呆加砂仁；痰多加瓜蒌、陈皮；头痛眩晕加蔓荆子；恶心呕吐加竹茹、赭石；便秘加大黄、番泻叶。

【学术思想】脑梗死属中医学"中风"范畴，中医学强调辨证施治，其妙在辨，其要在证，风痰瘀阻证是中风常见证型之一，现代中医多强调"痰瘀同治"的方法。全国名老中医涂晋文教授在急性脑血管病方面提出"风、痰、瘀"学说，提倡治疗重在祛风、化痰、活血，辅以平、镇、潜阳治疗。本研究所选中药方为涂教授根据其多年临床经验加减所成，具有祛风化痰、活血通络之功效。

【诊断思路】脑梗死属中医学"中风"范畴，中风是中医四大难症之首，四季均可发病。其基本病机总属肝肾阴虚、阴阳失调、气血逆乱，病理性质多属本虚标实。肝肾阴虚、气血亏虚为致病之本，风、火、痰、气、瘀为发病之标。病位在脑，与心、肝、肾、脾密切相关。肝藏血，主疏泄，肝失疏泄则全身气机不畅，气滞血瘀；肾藏精，主水主纳气，肾为先天之本，也为各脏腑之本；脾主运化，为后天之本、气血生化之源，脾失健运则痰湿内生。实证为主的风痰瘀阻证中风患者痰、瘀合并为患，痰瘀互结交阻，致脑络损伤，发为中风。因此，随着中医学对中风发病机制的进一步深入研究，越来越多的中医师主张"痰瘀同治"，兼顾健脾祛湿、化痰息风原则。

【治疗方法】所有入选患者入院后参照《中国急性缺血性脑卒中诊治指南2018》给予积极治疗，入院后给予阿司匹林片200 mg，每日1次口服抗血小板聚集，强化他汀类调脂抗动脉粥样硬化，血压管理等三联基础治疗（ASA治疗），禁用活血化瘀及扩张血管类中成药口服剂及针剂。依据患者病情给予降糖药、脱水剂和抗生素治疗，保持内环境稳定及生命体征平稳。观察组在对照组基础上加服中药汤剂，每日1剂，每次200 mL，分两次早晚口服，连用14天。以半夏白术天麻汤合桃红四物汤加减为主。

【治疗绝技】本研究应用的半夏白术天麻汤合桃红四物汤加减方中，法半夏辛温而燥，燥湿化痰，天麻甘平而润，入肝经，善于平息肝风，二者配伍，长于化痰息风；红花辛温，入心肝经，活血散瘀，共为君药。白术健脾燥湿，茯苓健脾渗湿以治生痰之本，与半夏、天麻配伍，加强化痰息风之效；桃仁苦甘平，活血化瘀；赤芍苦微寒，归肝经血分，善于活血化瘀止痛，又可清痰瘀阻滞之郁热；丹参苦微寒，入心肝经，活血化瘀，通经止痛，与红花配伍，加强活血化瘀之效，共为臣药。橘红理气化痰，使气顺痰消；生地黄清热凉血、养阴生津，佐助赤芍清痰瘀阻滞之郁热；当归辛温，主入血分，力能补血，补中有行；川芎辛温走窜，善活血行血、祛瘀止痛。

本方在原经典方基础上加用全蝎这一味虫药，全蝎性善走窜，既平息肝风、又搜风通络，有良好的息风止痉之功，为佐药。有研究发现，全蝎具有抗凝血及溶栓、治疗急性脑梗死的作用。因此，此方剂各药物联合使用，彼此互补，共同发挥药效，能促进痰化瘀去，气血流畅，经络畅通，达到祛风化痰、活血通络之功效。本研究在西药抗血小板聚集、调脂抗动脉粥样硬化、降压（ASA治疗）基础之上，加用经典方半夏白术天麻汤合桃红四物汤加减治疗急性脑梗死。半夏白术天麻汤合桃红四物汤加减联合西药治疗中风风痰瘀阻证患者疗效显著，能改善痰证及血瘀证证候，提高脑血管储备功能。

参 考 文 献

[1] 孙国兵，陈延，宋林，等. 加味半夏白术天麻汤合桃红四物汤联合西药治疗风痰瘀阻证中风的临床观察 [J]. 中西医结合心脑血管病杂志，2020，18（23）：3945 – 3949.

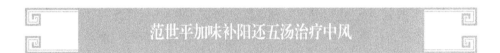

范世平加味补阳还五汤治疗中风

【名医简介】范世平　粤北人民医院　主任医师

【经典名方】加味补阳还五汤（源自《医林改错》）

组成：黄芪 30 g，桃仁 15 g，红花 10 g，川芎 15 g，赤芍 15 g，地龙 10 g，当归 10 g，丹参 30 g，鸡血藤 20 g，天麻 10 g，钩藤 20 g。

原文：补阳还五汤治半身不遂，口眼歪斜，语言謇涩，口角流涎，下肢痿废，小便频数，遗尿不禁。

调护：胸闷者加瓜蒌皮、薤白；口干、口苦者加菊花、天花粉等。

【学术思想】短暂性脑缺血发作合并 H 型高血压属中医学"中风"范畴，内伤积损是基本病机，气虚血瘀证是常见的中医证型，益气活血通络是重要的治疗方法。加味补阳还五汤具有益气活血通络功效，主要用于治疗气虚血瘀证中风。在原方的基础上增加丹参、鸡血藤、天麻、钩藤等药物，其中丹参活血祛瘀，鸡血藤活血补血、通络止痛，天麻息风止痉、平抑肝阳、祛风通络，钩藤清热平肝、息风定惊，组成的加味补阳还五汤具有更显著的益气活血通络、祛风平肝潜阳功效。随着研究的深入,其临床运用越来越广泛。

【诊断思路】 短暂性脑缺血发作西医诊断标准参照 2009 年美国心脏协会(AHA)和美国卒中协会(ASA)制定的短暂性脑缺血发作诊断标准进行诊断。H 型高血压西医诊断标准参照《H 型高血压诊断与治疗专家共识》的诊断标准。中医辨证分型标准参照《中药新药临床研究指导原则》中风气虚血瘀证的诊断标准:半身不遂,口舌歪斜,言语謇涩,面色㿠白,气短乏力,舌质紫暗,苔白腻,脉沉缓滑等。

【治疗方法】 两组患者均给予抗血小板治疗:氯吡格雷(Sanofi Winthrop Industrie,国药准字 J20130083)首次单次负荷剂量 300 mg,次日开始 75 mg/d,联合拜阿司匹林(Bayer Health Care Manufacturing S. r. L,国药准字 J20171021),100 mg/d;降血压、降 Hcy 治疗:马来酸依那普利叶酸片(深圳奥萨制药有限公司,国药准字 H20103723),每次 1 粒,每日 1 次,根据血压调整用药。同时,两组患者均配合常规治疗,包括改善循环、营养神经、对症综合治疗。治疗组在对照组的基础上联合加味补阳还五汤口服,每日 1 剂,水煎服 300 mL,分早、晚 2 次,每次 150 mL。连续治疗 3 个月。

【治疗绝技】 本项研究发现,加味补阳还五汤能调节血浆 Hcy、Hs-CRP,减少短暂性脑缺血发作伴 H 型高血压患者短暂性脑缺血发作频率,降低脑梗死发生率,提高临床疗效,改善预后。加味补阳还五汤治疗 H 型高血压脑卒中,可调节患者血压、Hcy 水平,有效预防脑卒中。

参 考 文 献

[1] 吴东南,肖政,陈影,等. 加味补阳还五汤治疗短暂性脑缺血发作伴 H 型高血压脑卒中临床研究 [J]. 河南中医,2020,40(11):1688 – 1691.

陈菊萍加味黄芪桂枝五物汤治疗中风

【名医简介】 陈菊萍　常熟市中医院　副主任医师
【经典名方】 加味黄芪桂枝五物汤(源自《金匮要略》)
　　组成:制附子 10 g(先煎),黄芪 30 g,桂枝 15 g,芍药 15 g,当归

15 g，地龙15 g，伸筋草15 g，川芎10 g，甘草5 g，葛根20 g。

原文：血痹阴阳俱微，寸口关上微，尺中小紧，外证身体不仁，如风痹状，黄芪桂枝五物汤主之。

调护：纳呆胸闷加白术、茯苓各10 g；呕吐明显加竹茹、半夏各10 g；口臭加大黄10 g；心烦失眠加黄芩、栀子各10 g；风火盛加水牛角10 g；下肢瘫痪加桑寄生、杜仲、牛膝各15 g；肢体麻木加木瓜10 g；头痛明显加石决明、夏枯草各10 g；小便失禁加益智仁、桑螵蛸各10 g。

【学术思想】脑卒中后瘫痪是因牵张反射被抑制，出现迟缓性麻痹、高级运动中枢受损、低级中枢原始反射过度释放、运动环路兴奋性增强、患侧肌张力增高。在临床上出现上肢屈肌和下肢伸肌张力增高，腱反射亢进，即脑卒中后痉挛性瘫痪。目前西医在治疗上以中枢解痉药和外周肌肉松弛药为主，这些药物对缓解痉挛有一定疗效，但药物不良反应多，长期服用对肝肾功能损害较大。外科手术难度大，风险高，技术要求高，且有一定手术禁忌证，远期疗效不确切，普及性难。中医将此病归属为"偏枯"范畴，其发病原因是风中于经络，中于络者入肌肉，肌肉麻木，中于经者身体重着，步履艰难。本次研究采用黄芪桂枝五物汤治疗脑卒中后痉挛性瘫痪获得良好效果。

【诊断思路】脑卒中患者多为老年人，年老体弱，阳气衰微，阳衰则无力温煦，对气血津液推动无力，则不能濡养四肢筋脉，且中风后血气缓慢、瘀滞，阳虚则寒，寒性收引，则肢体拘急痉挛。血瘀贯穿中风病整个过程，血瘀是导致中风的直接病因，又是病理产物，血脉不通则筋脉失去濡养而致痉挛。四肢筋脉依赖气血津液濡养，而津液的产生依赖阳气的推动，气虚无力则津液不足、肢体不利，故在治疗上要温经益气、活血通络。观察两组治疗前后在中医证候积分中半身不遂、口舌歪斜、语言謇涩或不语、偏身麻木等证候积分项目的变化并比较。根据症状轻重依次计算为0～6分，分数越高则症状越严重。

【治疗方法】两组均予以基础治疗，如降血压、调整血糖，应用阿司匹林等抗血小板聚集，选择合适药物进行降低血脂、营养神经、改善循环等治疗。对照组给予Bobath疗法进行康复训练。操作要点包括：①关键点控制，包括胸骨柄中下段中心控制点，头部、颈、躯干等近端控制点，手指等远端控制点。②反射性抑制痉挛模式，根据不同部位痉挛进行康复，躯干痉挛则嘱患者健侧卧位，治疗师位于后背，左手以合适力量扶住肩部，右手扶住髋部,双手做相反牵拉动作;上肢痉挛则嘱患者做外旋、外展、伸肘、前臂旋后、伸腕、拇指外展等对抗上肢痉挛状态;下肢痉挛则以适度屈髋屈膝、内收内旋下肢、背屈踝趾以对抗下肢痉挛模式。③平衡反应,训练患者坐位、立位、跪立位等引导患者头颈和肢体运动,诱发平衡反应。④矫正异常步态,主要是矫正画圈步态,跨步时骨盆放松训练,坐位时内收、内旋训练。研究组在对照组基础上加用黄芪桂枝五物汤加减治疗,制附子、桂枝有温肾助阳、通络止痛功效,为君药。黄芪、当归、芍药、川芎有益气活血通络作用,且芍药能柔肝止痛、缓急,也能佐制附子、桂枝温燥之性;伸筋草、地龙能舒筋活络止痛,且地龙为血肉有情之品,通络力强,以上均为臣药。甘草、葛根为佐使药,甘草调和诸药,且能缓解附子温燥之性,葛根引经上行,直达病灶。附子味辛为大热之品,其主要功效为补火助阳、回阳救逆、散寒止痛,其能祛寒故治拘急膝痛、行走不能。黄芪性温,味甘,具有健脾补中、益气升阳、利水消肿、益卫固表功效,其入肺补气,为补气诸药之最,又气行则血行,故对气虚血瘀之证疗效甚好,且黄芪有升阳的功效,能活血祛瘀通脉。桂枝温经通脉、助阳化气,桂枝能利关节,通血脉,对骨节挛痛疗效甚佳。当归补血活血,其气轻而辛,能行血,补中有动,行中有补,为血中之气药,也是血中之圣药。芍药为酸苦之品,有养血柔肝止痛的功效,其"主痛,利小便,益气",和当归配伍能补血养血。地龙性寒,味咸,归肝脾经,具有通络止痉、息风的功效,其祛风且能治"足疾而通经络也"。伸筋草性温苦,归肝经,具有祛风湿、舒筋通络的功效,其能"舒筋活血、补气通络、治腰痛、关节痛""治筋骨,通关节"。川芎性辛温,归肝胆经,具有活血行气、祛风止痛的功效,能"旁通络脉"。甘草缓和药性,具有缓急止痛、缓和药性的功效,主"五脏六腑寒热邪气,坚筋骨""其性能缓急有协调诸药,使之不争"。葛根归脾胃经,具有解肌退热、生津、升阳止泻的功效,其主"身大热、呕吐、诸痹、解诸毒"。每日1剂,煎煮取汁400 mL,分早晚2次服完。两组均连续治疗4周。

【治疗绝技】加味黄芪桂枝五物汤能减轻脑卒中后痉挛性瘫痪症状,提高运动功能和日常生活能力,可能和其能调节甘氨酸、谷氨酸、γ-氨基丁酸含量,促进血液循环和凝血功能有关。加味黄芪桂枝五物汤治疗脑卒中后痉挛性瘫痪能改善运动功能和日常生活功能,能促进血液循环,降低全血、血浆黏度及还原比,降低红细胞聚集指数水平,能降低谷氨酸、谷氨酸/γ-氨基丁酸,上调甘氨酸、γ-氨基丁酸含量,可见其对痉挛性瘫痪疗效

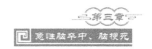

确切，且中医药治疗强调辨证论治和整体观念，能个性化治疗，使用方便。

参 考 文 献

［1］武燕，陈菊萍，韩漾．加味黄芪桂枝五物汤对脑卒中后痉挛性瘫痪随机、单盲对照临床研究［J］.医学食疗与健康，2019（17）：37－39.

第四章　脑血管性头痛

郑伟达痰饮头痛方治疗脑血管头痛

【名医简介】郑伟达　中医泰斗吕炳奎先生的关门弟子

【经典名方】痰饮头痛方（源自《金匮要略》苓桂术甘汤）

组成：茯苓 20 g，白术 10 g，桂枝 10 g，甘草 6 g，龙骨 30 g，牡蛎 30 g，牛膝 15 g，川芎 10 g，僵蚕 10 g，地龙 10 g。

原文：心下有痰饮，胸胁支满，目眩，苓桂术甘汤主之。……夫短气有微饮，当从小便去之，苓桂术甘汤主之；肾气丸亦主之。

【学术思想】郑教授认为西医学内、外、神经、精神、五官科等各科疾病所见头痛病因虽多，约之不出外感、内伤两端。致头痛之外感之邪，以风邪最为多见。风为百病之长，多夹时气为患，若风寒袭表，寒凝血涩，则头痛而恶寒战栗；风热上犯清空，则头痛而身热烦心；风湿袭表，上蒙清阳，则头痛而重。若湿邪中阻，清阳不升，浊阴不降，亦可引起头痛。又"脑为髓之海"，主要依赖肝肾精血及脾胃运化水谷精微、输布气血以濡养，故内伤头痛发病与肝、脾、肾三脏有密切关系。

【诊断思路】内伤头痛多为虚证，治疗以扶正为主，风阳上亢则息风潜阳，气虚则益气升清，血虚则养阴补血，肾虚则益肾填精。至于痰浊、瘀血所致头痛，属本虚标实，或先祛其实，或扶正祛邪兼顾，总不离因证制宜。

【治疗方法】每日 1 剂，水煎服。

【治疗绝技】治以温脾化饮，镇静解痉，通络止痛，可治偏头痛、湿浊头痛。

【验案赏析 1】患者，男，42 岁。因操劳过甚，感受风寒，头痛剧烈，发热，无汗，恶风寒，腰背酸痛，四肢骨节亦然，舌苔白腻，脉浮数。曾服

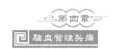
西药土霉素等治疗无效。郑教授认为该患者头痛发热、身疼腰痛、无汗恶风寒、两脉浮紧，是属风寒表证，当发散风寒。以风寒头痛方加味，处方：桂枝10 g，茯苓10 g，川芎10 g，荆芥10 g，防风10 g，细辛3 g，羌活10 g，白芷10 g，白术10 g，薄荷6 g，甘草6 g，1剂。嘱其服药之后再服稀粥1碗，避风。第2日来诊，言昨日服药之后，一身絷絷微汗，须臾热退寒解而愈。

【按语1】头痛辨证首当分清外感、内伤，明辨虚实。郑教授常强调辨证在几微之间，一有粗疏，则施治必谬；在成方运用时，亦忌只强调辨证施治时随证化裁之灵活变通的一面，而忽略古方原来配伍和剂量比例的原则性。

【验案赏析2】患者，男，16岁。2008年6月14日初诊。患者猝然起病，偏左头痛10余天。西医诊断为血管性头痛，给予谷维素、氯氮等药，其痛未得减轻，且日渐加重，遂转中医治疗。症见偏左头痛阵作，畏光闭目，伴恶心呕吐，不思饮食，大便干结（已4日未解），小便微黄，苔淡黄，脉数。证属风邪上受，里热蕴结。治拟疏风清热，通泄里结，以风热头痛方加味。处方：荆芥10 g，防风10 g，黄芩10 g，薄荷6 g，柴胡10 g，白芍10 g，白芷10 g，藁本10 g，蔓荆子10 g，生大黄（后下）6 g，生石膏（先下）15 g，芒硝（冲）6 g，杭菊6 g，川芎6 g，甘草6 g，4剂。2008年6月18日二诊：药后便通热清，头痛明显减轻，呕吐亦止，苔黄，脉弦。治拟前方去黄芩、大黄、石膏、芒硝，加苦丁茶10 g，4剂。2008年6月26日三诊：共投药8剂，诸症基本治愈。由于临近考试，患者急于复习，停药4日，头痛又现，伴盗汗。继以前方加浮小麦15 g，蝉蜕10 g，再予7剂。并配以中成药防风通圣丸，嘱汤药服完后接服，以资巩固。后随访未复发。

【按语2】本案患者为血管性头痛，证属风邪上受，里热蕴结。治拟疏风清热，通泄里结，所用风热头痛方可以清热疏风，其中大黄等使热毒从大便而解，故能使邪毒祛除，诸症好转。

【验案赏析3】患者，女，29岁，2006年6月23日初诊。头闷痛8天，口干欲饮，烦躁不寐，胸痞泛恶，不能纳谷，头晕头痛，胃脘胀痛，四肢无力，伴关节及脚肿痛，时而畏风怕水，小便短少，舌苔厚腻微黄，脉沉滑。此痰湿弥漫中、上二焦，治宜和胃调中，清热利湿。治以痰饮头痛方加减，处方：茯苓20 g，白术10 g，甘草6 g，龙骨30 g，牡蛎30 g，牛膝15 g，川芎 10 g，僵蚕 10 g，地龙 10 g，黄柏 10 g，冬瓜皮 30 g，车前草 10 g，4 剂。2006 年 6 月 30 日二诊：药后头痛、胃胀、胸闷已减，但还有头胀痛、嗜睡、身肿，大便秘结，1～2 日一解，小便赤，苔黄，脉细弦。前方加晚蚕沙 10 g，藿香叶 6 g，大腹皮 10 g，香薷草 6 g，3 剂。药后，肿消便通尿利，诸症皆愈。

【按语3】本案患者为血管性头痛，证属痰湿弥漫中、上二焦，治宜和胃调中，清热利湿。用痰饮头痛方可以祛痰化湿、使痰涩清除，清窍得解，则头痛、胃胀、胸闷已得减，又加用大腹皮、藿香等祛湿化浊，使大便通畅，则诸症皆愈。

参 考 文 献

[1] 郑东京，郑伟鸿，郑东海，等 . 郑伟达教授辨治头痛经验探析 ［J］. 世界中西医结合杂志，2013，8（11）：1087 - 1089.

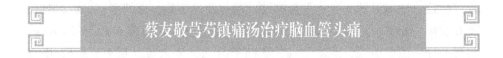

蔡友敬芎芍镇痛汤治疗脑血管头痛

【名医简介】蔡友敬　国家级名中医

【经典名方】芎芍镇痛汤（源自《太平惠民和剂局方》川芎茶调散）

组成：川芎 30 g，白芍 15 g，白芷 10 g，羌活 10 g，柴胡 10 g，香附 10 g，双钩藤 15 g（后下），珍珠母 30 g（先煎），生甘草 3 g。

原文：川芎茶调散治丈夫、妇人诸风上攻，头目昏重，偏正头疼，鼻塞声重；伤风壮热，肢体烦疼，肌肉蠕动，膈热痰盛，妇人血风攻注，太阳穴疼，但是感风气，悉皆治之。

调护：肝阳证，症见暴怒，精神紧张诱发，头昏胀，心烦易怒，口干，面红，舌红，苔黄，脉弦，加钩藤 10 g，石决明 30 g，黄芩 10 g，栀子 10 g，夜交藤 15 g，桑寄生 15 g，牛膝 10 g；气血虚证，症见头痛而晕，面白少华，自汗，气短，神疲乏力，脉沉细，加白术 10 g，黄芪 15 g，当归 10 g，红参 10 g；痰湿证，症见发作时头痛，头重如裹，胸闷，呕恶痰涎，苔腻脉滑，加泽泻 10 g，白术 12 g，茯苓 15 g，半夏 6 g，陈皮 10 g；肾虚证，症见发作时头痛，眩晕耳鸣，腰膝酸软，舌淡红，少苔，脉沉细，加枸

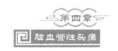

杞子 10 g, 女贞子 10 g, 覆盆子 10 g, 菟丝子 10 g, 山茱萸 10 g, 怀山药 12 g, 熟地黄 20 g, 肉苁蓉 20 g; 同时前额部痛加白芷 10 g; 侧头部痛加柴胡 10 g; 后头部痛加羌活 10 g, 防风 10 g; 巅顶部痛加藁本 10 g。

【学术思想】芎芍镇痛汤可以祛风镇痛、平肝潜阳, 治疗偏头痛性血管性头痛。

【诊断思路】血管性头痛分为偏头痛性和非偏头痛性 2 种。前者一般认为与调节血管运动的中枢神经部分功能失调有关, 后者多数由脑动脉扩张引起。蔡老运用自制的芎芍镇痛汤治疗本病, 疗效显著。

【治疗方法】先煎珍珠母, 用水 3 碗, 煎至 2 碗时, 纳入诸药 (除双钩藤外), 煎至 1 碗时, 再下双钩藤, 约 1 分钟后取汁。药渣再用 2 碗水煎成 1 碗, 将 2 次药液混合后, 分 2 次服下, 3 ~ 5 剂为 1 个疗程。

【治疗绝技】治以祛风镇痛, 平肝潜阳, 可治血管性头痛及其他慢性头痛。

参 考 文 献

[1] 蔡光斗, 林禾禧. 蔡友敬临床经验集 [M]. 厦门: 厦门大学出版社, 1993.

何世英肾虚头痛方治疗脑血管头痛

【名医简介】何世英　国家级名中医

【经典名方】肾虚头痛方 (源自《济生方》加味肾气丸)

组成: 枸杞子 30 g, 生地黄 15 g, 熟地黄 15 g, 山药 25 g, 山茱萸 15 g, 泽泻 10 g, 白菊花 15 g, 地龙 20 g, 白僵蚕 10 g, 茯神 20 g, 竹叶 10 g, 煅磁石 30 g。

原文: 蛊证, 脾肾大虚, 肚腹胀大, 四肢浮肿, 喘急痰盛, 小便不利, 大便溏黄; 亦治消渴, 饮一溲一。

调护: 失眠加生龙齿 30 g; 眩晕加沙苑子 15 g, 牛膝 15 g; 耳鸣加石菖蒲 10 g, 蝉蜕 5 g; 多梦加野百合 15 g; 遗精带下加生龙骨 20 g, 生牡蛎 20 g; 腰膝酸痛加牛膝 15 g, 杜仲 10 g。

【学术思想】何世英主任认为偏头痛、三叉神经痛, 病名虽异, 但两者的临床表现，既各有特点，又具有共性。何世英主任根据中医整体观及同病异治、异病同治的原则，统一辨证。何世英主任认为本病病因多是由肝阴不足，肝阳上亢，肝失疏泄条达所致。长期精神紧张，肝失疏泄，肝气郁结，络脉拘急而头痛；平素性情急躁，气郁化火，日久肝阴被耗，肝阳失敛而上亢，清阳受扰而头痛。也有饮食不节，肥甘厚味，暴饮暴食，劳伤脾胃，脾阳不振，脾不能运化转输水津，痰湿内生，以致清阳不升，浊阴不降，清窍为痰湿所蒙而头痛；痰阻脑脉，气血不畅，均可致脑失清阳、精血之充，脉络失养而痛。还有先天禀赋不足，劳欲伤肾，阴精耗损，气血不能上营于脑，髓海不充，则可致头痛。另外，后天失养，脾虚化生无源，久病不愈或年老气血虚衰，产后、失血之后，营血亏损，气血化生不足，不能充盈髓海，亦可致头痛。总之，头痛以肝郁为主要病因病机。

【诊断思路】顽固性剧烈头痛是临床常见的病状，可单独出现，亦可共病多种急慢性疾病，焦虑、抑郁障碍及心身疾病伴发。顽固性头痛指内伤性头痛，包括偏头痛和三叉神经痛。偏头痛是一种常见的、反复发作的慢性神经血管疾病，过去曾称血管性偏头痛、神经性偏头痛、血管神经性偏头痛等，分有先兆的偏头痛和无先兆的偏头痛。

【治疗方法】每日1剂，水煎服。

【治疗绝技】治以育阴补肾，柔肝息风，可治肾虚头痛。症见疼痛部位多在头后及头顶，头感空痛，时轻时重，重则压痛、紧痛、胀痛，多见于阴虚体质者；常伴有眩晕耳鸣，失眠多梦，腰膝酸痛无力，遗精带下，阳痿早泄，精神倦怠；舌红少苔，脉沉细无力。

参 考 文 献

[1] 薛雷. 何世英主任辨证治疗顽固性剧烈头痛临证经验 [J]. 天津中医药, 2013, 30 (11): 644-646.

王永炎益气活络、平肝息风法治疗中风先兆

【经典名方】益气活络汤

组成：太子参15 g，茯苓10 g，生山药10 g，丹参15 g，赤芍10 g，鸡

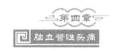

血藤 15 g，钩藤 15 g，菊花 10 g，沙苑子 10 g，佛手 6 g，夜交藤 15 g，珍珠粉（分冲）0.3 g。

【学术思想】王院士以益气活络、平肝息风法治疗中风先兆案，此外，在中风病的预防中非常重视起居调摄、疏调情志，指出要起居有常、顺应四时、动静有度、舒畅情志、凝神少虑、节制饮食等。若患者胆怯易惊，则方中予以佛手理气，夜交藤、珍珠粉安神，体现了心身同治的理念。

【诊断思路】中风起病急，变化多，仓促之间如急风暴雨骤至，很多人未发病前好像举动如常，其实病根潜伏，中虚已久，必在发病以前有所表现。王院士结合临床体验，认为中风先兆最常见的症状为一侧手足肢体的麻木和眩晕。金元时期朱丹溪提出了"眩晕者，中风之渐也"。清代王清任在所著《医林改错》一书中，专有"记未病以前之形状"一节，记录了34种中风先兆症状的表现，如"偶而一阵头晕者……有胳膊无故发麻者，有腿无故发麻者……"。清代李中梓在《证治汇补》书中写道："平人手指麻木，不时眩晕，乃中风先兆。"

【治疗方法】益气活络汤治疗，功能益气活络、平肝息风。

【治疗绝技】王永炎以益气活络、平肝息风法治疗中风先兆。

【验案赏析】张某，女，成年。1988 年 9 月 30 日初诊：患者头眩，肢麻反复出现两天，视物模糊，面色少华，胆怯易惊，舌质暗淡，苔薄微腻，脉细弦，属小中风，缘忧思操劳、肝郁化风，予益气活络、平肝息风。处方：太子参 15 g，茯苓 10 g，生山药 10 g，丹参 15 g，赤芍 10 g，鸡血藤 15 g，钩藤 15 g，菊花 10 g，沙苑子 10 g，佛手 6 g，夜交藤 15 g，珍珠粉（分冲）0.3 g。1988 年 10 月 5 日二诊：患者头眩、肢麻均减轻，偶有麻木，此中风之先兆，再守前方，7 剂。处方：太子参 15 g，茯苓 10 g，生山药 10 g，丹参 15 g，赤芍 10 g，鸡血藤 15 g，钩藤 15 g，菊花 10 g，沙苑子 10 g，佛手 6 g，夜交藤 15 g，珍珠粉（分冲）0.3 g；7 剂，水煎服。1988 年 10 月 12 日三诊：患者仍有头眩，肢麻、胆怯易惊明显好转，舌质暗淡，苔薄白而腻，满布舌面，略罩黄色，脉细弦而劲。头眩，病类中之风眩，据发作性特点当属小中风类。继以益气活络、平肝息风，服 10 数剂后头眩肢麻、胆怯易惊均见明显好转，唯脉细弦而劲，舌质暗淡，苔薄白而腻，满布舌面，略罩黄色，可知病情尚不稳定，仍有中风发病之基础，此厥阴风盛之痰证，当以甘清，佐以苦辛，以酸泻之，又当降浊活络，以祛风痰之源。处方：丹参 15 g，麦冬 30 g，白芍 24 g，沙苑子 10 g，黄芩 10 g，半夏 10 g，细生地黄 10 g，川萆薢 15 g，生薏苡仁 30 g，白豆蔻（打）3 g，茜草 10 g，珍珠粉（分冲）0.3 g；7 剂，水煎服。1988 年 11 月 30 日四诊：守方继进。处方：丹参 15 g，麦冬 30 g，白芍 24 g，沙苑子 10 g，黄芩 10 g，半夏 10 g，细生地黄 10 g，川萆薢 15 g，生薏苡仁 30 g，白豆蔻（打）3 g，茜草 10 g，珍珠粉（分冲）0.3 g；7 剂，水煎服。

【按语】王院士擅长动态地观察疾病的进展，并给予不同的治疗方法。首先，通过患者反复头眩、肢麻、脉细弦，判定为虚风内动之象；肝肾阴亏，肝血不足则视物模糊、面色少华，心胆气虚则胆怯易惊，舌质暗淡兼有瘀滞，故治疗予太子参、茯苓、生山药益气，丹参、赤芍、鸡血藤养血活血，钩藤、菊花、沙苑子平肝息风，兼用佛手理气，夜交藤、珍珠粉安神定惊。用药后头眩肢麻、胆怯易惊明显好转，但脉细弦而劲，舌苔薄白而腻，满布舌面，略罩黄色，王院士根据舌脉，认为其为厥阴风盛之痰证，病情尚不稳定，仍有中风发病之基础，治疗以麦冬、细生地黄、丹参之甘清，佐以黄芩、半夏之苦辛，以白芍之酸泻之，又以沙苑子、川萆薢、生薏苡仁、白豆蔻、茜草降浊活络祛风痰之源，另予珍珠粉平肝息风、安神定惊。王院士在中风病患者急性期痰热腑实证的治疗及应用化痰通腑法的预后观察中，非常重视患者的舌脉，认为如果其脉弦实、舌苔腻，则痰热未除，肝风欲动，仍有肝阳上亢之势，此时坚持清化痰热，有助于病情稳定和好转。此认识亦可应用在中风先兆的治疗中。

参 考 文 献

[1] 谢颖桢. 王永炎院士神经内科病证实验录［M］.北京：中国中医药出版社，2018.

王永炎平肝汤清化湿浊，舒筋活络治疗中风浊瘀阻络证

【经典名方】平肝汤

组成：川萆薢 15 g，生薏苡仁 30 g，粉葛根 15 g，白芷 6 g，黄芩 10 g，半夏 10 g，白豆蔻（打）3 g，苍术 10 g，伸筋草 15 g，茯苓 15 g，鸡血藤 15 g，珍珠粉（分冲）0.3 g。

【学术思想】清化活络、益气活络法治疗短暂性脑缺血发作。

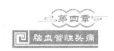
【诊断思路】 短暂性脑缺血发作表现，即中医"小中风""中风先兆"，结合其脉细弦，为风阳内盛之象，其舌体胖大、苔淡黄腻，脉滑，证属浊瘀阻络。

【治疗方法】 清化湿浊，舒筋活络。

【治疗绝技】 平肝汤清化湿浊，舒筋活络治疗中风浊瘀阻络证。

【验案赏析】 李某，男，39 岁。1987 年 9 月 16 日初诊。现病史为右基底节脑梗死，右豆状核 - 腔隙性脑梗死。患者自 1988 年 1 月起突发头痛伴左侧手指麻木，继而感左侧肢体麻木、力弱，至就诊时已类似发作 3 次以上。舌体胖大、苔淡黄腻，脉细弦滑。CT 示左右基底节有软化灶，其临床属短暂性脑缺血发作。辨证属风阳盛、浊瘀阻络，治疗先拟清化活络为主。诊断为短暂性脑缺血发作。处方：川草薢 15 g，生薏苡仁 30 g，粉葛根 15 g，白芷 6 g，黄芩 10 g，半夏 10 g，白豆蔻（打）3 g，苍术 10 g，伸筋草 15 g，茯苓 15 g，鸡血藤 15 g，珍珠粉（分冲）0.3 g；6 剂水煎服。1987 年 9 月 23 日二诊：服上方 6 剂后，淡黄腻苔渐退，脉细弦滑。改拟益气活络立法。处方：太子参 15 g，茯苓 15 g，生山药 10 g，丹参 15 g，赤芍 10 g，鸡血藤 15 g，伸筋草 15 g，当归 10 g，麦冬 30 g，石菖蒲 6 g，钩藤 15 g，水蛭 6 g；6～30 剂，水煎服。

【按语】 王院士提出短暂性脑缺血发作临床转归约 1/3 发展为脑梗死，1/3 反复发作，1/3 趋于平稳。随着医学影像技术的发展，发现相当一部分短暂性脑缺血发作患者存在脑部梗死灶，因此积极防治非常必要。本案为王院士门诊治疗案例。此患者发病前突发头痛伴肢体麻木、力弱，发作 3 次以上，为短暂性脑缺血发作表现，即中医"小中风""中风先兆"，结合其脉细弦，为风阳内盛之象，其舌体胖大、苔淡黄腻，脉滑，证属浊瘀阻络。治疗以川草薢、生薏苡仁、白豆蔻、苍术、茯苓、白芷、黄芩、半夏清化湿浊，粉葛根、伸筋草、鸡血藤舒筋活络，珍珠粉平肝息风。用药后黄腻苔渐退，浊毒减而虚风渐定，改拟益气活络治中风之本。

参 考 文 献

[1] 谢颖桢 . 王永炎院士神经内科病证实验录 [M].北京：中国中医药出版社，2018.

梁迎民柴胡疏肝散治疗脑血管头痛

【名医简介】梁迎民　高邑县医院　主任医师

【经典名方】柴胡疏肝散（源自《医学统旨》）

组成：陈皮（醋炒）、柴胡 6 g，川芎、香附、枳壳（麸炒）、芍药各 4.5 g，甘草（炙）1.5 g。

原文：治怒火伤肝，左胁作痛，血苑于上……吐血加童便半盅。

【学术思想】柴胡疏肝散属于中药制剂，其药效持久，安全性较高，对血管性头痛的治疗有显著的疗效，方中的芍药及柴胡可有效地疏肝解郁、归入肝经；枳壳可疏肝理气，甘草与芍药联合使用可有效地缓急止痛；香附及川芎具有行气止痛的功效。以上诸药合用可有效地活血止痛、疏肝行气，对胁肋疼痛及肝气郁结有一定的治疗效果。

【诊断思路】中医认为血管性头痛属于"头风""头痛"的范畴，复发率较高，治愈率较低。人体的头部为"诸阳之会"，无论是五脏内的精华之血还是六腑中的清阳之气都上注于头，所以内伤诸疾就会导致气血逆乱，造成脑络瘀阻、脑失所养，进而导致患者出现头痛；气血瘀滞就会导致血瘀，而气血通畅血液就会自然通畅，所以治疗应该以祛瘀止痛、行气活血为主。

【治疗方法】对照组予以常规西药治疗，具体方法如下。给予患者口服尼莫地平片（国药准字 H19999062；广东隆信制药有限公司；规格 20 mg），30～60 mg/次，3～4 次/日。观察组予以柴胡疏肝散加减治疗，具体方法如下。给予患者柴胡疏肝散加减治疗，药方为甘草 5 g，当归 8 g，红花 5 g，桃仁 10 g，川芎 10 g，白芷 10 g，白芍 12 g，枳壳 12 g 及柴胡 10 g。针对肝火偏亢的患者，去当归，加夏枯草 10 g，山栀子 10 g 及菊花 10 g；针对两侧头痛患者加钩藤 15 g 及黄芩 10 g；针对枕后痛患者加蔓荆子 10 g 及姜活 10 g；针对巅顶痛患者加藁本 12 g 及吴茱萸 10 g。以上药物用水煎服，每天 1 剂，分早晚服用，以 4 周为 1 个疗程。

【治疗绝技】柴胡疏肝散加减治疗血管性头痛的疗效显著，药效持久，安全性较高，不良反应较少，值得临床推广应用。

参 考 文 献

[1] 梁迎民. 柴胡疏肝散加减治疗血管性头痛 61 例临床疗效观察 [J]. 中西医结合心血管病电子杂志, 2017, 5 (12): 90.

高少才川芎茶调散治疗脑血管头痛

【名医简介】高少才　陕西省中医药研究院陕西省中医医院　副主任医师

【经典名方】川芎茶调散（源自《太平惠民和剂局方》）

组成：川芎、荆芥各 6 g，防风 10 g，细辛 3 g，白芷 10 g，薄荷 6 g，羌活 10 g，青茶叶 6 g，甘草 6 g。头痛甚者加藁本 10 g；肢冷、恶心、呕吐者加陈皮 6 g，半夏 12 g，吴茱萸 6 g；心烦失眠者加夜交藤 12 g，酸枣仁 10 g。

原文：治丈夫、妇人诸风上攻，头目昏重，偏正头疼，鼻塞声重；伤风壮热，肢体烦疼，肌肉蠕动，膈热痰盛，妇人血风攻注，太阳穴疼，但是感风气，悉皆治之。

【学术思想】血管紧张性头痛在中医中属于"头痛""脑风""首风"等范畴，头痛之病因多端，中医认为不外乎外感和内伤两大类。盖头为"诸阳之会""清阳之府"，又为髓海所在，凡五脏精华之血，六腑清阳之气，皆上注于头，故六淫之邪外袭，上犯巅顶，邪气稽留，阻抑清阳；或内伤诸疾，导致气血逆乱，瘀阻经络，脑失所养，均可发生头痛。川芎茶调散是《太平惠民和剂局方》中主要治疗外感风寒头痛的名方。后历代临床医师不断实践总结，用川芎茶调散加减治疗外感头痛同样获得了良好的临床效果。在治法上以疏散风寒，祛风盛湿，活血通络止痛为主。方剂选用川芎茶调散加减治疗，方中川芎、荆芥、防风、羌活、白芷、细辛等辛温药物辛散上行，有疏散上部风寒、协助诸药增强疏风止痛之作用。其中川芎可行血中之气，祛血中之风，上行头目，还具有活血化瘀、行气止痛、祛风燥湿的独特功效，且善行少阳经、厥阴经而致的头痛，为临床治疗外感头痛之要药；方中羌活治太阳经之头痛，白芷治阳明经之头痛，以上三药为君药。薄荷、荆芥轻而上行，善疏风止痛，并能清理头目，为臣药。细辛散寒止痛，并长于治少阴经之头痛；防风辛散上部风邪。上述诸药协助君药、臣药以增强疏风止痛之效，均为佐药。炙甘草益气和中，调和诸药，为使。服药时以清茶调下，取其苦凉之性，即可清利头目，又能制约风药的过于温燥与升散，诸药合用，共奏疏散风寒、祛风胜湿、活血通络止痛之效。

【诊断思路】西医诊断参考《神经病学》第 8 版中血管紧张性头痛的诊断标准，并结合彩色经颅多普勒超声检查，血小板功能，免疫球蛋白 IgG、IgA 等确诊；中医诊断头痛参照《中医内科学》中头痛篇临床分型为外感头痛证型的诊断标准：头痛时作，痛连项背，恶风畏寒，遇风犹剧，或头痛而胀，甚则头痛如裂或痛如裹，肢体困重，口不渴或口渴欲饮，舌苔薄白或黄腻，脉浮或濡数。

【治疗方法】对照组给予盐酸氟桂利嗪胶囊（厂家：西安杨森制药有限公司；批准文号：国药准字 H10930003；规格：5 mg/粒），10 mg/次，1 次/日，睡前口服，持续用药 2 个月。治疗组在对照组基础上联合川芎茶调散加减口服，给以上药物加水（水量以盖过药物上 2~3 恒指为宜）浸泡30 分钟，水沸后改用文火慢煎 30 分钟，每剂水煎 400 mL，200 mL/次，分早晚 2 次服用。2 周为 1 个疗程，持续用药 4 个疗程（2 个月）。

【治疗绝技】治疗组疗效在头痛发作次数、持续时间、疼痛程度及伴随症状方面均优于对照组，治疗组的头痛改善总有效率高于对照组；彩色经颅多普勒超声，血小板功能，免疫球蛋白 IgG、IgA 水平的改善总有效率高于对照组；从中医症状缓解方面，治疗组中医症状缓解较对照组提前，中医临床症状总有效率高于对照组。本次临床观察证实了川芎茶调散加减治疗血管紧张性头痛（外感头痛），联合西药较单纯西药治疗的效果好，且临床疗效可靠（此方在治疗过程中未出现药物不良反应）；还证实了本方有调节脑血管不稳定的作用，同时能改善脑血管弹性和脑血流供应情况，进而缓解临床头痛症状。

参 考 文 献

[1] 李玲，高少才. 川芎茶调散加减联合西药治疗血管紧张性头痛的临床效果 [J]. 临床医学研究与实践，2021，6（28）：135-137，192.

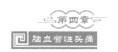

刘家永通窍活血汤治疗脑血管头痛

【名医简介】 刘家永　成都市新都区第二人民医院　主任医师

【经典名方】 通窍活血汤（源自《医林改错》）

组成：麝香 0.16 g，红枣、鲜姜各 15 g，赤芍 18 g，桃仁、川芎各 20 g，红花 22 g，老葱 25 g，黄酒 25 g。

原文：赤芍（一钱）、川芎（一钱）、桃仁（三钱，研泥）、红花（三钱）、老葱（三根，切碎）、鲜姜（三钱，切碎）、红枣 7 个（去核）、麝香（五厘，绢包）。用黄酒 250 mL，将前七味煎至 150 mL，去渣，将麝香入酒内，再煎二沸，临卧服。

主治：偏头痛，日久不愈，头面瘀血，头发脱落，眼疼白珠红，酒渣鼻，久聋，紫白癜风，牙疳，妇女干血劳，小儿疳证等。

调护：久病体弱兼有气血亏虚者加刺五加、红景天、楮实子；阴血亏虚、血瘀日久者加龟板、熟地黄与墨旱莲；血瘀化热引发烦恶头痛者加青葙子、密蒙花；口流黏沫、头重则加茯苓、半夏与莱菔子；久病入络则加地龙、僵蚕与天麻；口中流涎、腰膝酸软兼有四肢不温者加海马、胡芦巴、杜仲。

【学术思想】 通窍活血汤包含川芎、桃仁、赤芍、红花、老葱、麝香等药材，其中川芎、红花皆可祛风止痛，兼可行气活血；红枣可调和肝脾；麝香能够化瘀止痛，兼有活血之功；桃仁用之可润肠通便；赤芍则有散瘀止痛、凉血消热之效。诸药合用可开窍醒神、散瘀活血。

【诊断思路】 血管性头痛是因血管舒缩功能发生障碍导致的发作性疼痛，属于临床常见多发疾病。本病病程相对较长，迁延反复，给患者带来极大痛苦，严重影响患者日常工作与生活。症状较轻者偶见发作，病情严重者日发病多达数次。本病以年轻女性为好发群体，与精神因素存在密切联系，气候变化、睡眠周期变化、月经周期、心理压力及强光刺激等均可导致头痛发作。有研究表明，血管性头痛与中枢神经调节血管运动部分功能失调存在密切关联，患者发病时有颈内动脉分支痉挛表现，诱发脑组织出现功能障碍产生头痛。在中医理论体系中，头痛多为内伤或者外感引起。肝、脾、肾等脏器平衡一旦失调，有可能产生瘀血。在血管性头痛临床治疗中，地西泮、阿司匹林及索米痛片等镇静止痛剂均能有效减轻头痛症状，但对头痛复发的问题无法予以有效控制。

【治疗方法】对照组口服吡拉西坦片，1.2 g/次，3 次/日，10 日为1个疗程。观察组应用丹参川芎嗪注射液联合通窍活血汤加减治疗，用法如下：取 250 mL 5% 葡萄糖注射液与 10 mL 丹参川芎嗪注射液混匀后经静脉注射，1 次/日，10 日为1个疗程，用药 1~2 个疗程；另给予通窍活血汤治疗，取水煎制，1 剂/日，2 次/日，10 日为1个疗程。

【治疗绝技】遵循以川芎为头痛治疗要药的中医药观点，结合丹参活血化瘀功能，采取丹参川芎嗪注射液与通窍活血汤治疗证属瘀血头痛的血管性头痛。丹参川芎嗪注射液中包含丹参素与盐酸川芎嗪两种主要成分，现代药理学研究发现：丹参素与川芎嗪可发挥镇静中枢神经系统功能，促进脑血管舒缩功能，支持血管性头痛的临床治疗，对于头痛的复发有着良好的预防效果。同时，应用丹参素与川芎嗪后，大脑中动脉结扎患者缺血脑组织所占比重及脑组织缺血区重量明显减少，药物成分能够透过血脑屏障，主要分布于脑干部位，使脑血流量显著增加，脑细胞供血情况得到有效改善，从而能够彻底纠正脑细胞血氧匮乏，从根本上缓解头痛症状。本次研究结果发现，观察组治疗总有效率为 96.0%，明显高于对照组的 76.0%，与董美楠等报道相符，表明丹参川芎嗪注射液联合通窍活血汤加减治疗血管性头痛的疗效确切。此外，观察组不良反应发生率为 6.0%，略低于对照组的 8.0%，提示本次用药的安全性高。

参 考 文 献

[1] 李晓芳. 刘永家教授运用半夏白术天麻汤合通窍活血汤加减治疗血管性头痛临床观察 [J]. 中国中医急症. 2006, 15 (4)：398.

吴圣贤丹红注射液治疗脑血管头痛

【名医简介】吴圣贤　北京中医药大学东直门医院教育部中医内科学重点实验室　主任医师

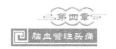

【经典名方】丹红注射液

组成：丹参、红花。

【学术思想】活血化瘀是治疗缺血性中风的根本方法之一。气虚血瘀证是主要的证候表现，不管急性期还是恢复期，风痰瘀阻、气虚血瘀证型所占比例均高于其他证型。应用丹红注射液治疗后患者的症状体征均有不同程度的改善，其中头晕目眩、头痛、心烦易怒、颈项强直、自汗症状消失明显。丹红注射液是临床上常用的中药注射剂，是从传统中药丹参、红花中标准化提取的水溶性复合物。丹参能活血祛瘀、养血安神、调经止痛，红花能活血通经、散瘀止痛，二者协同作用，共奏活血化瘀、通脉舒络之效。

【诊断思路】缺血性脑卒中属中医"中风"范畴，中医学认为缺血性中风的病理因素为风、火、痰、瘀、虚相互作用，导致气虚血瘀痰阻，痹阻于脑络，脑窍闭塞不通，故发为中风，其中痰、瘀贯穿疾病的始终。入选标准：经头颅 CT 或 MRI 确诊并有责任病灶的缺血性脑卒中患者；符合丹红注射液适应证并使用的患者。排除标准：超说明书使用丹红注射液的患者。

【治疗方法】所使用药品丹红注射液，为菏泽步长制药有限公司生产的上市销售药品。丹红注射液具有活血化瘀、通脉舒络的功效。用于治疗瘀血闭阻所致的胸痹及中风。临床使用方法遵从药品说明书。缺血性脑卒中的其他治疗按照中华医学会神经病学分会《中国急性缺血性脑卒中诊治指南2010》执行。所有治疗药物都有详细记录。

【治疗绝技】对 1398 例缺血性脑卒中患者入院时的症状体征进行统计分析，出现半身不遂、头晕目眩、肢体麻木症状者较多，其次是气短乏力、头痛、心烦易怒、便干便秘、痰多、肢体强急、口干口渴、自汗症状体征出现较少。经治疗后症状体征有不同程度改善，头晕目眩、头痛、心烦易怒、颈项强直、自汗症状消失明显，消失率均大于 75%；其次是肢体麻木、肢体强急、痰多、气短乏力、便干便秘、口干口渴，消失率在 50%～75%；半身不遂症状消失率最低，占 26.9%。

参 考 文 献

[1] 周韶爽，高荣，孙琛琛，等．丹红注射液治疗缺血性脑卒中病人急性期、恢复期的疗效对比观察［J］．中西医结合心脑血管病杂志，2018，16（15）：2123 – 2127.

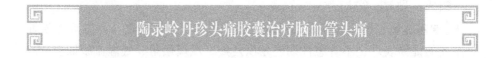

陶录岭丹珍头痛胶囊治疗脑血管头痛

【名医简介】陶录岭　南阳市第二人民医院　主任医师

【经典名方】丹珍头痛胶囊

组成：丹参、川芎、当归、钩藤、夏枯草、熟地黄、珍珠母、鸡血藤、白芍、菊花各 10 g，细辛 3 g。

【学术思想】丹珍头痛胶囊是一种具有平肝息风、散瘀通络、解痉止痛之功的中药方剂，其适应证之一为瘀血阻络所致头痛，已逐渐被应用于头痛的治疗中，有利于改善患者的症状。现代医学研究认为，当归、鸡血藤等具有抗氧化和抗细胞凋亡作用，高原丹参、川芎等，可有效提高体内红细胞和血小板表面负荷，并可降低血液黏度，细辛、白芍、钩藤等具有调节免疫、镇痛抗感染的作用。丹珍头痛胶囊可改善患者脑部的血管状态，有效抑制脑血管收缩和痉挛，使脑血流增加而有效营养脑内组织，进一步缓解患者头痛症状。

【诊断思路】血管性头痛属于中医"头风""脑风"等范畴，因气血逆乱、经络受阻，使脑血行不畅而失濡养，久病入络则气滞血瘀，乃至闭塞，不通则痛，对症需以活血化瘀、通络止痛，方可治愈。

【治疗方法】对照组给予尼莫地平（湖北四环制药有限公司生产，国药准字 H20030026）每次 60 mg，每日 2 次口服，共 30 日。观察组在对照组基础上给予丹珍头痛胶囊（青海益欣药业有限责任公司生产，国药准字 Z20025871）每次 1.5 g，每日 3 次口服，共 30 日。丹珍头痛胶囊由高原丹参、川芎、当归、钩藤、夏枯草、熟地黄、珍珠母、鸡血藤、白芍、菊花、细辛等组成。珍珠母、钩藤等具有平息肝火、疏肝解郁、安神静心之功效；高原丹参、川芎、当归、鸡血藤等具有活血祛瘀、行气散风、舒经活络之功效；熟地黄、夏枯草、菊花、细辛等具有清热泻火、散寒止痛之功效。丹珍头痛胶囊可有效疏通脑部瘀塞之脉络、通行脑部阻滞之气血，并祛除脑部风寒邪气，使血气重新濡养脑腑，通则不痛，从而提高疗效。

【治疗绝技】丹珍头痛胶囊治疗血管性头痛病。

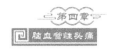

参 考 文 献

[1] 陶录岭 . 丹珍头痛胶囊对血管性头痛病人脑血流的影响及其安全性分析 [J]. 中西
医结合心脑血管病杂志, 2018, 16 (21): 3206 - 3209.

石旺清都梁软胶囊治疗脑血管头痛

【名医简介】 石旺清　莆田市第一医院　副主任医师

【经典名方】 都梁软胶囊

组成: 川芎、白芷。

【学术思想】 都梁软胶囊属于纯中药制剂, 主要成分为川芎、白芷, 其
中白芷性温, 味辛, 可止痛、祛风燥湿、散寒解表; 川芎性温, 味辛, 可祛
风止痛、活血行气, 两者共奏通络止痛、祛风散寒之效。现代药理研究显
示, 白芷具有镇痛、兴奋效果, 可缓解平滑肌痉挛所致疼痛, 并具有抗感
染、抗菌作用; 川芎可直接扩张血管, 缓解血管痉挛, 改善血液流量, 抑制
血小板聚集及 5 - 羟色胺释放, 进而降低血液黏稠度, 增强扩张脑血管效
果, 从而改善神经系统功能。

【诊断思路】 中医学认为, 血管性头痛发病是由风邪外袭而致阻滞脑
络, 如果夹寒邪, 则寒邪血滞, 进而络道受阻致发病, 故治则为通络止痛、
祛风散寒。

【治疗方法】 都梁软胶囊联合盐酸氟桂利嗪治疗血管性头痛。

【治疗绝技】 对老年血管性头痛患者采用都梁软胶囊、盐酸氟桂利嗪胶
囊联合治疗效果显著, 可明显缓解头痛症状。

参 考 文 献

[1] 石旺清 . 都梁软胶囊联合盐酸氟桂利嗪胶囊治疗老年血管性头痛患者的疗效分析
[J]. 基层医学论坛, 2020, 24 (16): 2324 - 2325.

吴栋林防风通圣散治疗脑血管头痛

【名医简介】吴栋林　南阳市中心医院　副主任医师

【经典名方】防风通圣散（源自《宣明论方》）

组成：防风、荆芥、连翘、麻黄、薄荷、川芎、当归、炒白芍、白术、山栀子、酒大黄、芒硝（后下）各15 g，石膏、黄芩、桔梗各30 g，甘草60 g，滑石90 g。

原文：防风、川芎、当归、芍药、薄荷、大黄、芒硝、连翘、麻黄各半两，石膏、桔梗、黄芩各一两（15 g），白术、栀子、荆芥各一两（15 g），滑石三两（45 g），甘草二两（30 g）。上为末。每服二钱（6 g），水一大盏，生姜三片，煎至六分，温服。

【学术思想】防风通圣散是解表、清热、攻下三者并用之方，主治外感风邪、内有蕴热、表里皆实之证。

【诊断思路】血管性头痛是门诊头痛患者中最多见的一种类型，因为引起这类头痛的原因都来自血管，故统称为血管源性头痛。血管源性头痛分为原发性和继发性两类。因头部血管舒缩功能障碍引起的头痛，称为原发性血管性头痛；有明确的脑血管疾病（如脑卒中、颅内血肿、脑血管炎等）所致的头痛，称为继发性血管性头痛。很多情况下，血管性头痛的治疗往往具有持久性，很多药物尤其是西药，以扩张血管为主，在使用的时候可以适当缓解，但停药后又会反复发作。

【治疗方法】方中防风、荆芥、麻黄、薄荷疏风透表，使邪气、浊垢从汗而解；大黄、芒硝通便泄热；石膏、黄芩、连翘、桔梗清解肺胃；栀子、滑石清热利湿，使里热宿垢从二便而出。再以当归、川芎、芍药养血活血；白术健脾燥湿；甘草和中，调和药性，清下而不伤里。煎药时加生姜，意在和胃助运。

【治疗绝技】防风通圣散发汗不伤表，清下不伤里，共奏疏风解表、泄热通便之功。

【验案赏析1】宋某，女，44岁，教师。2005年7月8日初诊。患血管性头痛多年，每遇情志刺激即发。发病时偏右头痛难忍，止则如常。此次因

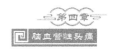

暑季贪凉而诱发，头痛犹似刀割欲裂，发热，面红，恶心呕吐，两目涩痛，小便短赤，舌布瘀点，苔薄，脉弦略数。辨证乃风邪外束，郁生里热，久痛入络，夹有血滞。治以疏风散热，和血通络。处方：决明子20 g，栀子、当归、赤芍、川芎、菊花各10 g，防风、荆芥、白芷各6 g，连翘、鸡苏散（由滑石、甘草、薄荷组成，包煎）各15 g。4剂。2005年7月12日二诊：用药后热退，头痛减轻。治以前方减去连翘，加牡丹皮10 g，柴胡6 g。4剂。2005年8月16日三诊：面红，小便短赤已瘥，恶心亦止。头痛、两目涩痛未见减轻，夜寐不佳，舌布瘀点，脉弦劲。治以原法，处方：决明子、当归、合欢皮各15 g，赤芍、枸杞子、益元散（由滑石、甘草、朱砂组成，包煎）各12 g，栀子、炒牡丹皮、菊花、白芷各10 g，防风、荆芥、柴胡、制大黄各6 g。5剂。2005年8月21日四诊：以上症状均好转，头痛已瘥，舌象、脉象同前。原方再服7剂，病情痊愈。随访2年未复发。

【按语1】本案以临床实际随证加减，用防风通圣散减麻黄、白术、芒硝、石膏、桔梗，加白芷、柴胡以加强荆芥、防风祛风之力；加枸杞子、菊花配决明子清肝明目，以潜肝阳；加炒牡丹皮以助栀子清肝泄热，助当归、赤芍、川芎活血散瘀。共奏祛风清热、平肝通络之功。本例患者素有肝郁证，性情急躁，易怒激动。此次因暑季贪凉，外感风邪，风火壅郁，夹有血滞，而致头痛欲裂、面红、目涩、脉弦有力等症，治用防风通圣散可谓切中病机。

【验案赏析2】王某，男，10岁，学生。2004年6月18日初诊。患者猝然起病，偏左头痛10余天。西医诊断为血管性头痛，配以谷维素、氯氮䓬等药物，其痛未得减轻，且日渐加重，为求中医中药治疗来门诊诊治。症见偏左头痛阵作，闭目畏光，伴恶心呕吐，不思饮食，大便干结（已4天未解），小便微黄，苔淡黄，脉数。证属风邪上受，里热蕴结。治以疏风清热，通泄里结。处方：生石膏（后下）15 g，栀子、黄芩、连翘各10 g，生大黄（后下）、芒硝（冲）、菊花、白芷各6 g，防风、荆芥各4 g，代赭石（先下）20 g，鸡苏散（由滑石36 g、甘草6 g、薄荷15 g组成，包煎）12 g。4剂。（6月22日）二诊：药后便通热清，头痛明显减轻，呕吐亦止，苔黄，脉弦。治以前方去栀子、黄芩、石膏、芒硝，加柴胡3 g，苦丁茶10 g。4剂。（6月30日）三诊：服药共8剂，诸症基本治愈。由于迎接考试，患者急于复习课程，停药4天，头痛再次出现，伴盗汗。继以前方加浮小麦12 g，稽豆衣10 g，再服7剂。并配以防风通圣丸250 g，每天3次，每次 3 g，嘱中药服完后服防风通圣丸，以资巩固。后随访未复发。

【按语 2】本例患者起病较突然，既有风邪上扰，又有里热搏结。表里之风热郁结而上攻清空，以致头痛剧烈，故用防风通圣散减去麻黄、桔梗、当归、芍药、白术，加菊花、白芷、苦丁茶以疏风散热、清理头目；代赭石以镇逆降气，共收表里双解之功，对于急性起病，体现了"急则治其标"的原则。

参 考 文 献

[1] 吴栋林. 防风通圣散加减治疗血管性头痛临床分析 [J]. 新中医，2011，43（9）：50－51.

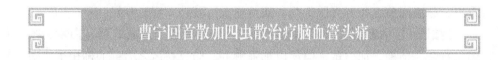

曹宁回首散加四虫散治疗脑血管头痛

【名医简介】曹宁　安阳市第七人民医院　副主任医师

【经典名方】回首散加四虫散（源自《古今图书集成》）

回首散组成：白芷 3 g，川芎 3 g，桔梗 3 g，麻黄 3 g，独活 3 g，木瓜 3 g，羌活 3 g，炒枳壳 3 g，乌药 6 g，橘红 6 g。

四虫散组成：地龙 10 g，土鳖虫 10 g，蜈蚣 30 g，全蝎 40 g。

原文：回首散主治颈项强急，或落枕，转项不得者。

【学术思想】原发性血管性头痛属中医学"头痛""头风"范畴，乃气血不畅、脉络不通所致。风寒邪湿加之神情抑郁，日久则伤阴，阴虚阳亢，气血逆行，气郁血阻，即所谓不通则痛，其治疗关键在于息风止痉、活血化瘀。回首散可助患者调理气血，活血化瘀，通络经脉。四虫散中蜈蚣、全蝎具有活血化瘀、穿筋透骨之功效，而地龙、土鳖虫具有行气止痛的作用。两者合用，可以有效改善患者颅脑的血液循环，恢复其血管收缩功能，可从根本上消除病源，服药量小但疗效显著。

【诊断思路】按照《中医病证诊断疗效标准》中关于"头风"的标准。治愈：患者头痛症状完全消失，发作得到控制，随访期间未复发。显效：患者头痛症状明显减轻，发作次数大大减少，随访期间偶尔出现轻微头痛。有效：患者头痛症状减轻，发作次数减少，在过度劳累、精神压力大时病症偶

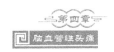

有复发，服药可缓解。无效：患者头痛症状无改善，发作次数和疼痛程度未降低甚至增加。

【治疗方法】嘱所有患者在治疗期间适当调整作息时间，保证睡眠质量，调节饮食餐谱，宜低盐、清淡饮食。可进行适量的户外运动，保持身心舒畅。对照组给予尼莫地平颗粒（山东新华制药股份有限公司，国药准字H10970352），40 mg/次，3 次/日，饭后口服。治疗组给予回首散，每日 1剂，冷水煎汁，取 150 mL，分 3 次，餐后服用。加服四虫散，一同烘干，共研细末，分成 20 等份，每日 2 份，冲服。两组均以 1 周为 1 个疗程，治疗 4 个疗程后判定疗效。

【治疗绝技】回首散加四虫散治疗原发性血管性头痛疗效较好，复发率低，值得临床推广使用

参 考 文 献

[1] 曹宁，吕燕燕. 回首散加四虫散治疗原发性血管性头痛 36 例 [J]. 中医研究，2017，30（1）：38 - 40.

孙远征精芪双参胶囊治疗脑血管头痛

【名医简介】孙远征　黑龙江中医药大学附属第二医院　主任医师
【经典名方】精芪双参胶囊
　　组成：黄芪、丹参、人参、黄精。
【学术思想】急性脑血管病又称为脑卒中，或称急性脑血管事件，属于中医学"中风"范围。中风是在气血失调、阴阳失衡的基础上遇劳倦内伤、忧思恼怒、气候变化、嗜食烟酒或病久失治等诱因，进而引起脏腑阴阳失调、气血逆乱、直冲犯脑，导致脑脉痹阻或血溢脑脉之外而发病，临床以半身不遂、口眼歪斜、神志昏蒙、舌强言謇或不语、偏身麻木为主症。精芪双参胶囊是经处方筛选、药学工艺、剂型工艺制成的中药胶囊剂，处方由黄芪、丹参、人参、黄精组成。方中以黄芪为君药，黄芪味甘性温、补脾肺、升清阳、统血液、扶虚损。臣以丹参入血归心、化瘀滞、行血脉，具有行而不破之特点。故有补心定志、安神宁心之功，治健忘、怔忡、惊悸不寐。丹

参配黄芪，君臣协同、气血兼顾，补正而不留邪，化瘀又不伤正，解决本虚标实、气虚血瘀之候。

【诊断思路】疗效判定。①主要疗效指标：缺血性脑卒中（气虚血瘀证）中医临床证候积分。②次要疗效指标：中医证候积分变化；改良Rankin量表评分；Barthel指数：比较各组治疗后痊愈患者及相对独立患者的比例。③安全性指标，A. 生命体征：体温、呼吸、心率、血压；B. 实验室检查：血常规、尿常规、肝功能五项（ALT、AST、TBIL、r-GT、ALP）、肾功能（BUN、Cr）；C. 其他检查：心电图；D. 可能出现的不良反应。

【治疗方法】受试者在维持原有的基础治疗不变的情况下，加服精芪双参胶囊精芪双参胶囊。计划用药4周为1个疗程，连续观察12周，共3个疗程。

【治疗绝技】精芪双参胶囊改善缺血性脑卒中（气虚血瘀证）临床症状是有效的，并且具有良好的安全性。

参 考 文 献

[1] 崔宪利，孙远征. 精芪双参胶囊对缺血性脑卒中（气虚血瘀证）的临床研究 [J].
世界最新医学信息文摘，2018，18（44）：131 – 132.

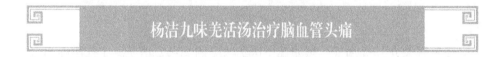

杨洁九味羌活汤治疗脑血管头痛

【名医简介】杨洁　山东中医药大学附属医院　副主任医师

【经典名方】九味羌活汤（源自《此事难知》）

组成：羌活9 g，防风10 g，细辛3 g，苍术10 g，白芷10 g，川芎10 g，黄芩10 g，生地黄10 g，甘草10 g。

原文：羌活5 g，防风5 g，苍术5 g，细辛1.5 g，川芎、香白芷、生地黄、黄芩、甘草各3 g。功能发汗祛湿，兼清里热。治感风寒湿邪，恶寒发热，无汗，头痛项强，肢体酸楚疼痛，口苦而渴者。

【学术思想】中医学认为血管性头痛病理因素多为风、火、痰、瘀、虚。基本病机多为风邪阻络，清窍不利，精血不足，脑失所养，发为头痛。故其治疗多以祛风通络止痛为原则。本方以羌活为君，入太阳经以祛风湿，

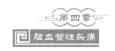

散寒止痛；防风辛甘性温，为风药中之润剂，功擅祛风、胜湿止痛；苍术入太阴经，善燥湿，并能祛风散寒，两药相合，共助君药祛风除湿止痛，为臣药。细辛、白芷、川芎共为佐药，助君臣祛风寒除病因，畅气血解疼痛，其中细辛主入少阴经，白芷主入阳明经，川芎主入少阳、厥阴经。生地黄、黄芩清里热，并防诸辛温燥烈之品伤津，亦为佐药。甘草为使调和诸药。本方兼治内外，分属六经，协调表里，共治外感风寒湿邪、内有蕴热之证。血管性头痛多因风邪为患，故以九味羌活汤加减，祛风为主，分属六经，可治各经头痛。

【诊断思路】中医学认为血管性头痛是由于外感风邪、情志不畅、饮食不节、忧思劳倦等引发。"风气循风府而上，则为脑风"，故外感风邪，邪气犯脑可致头痛。风性主动，善行而数变，风为百病之长，血管性头痛者发病多突发突止，疼痛部位不固定，具有风的特性。病位在头，与心、肝、脾、肾相关。

【治疗方法】九味羌活汤由羌活、苍术、防风、川芎、细辛、白芷、黄芩、生地黄、甘草九味药物组成，一般认为该方为解表而设，以发汗祛湿、兼清里热为主治疗外感风寒湿邪、内有蕴热证，是常用的辛温解表剂。

【治疗绝技】九味羌活汤作为临床常用古方，无论在临床应用还是实验研究方面均取得一定成果，当前，随着人们的生活压力加大，思想负担加重，血管性头痛患者增多，严重影响患者生活质量。从风论治，分经用药，直达病所，选用九味羌活汤加减，临床疗效显著。同时，预防调摄也尤为重要，畅情志、适劳逸、节饮食。

【验案赏析】患者，男，40岁，头晕、头胀痛1月余。患者平素多因劳累、紧张、情绪波动出现头痛，1个月前因劳累出现头晕、头痛，胀痛，每次持续约半小时，偶有胸前区不适，心慌，无恶心呕吐，无耳鸣，无视物模糊及旋转，无发热、咳嗽、咳痰，无腹胀、腹痛，纳可，眠一般，二便调。既往高血压病史6年余，最高血压达190/145 mmHg，平素口服硝苯地平控释片、厄贝沙坦片，近1个月血压控制不稳；无冠状动脉粥样硬化性心脏病、糖尿病等慢性病史；青霉素类过敏史，无其他药物及食物过敏史；无吸烟酗酒等不良嗜好；父亲有高血压病史。心脏彩超：室间隔增厚，升主动脉增宽。腹部彩超：轻度脂肪肝，胆囊息肉伴胆囊炎，右肾强回声，可疑小结石。血常规、生化、凝血、心电图、颈部血管彩超、甲状腺彩超、颅脑磁共振均未见明显异常。血压143/103 mmHg，心率82次/分。入院给予丹参川芎嗪注射液、硝苯地平控释片、厄贝沙坦片、天麻止痛颗粒，效果一般。1周后仍有头胀痛，头晕缓解，血压控制在 130/80 mmHg 左右，无心慌、胸闷，口干，纳可，眠一般，二便调，舌红，苔黄，脉弦。西医诊断：高血压3级。中医诊断：头痛。中医辨证：治法，祛风通络、活血止痛。方选九味羌活汤加味。处方：羌活 18 g，炒苍术 15 g，防风 30 g，川芎 18 g，细辛3 g，白芷 30 g，生地黄 9 g，黄芩 12 g，石斛 30 g，葛根 45 g，醋延胡索30 g，柴胡 12 g，炒蔓荆子 12 g，桑枝 30 g，鸡血藤 30 g。7 剂，水煎服，日 1 剂，早晚分服。1 周后头痛明显缓解，继服 7 剂，痊愈。

【按语】本案患者为典型的血管神经性头痛，因为劳累出现头痛，为胀痛，疼痛部位不定，且无明显器质性病变，既往高血压病史，是较为典型的症状表现。《素问·太阴阳明论》中"伤于风者，上先受之"，从风论治，故给予九味羌活汤加减。重用羌活为君，一者可祛风止痛，二者可引诸药上行，直达病所。苍术善祛风湿、健脾胃，实验证明苍术提取物对血管紧张素转化酶有明显的抑制作用，从而降低血压，其发挥镇痛作用有效成分是 β - 桉叶醇和苍术醇；防风辛甘亦可引药上行，共为臣药。川芎辛香行散，上行头目，为血中气药，可疏通太阳经之风邪、瘀血之积滞，为佐药；细辛、白芷、醋延胡索止痛，柴胡疏肝止痛，分属六经，治疗各经头痛。《素问·风论》曰："风者，百病之长也。"蔓荆子，主头面诸风疾之药也，《本草新编》曰："蔓荆子，佐补中药以治头痛最效。"配以生地黄、黄芩、石斛清热养阴生津，防辛温助热伤津；葛根"发散而升，风药之性也"，亦可生津，并有扩血管、止痛的作用。鸡血藤养心安神。全方共奏祛风通络、活血止痛之功。

参 考 文 献

[1] 邱璐，庄欣，张积宁，等．九味羌活汤加味治疗血管性头痛验案举隅 [J].中西医结合心脑血管病杂志，2019，17（14）：2239 - 2240.

程红脑安颗粒治疗脑血管头痛

【名医简介】程红　广州市第十二人民医院　主任医师

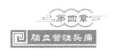

【经典名方】脑安颗粒

组成：川芎、当归、红花、人参、冰片。

【学术思想】该疾病的预防要注意以下几点，第一，需要常做伸颈的运动：把头转向自己身体的右边，然后把自己的右手食指置于左边脸颊之上，右手大拇指放在下颌之上，然后轻轻把头推向自己身体右边，在做此运动时，患者最好将左手从自己的头顶伸过去，把中指触到自己右耳顶的部位，然后轻轻地把头往胸部方向拉下即可；第二，使用"笑疗"的方法，研究发现在我们的颅内只有血管、脑膜和少数神经是具有痛觉感受器的，而头上很大一部分的疼痛敏感部在我们的颅外，即在我们的头皮之上，大约90%以上的头痛患者是因为紧张而患有"紧张性头痛"，当我们遇到不愉快的事情时，往往会不自觉地发生"眉头紧锁"的情况，这就会使得我们的额部、头部、颈部肌肉一直都绷得紧紧的，处于收缩状态，时间长了就会慢慢形成"紧张性头痛"。

【诊断思路】脑血栓形成急性期、恢复期属气虚血瘀证者，症见急性起病、半身不遂、口舌歪斜、舌强语謇、偏身麻木、气短乏力、口角流涎、手足肿胀、舌暗或有瘀斑、苔薄白等。诊断标准：①剧烈的偏侧眶上部、颞部疼痛，不予治疗时持续 15～180 分钟；②头痛时至少伴有下列体征中的一项并必须与头痛在同一侧：眼结膜充血、流涕、鼻塞、前额和面部出汗、瞳孔缩小、睑下垂或眼睑水肿；③发作频率从隔日 1 次到每日 8 次；④至少符合上述 1～3 项的 5 次发作，同时排除颅内、外其他引起头痛的器质性疾病。

【治疗方法】治疗组患者采用脑安颗粒治疗，具有活血化瘀、益气通络之功，口服，1 袋/次，2 次/日，疗程 4 周；对照组患者采用盐酸倍他司汀片（国药准字 H33020459）治疗，口服，1～2 片/次，2～4 次/日，疗程 4周。观察两组患者的临床治疗效果。

【治疗绝技】治疗后发现，脑安颗粒对血管性头痛的治疗效果较好，而且不良反应少，值得推广使用。

参 考 文 献

[1] 程红，巴怡平. 脑安胶囊治疗血管性头痛 30 例临床分析 [J]. 新疆医学，2002，32（4）：22 - 23.

谢静红潜阳封髓丹加味治疗脑血管头痛

【名医简介】谢静红　焦作市中医院　主任医师

【经典名方】潜阳封髓丹加味（源自《医理真传》封髓丹）

组成：黄柏（盐水炒）、怀牛膝、丹参、泽泻各10 g，炙甘草30 g，砂仁、党参、龟板（先煎）、杜仲各20 g。

原文：此一方不可轻视，余常亲身阅历，能治一切虚火上冲，牙疼、咳嗽、喘促、面肿、喉痹、耳肿、面赤、鼻塞、遗尿、滑精诸症，屡获奇效，实有出人意料、令人不解者。余仔细揣摩，而始知其制方之意重在调和水火也。至平至常，至神至妙，余经试之，愿诸公亦试之。

【学术思想】血管性头痛属中医学"头风""脑风""首风"范畴，从病机上讲总属阳气不足、阴火上浮。今从阴证着眼，以制附子、吴茱萸为主，配以龟板、砂仁以温镇潜阳、黄柏味苦入心，清浮越之虚火；用川芎取"久病必瘀"之意，活血化瘀、引药入脑；葛根解肌止痛，增强作用。诸药合用共起温肾潜阳、调理阴阳治本之功。本观察表明，温肾潜阳中药能很好改善患者的症状。封髓丹由黄柏、砂仁、甘草组成，黄柏味苦入心，禀天冬寒水之气而入肾，甘草调和上下，又能伏火，真火伏藏，黄柏之苦和甘草之甘，苦甘能化阴，砂仁之辛合甘草之甘，辛甘能化阳，阴阳化合，交会中宫，则水火既济，心肾相交。

【诊断思路】血管性头痛属中医学"头风""脑风""首风"范畴，病因错综复杂，病机不外阴阳失调。中医认为本病病情多端，"其根则一，并非实火上扰，乃心肾不足、虚阳上浮所致，治以温潜与补肾并行""气虚而兴奋特甚者宜予温潜之药，温以壮其怯，潜以平其逆，引火归原，导龙入海，此皆古之良法，不可因其外形之兴奋，而滥予清滋之药也"；头痛患者往往病程长、反复发作，但从整体看，患者多为阴证证候，如舌淡胖润甚至有齿痕，脉沉细无力，口不渴，大便溏，虽有口苦目赤头痛之象。

【治疗方法】治疗组予潜阳封髓丹加减：制附子20 g，龟板20 g，薏苡仁30 g，砂仁15 g，黄柏10 g，吴茱萸10 g，川芎30 g，葛根15 g，炙甘草15 g。水煎分服，每日1剂。对照组予镇脑宁胶囊口服，每次4粒，每日

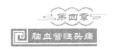

2 次。两组均连服 1 个月。

【治疗绝技】潜阳封髓丹加味治疗血管性头痛。

参 考 文 献

[1] 谢静红. 潜阳封髓丹加味治疗血管性头痛 56 例 [J]. 中国中医急症, 2011, 20 (3): 451.

陈淑玲桃红四物汤加减治疗脑血管头痛

【名医简介】陈淑玲　滦平县老干部局　副主任医师

【经典名方】桃红四物汤（源自《医宗金鉴》）

组成：当归 15 g，赤芍 15 g，生地黄 15 g，桃仁 10 g，川芎 10 g，陈皮 10 g，丹参 9 g，甘草 6 g。

原文：桃红四物汤治瘀血阻滞所致月经不调，痛经，经前腹痛，或经行不畅有血块，或经而不行；或血瘀而致月经过多，淋漓不净；或产后血虚瘀滞，腹痛且胀；皮肤瘀斑；跌打损伤之瘀滞肿痛等一切瘀血阻滞、舌紫、脉涩之证。

调护：血管性头痛患者在平时应多注意休息，避免劳累，不能进行剧烈的运动，而且要养成良好的生活规律，少喝些茶或者咖啡之类的东西，不要睡过软或过硬的枕头，平时可对头部几个重要的穴位进行按摩。

【学术思想】血管性头痛属中医"头风""偏头痛"范畴，"通则不痛，痛则不通"。中医认为血管性头痛是由情志不畅、外感风寒、饮食不节、忧思劳累等引起的，其病机是气虚血瘀。因此对于此症的治疗应行气活血、通络止痛。由于此病病程较长，病情繁杂，治疗过程中必须抓住主症头痛，然后根据患者的病因进行辨证治疗。采用桃红四物汤根据血管性头痛患者的病情进行辨证治疗，可以扩张血管，改善脑血液循环，通络止痛；还能改善血液流变学异常的情况，降低血液及血浆黏稠度和红细胞聚集指数来增加患者脑血流量，从而改善患者的头痛症状。

【诊断思路】根据《中药新药临床研究指导原则》判定疗效。治愈：头痛及伴随症状完全消失；好转：头痛的程度及伴随症状明显改善，头痛次数及持续时间明显减少，临床症状有所好转；无效：头痛症状及伴随症状没有改善或出现加重，头痛次数及持续时间明显增多。

【治疗方法】 桃红四物汤组成：红花 8 g，桃仁 10 g，鸡血藤 30 g，当归、白芍、川芎、白芷、赤芍各 12 g。头胀目赤加入石决明 30 g，夏枯草 15 g 和钩藤 12 g；两侧头痛和后头痛的患者分别加入柴胡 10 g，羌活 12 g；气虚神疲者可加入党参 15 g，黄芪 30 g；失眠加远志和炒酸枣仁各 10 g；热性体质患者出现恶心呕吐症状可加竹茹 12 g，代赭石 30 g，寒性体质患者出现恶心呕吐症状加吴茱萸 6 g，姜半夏 10 g。1 剂／日，先用大火将药煮沸，然后转为小火煮 15 分钟，分早、晚各服用 1 次，连续服用 1 个月。

【治疗绝技】 采用桃红四物汤加减治疗血管性头痛的疗效比单纯西医治疗效果好，可以扩张血管，改善血液流变学异常的情况，改善脑血液循环，缓解头部疼痛，且复发率低，在临床上可以广泛运用。

参 考 文 献

[1] 梁艳. 桃红四物汤加减治疗血管性头痛临床观察 [J]. 现代中西医结合杂志，2014，23（18）：1993–1995.

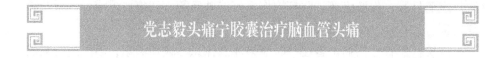

党志毅头痛宁胶囊治疗脑血管头痛

【名医简介】 党志毅　张掖市中医医院　副主任医师

【经典名方】 头痛宁胶囊

组成：天麻、何首乌、当归、防风、全蝎、土茯苓。

【学术思想】 头痛是神经内科的常见病、多发病，患者往往反复发作，因工作紧张劳累而诱发。许多患者服用盐酸氟桂利嗪不能减轻疼痛，且有嗜睡的不良反应。应用头痛宁胶囊可明显缓解头痛。头痛宁胶囊是由天麻、何首乌、当归、土茯苓、防风、全蝎组成的中成药。天麻可以改善机体组织供血，改善脑组织营养代谢、炎性反应及水肿，促进神经恢复。全蝎主要成分为蝎毒，具有显著的镇痛作用。防风可以祛风解表，胜湿止痉，现代研究防风有解热作用，能解除血管痉挛性疼痛，明显提高痛阈。当归活血止痛，何首乌可以补肝肾益精血。土茯苓除湿清热。联合应用具有息风涤痰、逐瘀止痛功效，可改善大脑微循环，增加大脑供氧供血，且无明显不良反应，患者容易接受。

【诊断思路】血管性头痛均属中医学"头痛"范畴。从头痛发作的诱因、频率、持续时间几个方面，中医理论认为头痛病因分外感、内伤，内伤头痛占绝大多数，有虚证、寒证之分。

【治疗方法】治疗组患者口服头痛宁胶囊（咸阳步长药业生产），每日3次，每次3粒。对照组应用盐酸氟桂利嗪，每晚睡前口服，每日1次，每次1粒。两组疗程均为4周。

【治疗绝技】头痛宁胶囊治疗原发性血管性头痛。

参 考 文 献

［1］党志毅，贺春梅. 头痛宁胶囊治疗原发性血管性头痛60例临床观察［J］. 世界最新医学信息文摘，2015，15（47）：153.

第五章　短暂性脑缺血发作

张勇半夏白术天麻汤治疗短暂性脑缺血发作

【名医简介】张勇　新乡市中医院　主任医师

【经典名方】半夏白术天麻汤（源自《脾胃论》）

组成：半夏 15 g，白术 15 g，天麻 35 g，茯苓 20 g，黄芪 35 g，陈皮 15 g，地龙 15 g，郁金 15 g，川芎 15 g，红花 15 g。

原文：有湿痰壅遏者，书云"头旋眼花，非天麻、半夏不除是也，半夏白术天麻汤主之"。

调护：若患者存在便秘症状，则加大黄 10 g；若存在头痛症状，则加白芷 10 g，菊花 10 g；若存在入睡困难症状，则加远志 15 g；若存在心燥症状，则加栀子 10 g。

【学术思想】中医将脑缺血归为"中风"范畴，认为动脉粥样硬化斑块形成主要因素为"痰浊"，故应以理气化瘀、疏通经络、化痰息风为治则。半夏白术天麻汤具有健脾祛湿、平肝息风、散邪化痰、疏通经络之功，符合本研究疾病病因病机及治疗原则。半夏白术天麻汤方由半夏、天麻、白术、茯苓、陈皮、黄芪、地龙、郁金、川芎、红花组成，方中半夏可燥湿化痰，天麻可疏通经络、平肝息风，白术、茯苓具有健脾燥湿、益气利水之效，陈皮可宽中理气、燥湿化痰，黄芪具有敛汗固本、健脾益胃之功，地龙具有通经活络之效，郁金、川芎、红花可活血化瘀，通络止痛。本研究结果显示，治疗后，观察组治疗总有效率明显高于对照组（$P < 0.05$），中医证候积分、NIHSS 评分、MBI 评分、颈动脉粥样硬化斑块指数及血液流变学指标改善情况均明显优于对照组（$P < 0.05$），提示半夏白术天麻汤加减治疗效果显著，可明显改善其颈动脉粥样硬化斑块及血液黏度，提高患者脑神经功能及生活

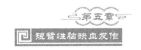

质量。

【诊断思路】诊断标准：中医辨证主症为四肢麻木、头痛、头晕目眩；次症为恶心呕吐、胸闷烦躁、心悸、耳鸣、食少、口淡、出汗、脉象弦滑。具备主症加次症≥3项即可辨证为风痰阻络型。西医诊断依据为《中国脑血管病防治指南》中短暂性脑缺血相关诊断标准及《血管超声检查指南》中颈动脉粥样硬化相关诊断标准。

【治疗方法】对照组给予常规西医治疗，即调节血压、血脂、血糖、平衡水电解质、吸氧等治疗，并予以100 mL生理盐水+30 mg依达拉奉注射液静脉滴注，每天2次。观察组在对照组基础上给予半夏白术天麻汤加减治疗，每日1剂，加1000 mL净水煎煮，取汁300 mL，早、晚服用。两组均持续治疗14日。

【治疗绝技】半夏白术天麻汤加减治疗风痰阻络型短暂性脑缺血发作伴颈动脉粥样硬化斑块患者效果显著，可明显改善其颈动脉粥样硬化斑块状况及血液黏度，抑制血栓形成，改善脑神经功能，提高患者生活质量。

参 考 文 献

[1] 尚学振. 半夏白术天麻汤加减治疗风痰阻络型短暂性脑缺血发作伴颈动脉粥样硬化斑块患者的疗效及血液流变学分析［J］. 检验医学与临床，2022，19（8）：1092 – 1095.

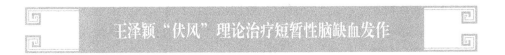

王泽颖"伏风"理论治疗短暂性脑缺血发作

【名医简介】王泽颖　潍坊医学院　主任医师

【学术思想】临床应用伏风发病理论，不仅要着眼于已发之病临床症状的缓解，还要注重发病前邪气隐伏之患。短暂性脑缺血发作从伏风论治，治当以扶正固本、搜风祛邪、活血化痰为要。

【诊断思路】内风与伏邪胶结，生为"伏风"。饮食不节，影响脾主运化之功能，水湿运化不利，聚而成痰，痰邪引动伏风，导致"伏风内动"，发而为病。痰引伏风停于经络，故肢体无力、言语不利，均为伏风夹痰内阻之证。

【治疗方法】

（1）扶正固本兼搜风。中医认为，人体气血充沛，卫气固密，则邪不可伤。由于短暂性脑缺血发作的发生之本是正气不足，伏邪内侵，治疗时应先扶正固卫，搜风除邪。叶天士论风药时有言"盖邪之所凑，其气必虚，参术益气，佐以风药，气壮托出其邪"，扶正不仅补虚还要扶助正气以搜剔伏风之邪。但大忌呆补，防止闭门留寇之患。临床多用人参、党参、黄芪、白术、茯苓、山药以健脾益气；风邪易伏少阴，施以熟地黄、山茱萸、枸杞子、巴戟天、淫羊藿、菟丝子、桑椹、山药等补益肾精；如此，正气足，则邪无以侵入机体。然欲动宿根，必搜剔内伏之风，虫类药善走窜，可加全蝎、僵蚕、地龙以搜风除邪。

（2）滋阴养血以平肝。肝肾阴虚、肝风内动为中风先兆重要病机。阴虚引起肝风内动，与伏风相混，发展为伏风内动，继而气血逆乱、上扰清窍发为新病。李中梓在《医宗必读》曰"治风先治血，血行风自灭"，治疗时法应滋阴养血以平肝，临床多用山茱萸、玄参、天冬、麦冬等补益肝肾，滋阴生津；用枸杞子、鸡血藤、熟地黄、白芍、当归、川芎养血活血，血足而筋自荣，络通则风易散。这样使伏风内动得息，肝阳得平，可加防风、升麻、桔梗等风药以助滋阴，其中以大秦艽汤为代表方剂。王泽颖认为大秦艽汤为治疗内风效方，可治肝血不足、肝风内动之中风早期症状。

（3）化痰通络理伏风。短暂性脑缺血发作起病过程常常伴有胰岛素抵抗、血脂异常和血液高凝状态等，诸多因素导致脑动脉斑块硬化，脑血管异常，从而形成瘀堵状态，渐继形成短暂性脑缺血发作。饮食不节或嗜食肥甘厚味等均能败伤脾胃，脾虚湿聚，渐生痰饮，与伏风相混，伏风夹痰发而为病，治以理气健脾、息风定眩、化痰开瘀、活血通络。方用二陈汤、半夏白术天麻汤、涤痰丸等；药用川芎去风气、解头风，天麻平肝息风、化痰通络，瓜蒌清肺中之痰，半夏燥湿化痰，胆南星清火化痰、息风定惊，石菖蒲芳香开窍宁神、化痰祛浊，远志祛痰开窍、宁心安神。

【治疗绝技】 从"伏风"探讨短暂性脑缺血发作的防治。

【验案赏析】 患者，男，72岁，2019年12月14日初诊。主诉：发作性左侧肢体麻木无力2小时余。患者于早饭后突然出现左侧肢体麻木无力，完全不能活动，向左侧倾倒，伴言语不利，无头晕，症状持续20分钟缓解，入院前半小时再次发作，症状相同，持续半小时。患者发病前3天进食量减少1/3，平素反应迟钝，记忆力差，纳差，眠差，小便正常，大便干结。中

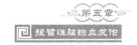

医四诊：神志清，精神可，反应迟钝，语声低微，左侧肢体麻木无力，舌淡红，苔白腻，脉弦滑。考虑为中风先兆，痰引伏风。处方：法半夏 10 g，茯苓 12 g，橘红 12 g，胆南星 10 g，石菖蒲 12 g，竹茹 10 g，党参 12 g，郁金 10 g，全蝎 15 g，天麻 15 g，白术 12 g，瓜蒌 20 g，僵蚕 20 g，甘草 6 g，防风 12 g，独活 12 g，水牛角 3 g，水煎 400 mL，分两次服，日 1 剂。嘱患者平素畅情志，节饮食，适劳逸，慎起居。12 月 28 日二诊时患者症状改善，上方继服两周；随诊 1 个月，未出现病情进展。嘱患者平素注意防护，加强锻炼以提正气。

【按语】 本案提出从"伏风"理论认识短暂性脑出血的发生发展，由于患者平素反应迟钝，记忆力差，为正气不足之体，为病邪潜藏提供了条件，加之年事已高，脏腑功能失调，蕴生内风，内风与伏邪胶结，生为"伏风"。饮食不节，影响脾主运化之功能，水湿运化不利，聚而成痰，痰邪引动伏风，导致"伏风内动"，发而为病。痰引伏风停于经络，故肢体无力、言语不利。结合舌脉，均为伏风夹痰内阻之证。治以健脾化痰，搜风通络。方中用半夏、橘红、石菖蒲燥湿化痰，党参、白术、茯苓健脾益气以绝生痰之源为君药；因虫类药善走窜，具有无孔不入之特性，为搜剔伏风之要药，方中加全蝎、僵蚕及水牛角搜剔伏风通络，防风驱散外风，独活兼理伏风，共为臣药；施以瓜蒌、胆南星、竹茹清化痰热，通腑泄热，天麻平肝息风，郁金清热化痰开窍，五味药共起清热化痰、平息内风之功为佐药；甘草健脾益气，调和药性为使药。本方配伍动静结合，进退适宜，用于伏风内动之短暂性脑缺血发作，恰合其拍。

参 考 文 献

[1] 夏盼，王泽颖．从"伏风"探讨短暂性脑缺血发作的防治［J］．环球中医药，2021，14（3）：444 – 446.

马立森丹参通脉胶囊治疗短暂性脑缺血发作

【名医简介】 马立森　温县中医院　主任医师
【经典名方】 丹参通脉胶囊

组成：丹参 10 g，当归 10 g，桃仁 10 g，红花 10 g，赤芍 10 g，水蛭 10 g，太子参 10 g，龟板 10 g，黄连 10 g，酸枣仁 10 g，全蝎 3 g，蜈蚣 3 g。

【学术思想】短暂性脑缺血发作属中医学"眩晕""中风"范畴，两者发病均与心、肝、脾、肾有关。发病主要因素在于平素气血不足，心、肝、脾、肾亏虚，加之忧思恼怒，或饮酒饱食，或房室劳累，或外邪侵袭等诱因而发。眩晕虚证居多，实证多为痰浊中阻、蒙闭清窍；而中风病机复杂，但归纳起来不外虚（阴虚、气虚）、火（肝火、心火）、风（肝风、外风）、痰（风痰、湿痰）、气（气逆）、血（血瘀）六端，虚实夹杂，但以肝肾阴虚为其根本。本方中丹参、当归补血活血，酸枣仁养心阴、益肝血而宁心神，共为君药。太子参益气养阴，龟板育阴潜阳，舒筋活络；桃仁、红花活血化瘀；水蛭可破血逐瘀，通经活络；黄连可清心肝之火，共为佐使。且经现代药理研究：丹参、当归、赤芍、桃仁、红花等活血药，可以抑制血小板的聚集，增强纤维蛋白的溶解活性，改善微循环；太子参、黄连可以降低血液中的胆固醇。诸药合用具有育阴潜阳、平肝息风、清心宁神、活血通络之功，可使眩止、风除。

【诊断思路】短暂性脑缺血发作属于中医"眩晕""中风"范畴。依《中医常见病证诊疗常规》，本病分为气血亏虚型、肝肾阴虚型、风阳上扰型和痰瘀互阻型。各型证候表现如下。气血亏虚型：眩晕，动则加剧，劳累即发，肢体麻木，心悸乏力，失眠多梦，舌淡，苔白，脉细弱。肝肾阴虚型：眩晕，耳鸣，一过性黑蒙，肢体麻木，腰膝酸软，五心烦热，舌红少苔，脉细数。风阳上扰型：眩晕、耳鸣、头胀痛，甚或一过性舌强语謇，口眼歪斜，手足重滞，肢体麻木或半身不遂，舌红，苔黄或腻，脉弦细数或弦滑。痰瘀互阻型：眩晕，头重如蒙，记忆力减退，肢体麻木沉重或疼痛，形体肥胖，可伴胸闷恶心，食少多寐，舌暗，苔白腻，脉滑或涩。

【治疗方法】以上 12 味药 80 ℃烘干混合粉碎过 100 目筛搅拌均匀装入胶囊，每粒胶囊含药粉 0.4 g。药物制备工艺均按《中华人民共和国药典》标准。药品批准文号：豫药制字 Z05080151。对照组：予以尼莫地平 20 mg/次，3 次/日，肠溶阿司匹林 75 mg/次，1 次/日，口服。频繁发作的短暂性脑缺血发作予以低分子肝素钙 5000 U，皮下注射，12 小时 1 次。治疗组：在对照组治疗基础上加用丹参通脉胶囊 4～6 粒/次，3 次/日，口服。两组均以 15 日为 1 个疗程，共治疗 4 个疗程。

【治疗绝技】丹参通脉胶囊可提高临床治疗短暂性脑缺血发作疗效。

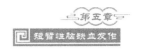

参 考 文 献

[1] 闫惠霞．丹参通脉胶囊治疗短暂性脑缺血发作临床研究 [J].河南中医学院学报，
    2008（5）：53 – 54.

汪蕾丹红注射液治疗短暂性脑缺血发作

【名医简介】汪蕾　青岛市胶州中心医院　副主任医师

【经典名方】丹红注射液

组成：丹参，红花。

【学术思想】短暂性脑缺血发作可以根据临床症状归结于中医"中风先兆"范畴，《金匮要略·中风历节病脉证并治》中有"营缓则为亡血，卫缓则为中风"及"邪在于络，肌肤不仁"的说法。而中风先兆的病因及病机与中风基本相同，仅在严重程度上存在较为明显的差别。所以中风先兆也以本虚标实为基础，本虚是气机逆乱、阴阳偏盛，而标虚则为瘀血内阻、痰浊壅塞、风火相煽。根本病机为肝肾阴虚，血气亏虚，气虚而血瘀，经络不畅。丹红注射液主要成分为丹参及红花，丹参具有安神养血、活血化瘀、消痈凉血及止痛调经的功效，红花则可以止痛散瘀、通经活血，两者合用能够有效针对中风先兆的瘀血阻滞经脉的病机，通过行气活血完成治疗。

【诊断思路】短暂性脑缺血发作的主要致病机制包括脑血管的血流动力学改变，主要为缺血状态、血液高黏稠度及高凝状态等；颅内血管或者心源性动脉硬化导致的栓子脱落，导致脑血管微栓塞的发生；脑血管痉挛所引发的脑组织血液供应异常，也可能导致短暂性脑缺血发作的发生。

【治疗方法】对照组给予常规治疗，包括抗凝及改善脑部循环治疗，给予阿司匹林（哈药集团制药总厂，国药准字 H23021185）口服，100 mg/次，1 次/日；盐酸丁咯地尔注射液（哈药集团三精加滨药业有限公司，国药准字 H200226）0.2 g 加入生理盐水 250 mL 中静脉滴注，1 次/日，持续治疗15 日为 1 个周期。研究组在常规治疗基础上给予丹红注射液（山东丹红制药有限公司，国药准字 Z20026866）20 mL 加入生理盐水 250 mL 中静脉滴注，1 次/日，持续治疗 15 日为 1 个周期。

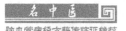
【治疗绝技】丹红注射液能够有效治疗短暂性脑缺血发作，在减少发作次数、缓解临床症状中起到有效作用的同时，还可以改善脑血管血流供应状况，促进神经功能恢复，具有较高的临床价值。

参 考 文 献

[1] 汪蕾，李风军，昌月德．丹红注射液对短暂性脑缺血发作患者脑血流动力学及神经功能的影响 [J]．现代中西医结合杂志，2016，25（18）：2025 – 2027.

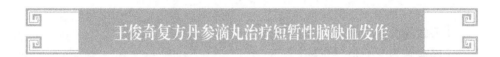

王俊奇复方丹参滴丸治疗短暂性脑缺血发作

【名医简介】王俊奇　长垣县张三寨镇卫生院　副主任医师

【经典名方】复方丹参滴丸

组成：丹参，三七，冰片。

【学术思想】在中医学中短暂性脑缺血发作属于"中风先兆证"范畴。本病最早出现在《素问·调经论》，曰："形有余则腹胀，泾溲不利不足，则四肢不用，血气未并，五脏安定。肌肉蠕动，命曰微风。"其中微风指中风先兆。

【诊断思路】西医诊断标准：所有入选患者均根据《各类脑血管病诊断标准要点》中短暂性脑缺血发作的相关标准：①发生 1 ~ 10 次短暂性脑缺血，但可逆；②主要以颈内动脉系统和（或）椎基底动脉系统表现为症状和体征；③症状和体征最长持续时间 < 24 小时，发作时间多在几分钟至 1 小时内。中医诊断标准：所有入选患者均参考《中风病诊断与疗效评价标准》（试行）中的短暂性脑缺血发作的中医诊断标准。复方丹参滴丸是运用中医古方与现代医学技术紧密结合提炼制造出的纯中药滴丸剂，所含主要成分中丹参具有活血祛瘀、通经止痛之功效，三七具有显著的活血化瘀、消肿定痛之功效，冰片具有开窍醒神、清热止痛之功效，诸药合用共达活血化瘀、理气止血、舒筋活络之功效；经现代药理学证实，丹参中含有的隐丹参酮具有抗动脉硬化、促进内膜新生、改善微循环及增加血流量等可抗血管疾病的作用，丹参酮ⅡA 可保护心脑血管，丹酚酸 A 对脑血管具有保护作用，丹酚酸 B 可改善缺血再灌注损伤、减轻糖尿病动脉粥样硬化；三七的有效

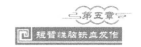

成分为三七皂苷、三七素等，具有止血、活血、抗血栓及改善脑血循环等作用；而复方丹参滴丸可有效扩张血管，减弱或避免血小板的凝聚，降低血流阻力，同时可调节血压和血脂等。另有学者证实，复方丹参滴丸进入人体起效迅速，可快速被组织细胞吸收，且利用率极高。

【治疗方法】对照组患者入院后先给予患者扩张血管、营养神经的药物如尼莫地平、胞磷胆碱等，同时给予口服阿司匹林［商品名：拜阿司匹林（阿司匹林肠溶片）；规格：100 mg×30 s；生产企业：拜耳医药保健有限公司；国药准字 J20130078］每晚 1 次，1 次 1 片，并给予口服阿托伐他汀钙（商品名：立普妥阿托伐他汀钙片；规格：20 mg×7 s；生产企业：辉瑞制药有限公司；国药准字 H20051408）每晚 1 次，1 次 1 片，针对患者高血脂、高血压及糖尿病等其他疾病均给予对症治疗。观察组患者在对照组治疗的基础上给予口服复方丹参滴丸（商品名：天士力复方丹参滴丸；规格：180 丸；生产企业：天士力医药集团股份有限公司；国药准字 Z10950111）每日 3 次，1 次 10 丸。以上治疗均 10 日为 1 个疗程，在半年内连续治疗 6 个疗程。在治疗期间不用其他活血化瘀类的中成药。

【治疗绝技】复方丹参滴丸联合阿托伐他汀治疗伴有颈动脉粥样硬化的短暂性脑缺血发作患者，可有效调节患者脂肪代谢，改善脑循环动力学指标，稳定和改善颈动脉粥样硬化斑块，从而改善患者临床症状。

参 考 文 献

［1］王俊奇，顿驭光. 复方丹参滴丸联合阿托伐他汀治疗对伴有颈动脉粥样硬化短暂性脑缺血发作患者脑循环动力的影响［J］. 广州医药，2021，52（1）：105-108，119.

蒋利魁加味补阳还五汤联合阿司匹林治疗短暂性脑缺血发作

【名医简介】蒋利魁　焦作市中医院　副主任医师

【经典名方】加味补阳还五汤（源自《医林改错》）

组成：黄芪 30 g，桃仁 15 g，红花 10 g，川芎 15 g，赤芍 15 g，地龙 10 g，当归 10 g，丹参 30 g，鸡血藤 20 g，天麻 10 g，钩藤 20 g。

原文：补阳还五汤，此方治半身不遂，口眼歪斜，语言謇涩，口角流涩，大便干燥，小便频数，遗尿不禁。

【学术思想】中医认为"气为血之帅"，气具有统摄血液在脉中运行的作用，气虚则血瘀。故组方中黄芪用量最大，取其力专性走通行全身，大补脾胃元气，达到气旺则血行、瘀去则络通的目的。适量配伍当归、赤芍、川芎、红花、地龙、桃仁共有活血祛瘀、通经通络的作用；具有破血逐瘀功效的水蛭更是增强了全方活血的作用，其和当归均有化瘀而不伤血之效。方中配伍蜈蚣辛温胜，善走窜，通达内外兼平息内风、搜风通络，可谓画龙点睛之妙，与益气药黄芪共同发挥作用。现代药理研究证明，黄芪能增加脑组织葡萄糖含量，保护脑细胞。促进脑复苏。川芎的主要成分为川芎嗪，具有扩张小血管及抑制血小板聚集、降低血液浓度、抗血栓形成、提高组织耐缺氧能力、加速血流、改善微循环的作用。地龙中含有的各种血栓溶解因子是一种水解蛋白酶，血栓及动脉硬化斑等均可以被溶解，类似降脂药的作用，此外尚可软化血管、恢复动脉血管弹性。当归具有抑制血小板聚集、抗血栓、抗氧化、清除自由基、降血脂、抗动脉粥样硬化的作用；赤芍有明显的抗凝血及抗血小板聚集的作用。作为医学界公认的抗血小板聚集药物阿司匹林，是目前唯一经过临床循证医学证明有效的药物。

【诊断思路】颈内动脉系统缺血者表现为偏侧无力、感觉减退、言语不利等；椎基底动脉系统缺血者表现为眩晕、复视、共济失调、平衡障碍、吞咽困难等。并且症状持续时间小于3小时可以自行缓解。

【治疗方法】所有入选患者予以加味补阳还五汤（黄芪90 g，桃仁15 g，红花10 g，当归15 g，地龙10 g，川芎15 g，赤芍10 g，水蛭15 g，蜈蚣2条）日1剂，水煎400 mL，早晚分2次口服，联合阿司匹林肠溶片0.1 g，日1次，晚饭后口服。连用30天后观察结果，分为短期（治疗30天的实验室结果）和长期（1年内症状复发或发展为脑血管疾病）观察。对于血脂、血糖异常者予以相应治疗。

【治疗绝技】此观察加味补阳还五汤联合阿司匹林治疗短暂性脑缺血发作中西药相互配合运用于中风先兆的治疗，在临床上取得非常满意的疗效且未发现有不良反应，值得临床应用。

参 考 文 献

[1] 蒋利魁，王小丽，秦丽霞. 加味补阳还五汤联合阿司匹林治疗短暂性脑缺血发作40例 [J]. 光明中医，2014，29（1）：62 – 63.

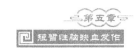

马海升阳益胃汤治疗短暂性脑缺血发作

【名医简介】马海 东阿县中医院 副教授

【经典名方】升阳益胃汤（源自《内外伤感辨惑论》）

组成：黄芪、半夏、人参、炙甘草、橘皮、茯苓、泽泻、柴胡、白术、独活、防风、白芍、羌活各10 g。

原文：四肢不收，时值秋燥令行，湿热少退，体重节痛，口苦舌干，饮食无味，大便不调，小便频数，不欲食，食不消；兼见肺病，洒淅恶寒，惨惨不乐，面色恶而不和，乃阳气不伸故也。当升阳益气，名之曰升阳益胃汤。

【学术思想】后循环短暂性脑缺血发作眩晕的发病病机较为复杂，多见于中老年，近几年也呈现年轻化趋势。气虚型后循环短暂性脑缺血发作眩晕通过升阳益胃汤加减治疗，以升阳为基本治法，方中重用黄芪，配以大量升散之药，补气升阳之力尤著；通过补气健脾、清热除湿而中焦脾胃之气渐充，故命以"升阳益胃汤"。现代药物作用研究表明升阳益胃汤具有改善基底动脉血流、椎动脉血流的作用，对预防缺血性的脑卒中具有积极的作用，在今后的研究中也可作为其方向，为临床脑血管疾病的治疗提供更有效的临床数据。升阳益胃汤是在四君子汤加味上运用而来。方中黄芪加强补气固表使外邪不易侵犯；羌活、独活、防风、柴胡可升发清阳之气，阳生则万物生；黄连清热利湿；白芍、炙甘草酸甘敛阴，以防辛温药物过分伤阴。

【诊断思路】眩晕病机复杂，最早在中医的《内经》中出现，被称为"眩冒"；肝所主，髓海不足，外邪、血虚等为发病的相关因素。对眩晕虽多从风、火、痰、瘀立论，但眩晕与虚的关系更为紧密。随着汉代张仲景、金元诸家等从不同角度分析本病的病因病机，提出了"无风不作眩""无火不作眩""无痰不作眩""因瘀致眩"的理论，其内容都与虚有相关性。对于眩晕的病因，病理变化主要与虚实的变化有关。特别是现代经济高速发展，人们生活水平提高，饮食不节，忧思过度等伤及脾胃，而脾胃虚弱，运化失常；脾胃为后天之本，气血生化之源，五脏六腑均有赖于脾胃供养，一旦脾胃出现问题，脾胃虚弱，气血亏虚，清窍失养，可见头晕、头痛、健忘等。《医学正传·眩运》言："大抵人肥白而作眩者，治宜清痰降火为先，而兼补气之药。人黑瘦而作眩者，治宜滋阴降火为要，而带抑肝之剂。"指出眩晕的发病有痰湿及真水亏虚之分，治疗眩晕亦当分别针对不同体质及证候，辨证治之。

【治疗方法】 升阳益胃汤在治疗眩晕中，辨证分型为气虚型眩晕的病机在于清阳不升，脑窍失荣；而方中的黄芪具有益气的作用，提升之力可引诸药直达清窍；黄芪可升气，亦功在补气；但黄芪本身并非风药，方中与防风相合，则可由阳明胃土达表，大祛其风。方中人参、炙甘草性味甘温，具有补气补脾的作用；茯苓、白术具有除湿健脾的作用；泽泻利水渗湿之力强；橘皮、半夏具有祛燥、行气、和胃等作用；羌活、防风、独活、柴胡诸风药味薄气轻而辛散浮之力强，既可助茯苓、白术、泽泻祛湿，又可增人参、炙甘草、黄芪、白术升发清阳；大枣、生姜补脾和胃。以上诸药合用，具有益气升阳、健脾和胃、化湿清热等作用，补泻相宜，虚实并治，达到较好的治疗效果；且中药应用更加安全。

【治疗绝技】 升阳益胃汤加减治疗气虚型脑缺血发作眩晕。

参 考 文 献

[1] 马海，张艳艳. 升阳益胃汤加减治疗气虚型后循环短暂性脑缺血发作眩晕的效果评价 [J]. 中国农村卫生，2020，12（22）：26.

王悦舒血宁注射液治疗短暂性脑缺血发作

【名医简介】 王悦　抚顺市中医院　副主任医师

【经典名方】 舒血宁注射液

组成：银杏叶。

【学术思想】 对短暂性脑缺血发作的干预可有效降低缺血性脑卒中发生的风险，近5年来中西医结合采用药物配合、针刺艾灸等措施，对短暂性脑缺血发作的发生机制中的多因素、多时段进行干预，取得良好效果。舒血宁注射液为银杏叶提取物制剂，有活血化瘀的作用，广泛用于心脑血管病的治疗和预防，同时具有改善脑血管疾病动脉血流量的作用。另外，静脉滴注舒血宁注射液治疗过程中并未发现明显的不良反应。

【诊断思路】短暂性脑缺血发作相当于中医学的"中风先兆"，可引起局部脑功能短暂丧失，引起短暂性语言、运动或感觉障碍。随着近年来短暂性脑缺血发作进展为脑卒中概率的增高，短暂性脑缺血发作的预防和治疗也越发受到重视。西医学认为是由该部位组织的血管系统供血不足引起，局灶性脑缺血导致突发的、短暂的、可逆性神经功能障碍。动脉系统的短暂性缺血发作主要表现为单眼出现一过性黑蒙、视野缺损或复视，也可能出现偏盲、失语、单瘫、偏瘫等症状；椎基底动脉短暂性缺血患者的临床症状为眼震、眩晕、站立或步态不稳、吞咽困难、语言不清、饮水呛咳等。

【治疗方法】舒血宁注射液是临床常用的活血化瘀类中药制剂，其有效成分包括黄酮苷、萜类内酯活性物质等，具有扩张血管、改善循环、抗氧化、抗血栓、降低血黏度、提高免疫力等效果，被广泛用于心脑血管疾病及其他疾病的治疗。临床应用中根据患者用药指征，合理用药，确保舒血宁注射液临床用药的安全性、合理性及高效性。有研究显示，舒血宁注射液可明显改善脑卒中患者血小板聚集率、血浆黏度、红细胞比容和纤维蛋白原，研究主要通过脑血液流变学相关指标的检测，结果显示患者遵医嘱使用注射液7日后，全血高切黏度、全血低切黏度、血浆黏度和血浆纤维蛋白原4项血液流变学指标改善程度显著好于对照组，可见舒血宁注射液具有改善血液循环、降低血黏度的临床疗效，再次验证了其降低血液黏度的有效作用。

【治疗绝技】舒血宁注射液可有效改善短暂性脑缺血发作血液流变学指标，进而改善患者缺血和血液黏稠状态，促进微循环，改善患者临床症状。

参 考 文 献

[1] 柴学森. 舒血宁注射液治疗短暂性脑缺血发作的疗效及对血液流变学的影响 [J].
中国中医药现代远程教育，2016，14 (23)：52 – 53.

田龙天麻钩藤饮加味治疗短暂性脑缺血发作

【名医简介】田龙　合阳县人民医院　副主任医师
【经典名方】天麻钩藤饮加味

组成：天麻 10 g，钩藤 12 g，川牛膝 15 g，石决明 12 g，山栀子 9 g，黄芩 15 g，地龙 6 g，夜交藤 30 g，杜仲 15 g，桑寄生 10 g，益母草 12 g，川芎 10 g，炒枣仁 15 g，沙苑子 15 g，白芍 20 g，陈皮 8 g，甘草 6 g。

调护：头痛甚者加入白芷 6 g；郁热甚者加入郁金 15 g；瘀血甚者加入丹参 15 g，赤芍 12 g；眠差者加入珍珠母 30 g，生龙齿 30 g。

【学术思想】中医学认为，短暂性脑缺血发作属于"中风先兆"范畴。无论肝阳之亢、肝阴之虚，均可化风扰神，酿成中风急症。作者认为，患者多因素体禀赋不足、饮食不节、劳逸失度、情志不畅、外感邪气等导致脏腑阴阳、气血虚损，风邪乘虚入中经络，痹阻气血，肌肤筋脉失于濡养；或情志不畅，肝火太旺，导致肝阳上亢；或肝肾阴虚，精血不足，肝失所养，肝阳上亢，痹阻脑脉经络，气血逆乱，横窜四肢，风、痰、火、瘀上扰清窍而发病。短暂性脑缺血发作的基本病机为本虚标实，以阴阳、气血失调为本，以热、毒、风、火、痰、瘀为标。

【诊断思路】①患者均为首次发病，年龄 55～80 岁；②经头部 CT 或 MRI、心电图、血液生化等检查确诊为短暂性脑缺血，且符合上述诊断标准，中医辨证为肝阳上亢证；③患者血脂升高（至少有如下 1 项：TG >1.7 mmol/L，TC >5.17 mmol/L，HDL-C <1.04 mmol/L，LDL-C >3.12 mmol/L）。

【治疗方法】对照组患者给予阿司匹林联合硫酸氢氯吡格雷片西药常规治疗，阿司匹林肠溶片（拜耳医药保健有限公司，国药准字 J20080078）0.1 g/次，1 次/日；硫酸氢氯吡格雷片［赛诺菲安万特（杭州）制药有限公司，国药准字 J20080090］1 次/日，75 mg/次，连续用药 2 周为 1 个疗程，共治疗 2 个疗程。观察组患者则加用天麻钩藤饮加味内服联合清开灵注射液治疗。1 剂/日，水煎服。清开灵注射液（广东远大药业有限公司，国药准字 Z44023859）每日 2～4 mL 肌内注射，重症者每日 20～40 mL 加入 100 mL 0.9% 氯化钠注射液稀释后静脉滴注。2 周为 1 个疗程，共治疗 2 个疗程。

【治疗绝技】对于肝阳上亢证患者，临床治之须辨清虚实，以天麻钩藤饮加味治之。方中天麻、钩藤可平肝解郁、息风止痉；川牛膝滋补肝肾，还可活血利水，引血下行；石决明性味咸寒，功能平肝潜阳，息风止痉；山栀子、黄芩清肝降火，以折其亢阳；地龙可清热镇痉；夜交藤可宁心安神；杜仲、桑寄生补益肝肾；益母草、川芎、炒枣仁活血化瘀；沙苑子疏肝解郁、祛风平肝；白芍养血柔肝、敛阴缓急；陈皮健脾行气、燥湿化痰；甘草调和

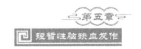

诸药。多药配伍，组方严谨，共奏滋肝体、祛肝风、抑肝阳、柔肝之效。另外，清开灵注射液可清热解毒、化痰通络、醒神开窍，具有显著的脑保护作用，可干预脑缺血损伤后的级联反应，调节脑组织中某些细胞因子和黏附分子的水平，调节血管活性因子，加强对脑血管的保护。

参 考 文 献

[1] 田龙. 天麻钩藤饮加味联合清开灵注射液治疗肝阳上亢证短暂性脑缺血发作的研究 [J].实用临床医药杂志，2016，20（15）：124-126.

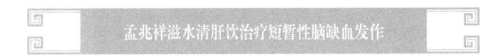

孟兆祥滋水清肝饮治疗短暂性脑缺血发作

【名医简介】孟兆祥　苏北人民医院　主任医师

【经典名方】滋水清肝饮

组成：生龙骨 30 g，珍珠母 30 g，夏枯草 20 g，玄参 20 g，生地黄 20 g，钩藤 20 g，柴胡 15 g，山萸肉 15 g，沙苑子 12 g，枸杞子 12 g，天麻 10 g，栀子 10 g，五味子 10 g。

【学术思想】中医并无对应后循环短暂性脑缺血发作的特定名称，多根据临床表现将其归于"眩晕"范畴；本病属本虚标实之证，其中肝肾阴虚为基本病机，而肝阳上亢则为标实所在；病者因风火痰瘀诸邪内蕴机体，气郁化火、热耗肝肾，或年老体弱、肾阴亏虚，水难涵木，以致肝阳偏亢，上扰清窍而发病。故中医治疗后循环短暂性脑缺血发作当以补肾平肝、滋水潜阳为主，治疗应严格遵循"急则治标、缓则治本"的原则。

【诊断思路】短暂性脑缺血发作是临床常见缺血性脑血管疾病之一，患者多因椎基底动脉一过性供血不足而发病，病因以后循环病变最为常见；患者可表现为眩晕、视觉障碍、步态不稳及肢体麻木等多种临床症状，多在 60 分钟内缓解，症状持续不超过 24 小时。本次研究所用滋水清肝饮组成中生龙骨潜阳安神，珍珠母平肝潜阳，夏枯草凉血清热，玄参滋阴降火，生地黄滋阴养血，钩藤平肝定惊，柴胡疏肝升阳，山萸肉补益肝肾，沙苑子祛风平肝，枸杞子滋阴补肾，天麻息风定惊，栀子泻火除烦，而五味子则滋肾生津，以上诸药配伍可标本兼治，达滋水涵木、平肝潜阳之功效。中医药理学研究证实，天麻素可有效扩张血管，降低血液黏稠度，进而增加血流灌注量；生地黄中的梓醇成分则能够降低血清胆固醇水平，改善血液流变学指标，减轻血管内皮炎症损伤，抑制血管痉挛。通督调神针刺法为以督脉腧穴刺激为主的针灸疗法，有健脑通络、调神益气作用。中医认为督脉与脏腑关系密切，主要通过足太阳膀胱经与脑、心、肾直接相联络；而针刺颈夹脊、百会、哑门、神道、至阳、风府、大椎及腰阳关等督脉腧穴可整体调节脏腑功能，促机体阴阳平衡；同时刺激以上穴位还可反射性扩张脑部动脉，改善局部缺氧缺血状态，从而达到改善短暂性脑缺血发作病情的作用。

【治疗方法】对照组患者给予常规西医治疗，依据《中国缺血性脑卒中和短暂性脑缺血发作二级预防指南》制定具体方案，包括抗血小板、降血压、降血糖及调血脂，积极控制血管危险因素，同时口服倍他司汀［卫材（中国）药业有限公司生产，国药准字 H20040130］每次 12 mg，每天 3 次。观察组患者则在此基础上加用滋水清肝饮合通督调神针刺治疗。①滋水清肝饮，每天 1 剂，早晚分服；②通督调神针刺方法：选取颈夹脊、百会、哑门、神道、至阳、风府、大椎及腰阳关，采用 0.3 mm×（30~40）mm 针灸针快速进针，得气后留针 30 分钟，每隔 10 分钟行针 1 次，每天 1 次，连用5 日后休息 2 日为 1 个疗程。2 组疗程均为 2 周。

【治疗绝技】滋水清肝饮合通督调神针刺治疗后循环短暂性脑缺血发作可有效控制病情进展，降低血液黏稠度，进而改善后循环缺血状态，这一疗效优势可能与有效调节血液流变学指标和血管内皮功能有关。

参 考 文 献

[1] 黄灵慧，全逸峰，葛晟，等. 滋水清肝饮合通督调神针刺治疗后循环短暂性脑缺血发作疗效及对血液流变学、血管内皮功能的影响［J］. 现代中西医结合杂志，2020，29（24）：2654－2657，2706.

第六章　老年脑血管性痴呆

朱良春益肾化浊汤治疗老年血管性痴呆

【名医简介】朱良春　国医大师

【经典名方】益肾化浊汤

组成：生地黄 12 g，熟地黄 12 g，枸杞子 15 g，天麻 10 g，淫羊藿 10 g，党参 12 g，生黄芪 30 g，地龙 10 g，水蛭 3 g（研末，冲兑），胆南星 12 g，远志 10 g，石菖蒲 10 g，柏子仁 15 g，酸枣仁 15 g，何首乌 15 g，甘草 7 g。

调护：在主方的基础上须灵活化裁，加减运用。对郁闷不乐、呆板哭泣，伴胸闷呕恶、咳吐痰涎、多寐纳呆、形体丰腴、舌淡胖、苔白腻者，去熟地黄、枸杞子，加炒白术（可用至 30 g）、茯苓，此时健脾很重要，可杜绝生痰之源，茯苓渗利之中有补益之功，既补心益脾，又能安神益智，是为要药，胆南星可用至 15~20 g。若心情烦躁、失眠多虑、痰郁化热、舌苔黄腻，加川黄连、竹茹、天竺黄，用陈胆南星清泄痰热。若精神抑郁、少语呆滞、动作迟缓、舌质紫暗、脉沉涩，加柴胡、桃仁、红花、川芎，疏肝理气、活血通络。若神疲乏力、懒言气短、说前忘后，甚至记忆丧失，加重黄芪用量，党参改人参。若终日寡言、坐卧不起、手指震颤、衰老征象明显，且脉细缓或细涩，需加温肾运脾通络药，或加鹿茸、紫河车、炙全蝎末（吞服）。老年人大便秘结者多，一因气虚无力推动舟楫通行，二因津枯血虚液少。若便秘、舌红，可用生大黄，不仅可改善胃肠通降功能，排除宿积之糟粕，还具有延缓衰老、提高智能的功能，但此药毕竟苦寒，宜从小量用起，可视痴呆程度、体质状况而定。对便秘而舌淡者，宜选用当归、桃仁、瓜蒌子、决明子，既能润肠通腑，又能活血养血、祛脂通络。

【学术思想】 随着人的老化，人体各脏腑的功能活动均渐减弱，其中以肾的精气亏虚为最著。故治宜补肾益精，化痰活血，醒脑益智。本方中以生地黄、熟地黄、枸杞子、何首乌补肾填精生髓，益肝肾强筋骨，辅以淫羊藿温补肾阳，使阴得阳升而源泉不竭；生黄芪、党参补气健脾，升清降浊，取其气旺则血行，气旺则津行之意，且可免逐瘀药伤正之弊；用地龙、水蛭活血化瘀，根据朱老多年使用虫类药之经验，水蛭须生用研末吞服（或装胶囊服），煎煮法效差；用胆南星、远志、石菖蒲豁痰开窍，安神定志；柏子仁、酸枣仁养心安神。尤值一提的是使用天麻，实践证明天麻对老年性痴呆是一味既能治标又能治本的佳药，有恢复"缄默症"患者的语言能力，使"假面具症"患者展露笑颜之功。甘草调和诸药，亦能益气养心。

【诊断思路】 肾中精气充盛，则髓海得养，就能充分发挥其"精明之府"的生理功能；反之，髓失所养，灵机渐失。五脏气衰，髓海空虚，气血亏损，清阳不升，脑窍失慧为病之本；血瘀、痰浊、气郁内阻，浊阴不降，上蒙清窍为病之标。

【治疗方法】 每日1剂，水煎，分2次服。

【治疗绝技】 益肾化浊汤功能补肾益精，化痰活血，醒脑益智，治疗老年性痴呆。

参 考 文 献

[1] 朱建华. 老年性痴呆 [J]. 江苏中医药, 2004, 25 (10): 12 – 14.

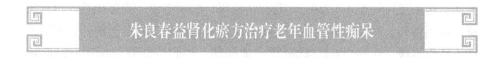

朱良春益肾化瘀方治疗老年血管性痴呆

【经典名方】 益肾化瘀方

组成：生地黄 12 g，熟地黄 12 g，枸杞子 15 g，杭菊花 15 g，天麻 10 g，桑寄生 10 g，淫羊藿 10 g，党参 12 g，生黄芪 30 g，地龙 10 g，水蛭 3 g（研末，冲兑），胆南星 12 g，远志 10 g，石菖蒲 10 g，柏子仁 15 g，酸枣仁 15 g，何首乌 15 g，生白芍 10 g，甘草 7 g。

【学术思想】 朱老认为，益肾化瘀是治疗老年性痴呆和脑血管性痴呆病程较短、症情较轻者的有效大法。脑血管性痴呆属中医学"呆病"范畴，

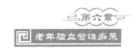

治以益肝肾、化痰瘀。方用枸杞子、杭菊花为对，一以养肝补肾、滋补益气、润肺生津；二以清肝明目、降压降火、疏风清热、清金平木。盖木平则风熄，火降则热除。天麻、地龙为对，一以息风镇痉，善治头痛眩晕、善惊失志、语多恍惚；二以泄热定惊、镇肝降压。方中亦选生地黄、熟地黄为对，桑寄生、淫羊藿为对，生白芍、甘草为对，均取益肾化瘀之功。另选胆南星、远志为对，亦取息风化痰、消瘀宁神、补肾之意。必须指出，治疗期间要严嘱患者家属对患者以言语疏导，改善其生活环境，使之心情舒畅，消除孤独感和疑虑，适当增加高蛋白、低脂肪之饮食，如多吃鱼类，少吃肉类，并多吃蔬菜，适当增加运动，如散步、太极拳等，或适当坚持体育锻炼和一般脑力劳动相结合。年龄较轻者，应惜精保身，肾精充盈，髓海充足，可延缓或防止发生老年性痴呆。

【诊断思路】朱老据日本医人山本孝之临床证实，天麻可改善脑部血液流通，有恢复"缄默症"的语言功能和使"假面具症"患者展露笑颜之功效，对老年性痴呆的治疗有显效。

【治疗方法】每日1剂，水煎，分2次服。

【治疗绝技】益肾化瘀方补益肝肾，化痰通瘀，治疗脑血管性痴呆、老年性痴呆病程较短者。

参 考 文 献

[1] 邱志济，朱建平. 朱良春治疗老年痴呆症临床经验 [J]. 实用中医药杂志，2001，17（1）：27-28.

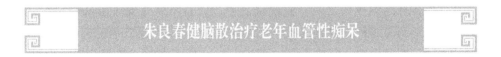
朱良春健脑散治疗老年血管性痴呆

【经典名方】健脑散（源自《医林改错》龙马自来丹）

组成：红参15 g（参须30 g可代），鹿茸15 g，土鳖虫21 g，当归21 g，益智仁21 g，枸杞子21 g，制马钱子15 g，川芎15 g，地龙12 g，制乳香12 g，制没药12 g，炙全蝎12 g，紫河车24 g，鸡内金24 g，血竭9 g，甘草9 g。

原文：马钱子3 g，地龙8条（去土，焙干为末），香油1斤。

主治：痫证。

制备方法：将香油入锅内熬滚，入马钱子炸之，待马钱子微有响爆之声，拿1个用刀切两半，看其内以紫红色为度，研为细末；再入前地龙末和匀，面糊为丸，如绿豆大。用法用量为每服3~4分，临卧以盐水送下。若5~6岁患儿，服2分，红糖水送下。如不为丸，面子亦可服。治痫证，每晚先服黄芪赤风汤1服，临卧服丸药1服，吃1个月后，不必服汤药，净吃丸药，久而自愈，愈后将丸药再吃1~2年。

调护：大便秘结见实热者，加水蛭、制大黄为对；见痰浊中阻、郁闷不乐、动作迟缓呆板、喜哭泣、胸闷恶心、咳吐痰涎、多寐纳呆、形体丰腴、舌淡胖、苔白腻者，加制胆南星、石菖蒲为对；阴虚阳亢，见性情急躁、烦恐不安、语言颠倒，或口干口苦、午后潮热、多汗、失眠健忘、耳鸣头晕、舌红少苔者，用剂量较大之"六味地黄汤加柏子仁、酸枣仁"送服散剂；气滞血瘀，见表情淡漠、健忘惊恐、少语寡言、头痛如刺、半身不遂、肢体麻木、面色暗黑、舌紫暗等症者，加桃仁、赤芍。

【学术思想】 方选红参、鹿茸为对，一以大补元神；二以峻补元阳。参鹿并用，既无桂附之刚燥，亦无知柏之苦滞，不但益阳，而且益阴，可谓尽物之性以尽人之性。临床上尤以正宗之高丽人参效佳。制马钱子、地龙为对，对痰瘀阻塞而形成之血栓有消散化解的强力作用，马钱子有逐恶血、溶血栓、健脾胃、提脏器、通死肌之效，且能深入经髓曲道之处，合地龙泄热定惊，行水解毒，平喘通络，尤能镇肝降压。马钱子虽峻猛有毒，但炮制得法，掌握有效剂量，讲究医嘱，每起沉疴痼疾。紫河车、甘草为对，枸杞子、益智仁为对，乃取朱老验方"培补肾阳汤"之意，紫河车燮理阴阳，大补气血，有返本还原之功，且治诸虚百损，甘草解百毒，且缓调诸药之性；枸杞子润而滋补，兼有益气、补肾润肺、生津退热等多种功效，益智仁温脾暖肾、固气涩精、和中益气。鸡内金、土鳖虫为对，当归、川芎为对，意取温清并用、攻补兼施、缓急相济、化瘀通络、消癥散结、化痰利浊之功。全方共奏补气通络、补肾健脑、益气健脾治其本，活血化瘀、化痰利浊治其标之功。实践证明，该方有重药轻投、缓缓斡旋、缓中补虚、虚实同治、缓中取效之妙，尤其对老年性痴呆和脑血管性痴呆之久病虚极者，或寒热虚实错杂者，或化源将绝、饮食减少，补不受补、清不能清，且攻不胜攻者尤为合拍。此乃朱老仿仲景治五劳虚极羸瘦、内有干血、两目暗黑等症之"大黄䗪虫丸"重药轻投之法也。因"健脑散"中取古方"九转回生丹"

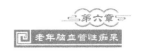

之主药马钱子，药性峻猛，服后必有瞑眩，系正常反应，务必注重医嘱以免患者顾虑。所谓正常反应者，为轻度头晕、恶心或周身痒疹，可用肉桂10 g煎汤服之缓解，不可随意增加药量。每日制马钱子的药量要控制在 0.6 g 以下，有心脏病、肝病、肾病者忌服。服药期间偶有轻微腰背肌肉僵直感或腰腿部肌肉轻微颤动，亦均为正常反应。此反应常于服药1周后逐渐消失。服药期间或最好在服药前1天起，忌食海藻类、蛋类、虾蟹类及含碱、矾等食物（如油条、粉丝等）。使用马钱子制品亦要中病即止，即在临床症状均见好转的 2 ~ 3 个月，去方中马钱子后，继服较为妥当。

【诊断思路】朱老认为，脑血管性痴呆、老年性痴呆二者虽病理进程有所不同，但其结局均为脑细胞萎缩。其病变之关键在于肾虚。肾虚导致五脏亏虚，必然兼夹痰瘀。故虚中夹实是老年痴呆症之根本病机。因痰瘀壅阻脉道，势必阻塞微循环，使窍道不通，气血津液运行输布失常，乃至脑髓失充，元神失养，导致智能活动障碍，发为痴呆。

【治疗方法】共研末，每次服 5 g，每日服 2 次，早晚空腹蜜水送服，但加用水蛭者忌蜜水。马钱子有剧毒，要先炮制，水浸1日，去毛、晒干、放麻油中炸至里面呈紫红色为度，与以上诸药晒干，共研细末。

【治疗绝技】健脑散补肾益精，化痰活血，益脑定志，治疗脑血管性痴呆、老年性痴呆病程较长者。

参 考 文 献

[1] 邱志济，朱建平. 朱良春治疗老年痴呆症临床经验 [J]. 实用中医药杂志，2001，17 (1)：27 - 28.

[2] 崔应珉. 头面痛 [M]. 郑州：郑州大学出版社，2011：46.

李辅仁醒脑复聪汤治疗老年血管性痴呆

【经典名方】醒脑复聪汤

组成：何首乌20 g，桑椹10 g，天麻10 g，茺蔚子10 g，石菖蒲10 g，钩藤10 g（后下），沙苑子15 g，珍珠母30 g（先煎），炒远志10 g，炒酸枣仁20 g，瓜蒌30 g，当归10 g，川芎10 g，菊花10 g。

【学术思想】醒脑复聪汤方中以何首乌、桑椹滋补肝肾、填精健脑为主，以治其本；佐以天麻、钩藤、沙苑子、菊花、珍珠母平肝息风，当归、川芎、茺蔚子养血活血、益肝通络，瓜蒌、石菖蒲化痰醒脑，炒远志、炒酸枣仁养肝安神，以治其标。标本兼治，使肝肾得养，脑窍得通，则神机恢复。

【诊断思路】老年人肝肾亏损，髓海不足，以致脑海空虚，脑失濡养则神志呆滞，脑力不足；肝肾精亏，水不涵木，肝阳上亢，肝风内动，则出现眩晕手颤或肢颤，失眠或嗜睡；心主神明，因气血循行失畅，血脉壅滞，蒙蔽神明，则思维衰退，脑力不足而见神呆、表情淡漠。

【治疗方法】每日 1 剂，水煎，分 2 次服。

【治疗绝技】醒脑复聪汤滋补肝肾，填精健脑，治疗老年性痴呆。

参 考 文 献

[1] 刘毅. 李辅仁治疗老年脑部疾病的经验 [J]. 山东中医学院学报，1992，16（6）：35 - 37.

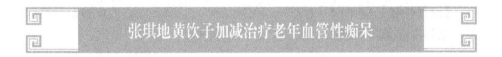

张琪地黄饮子加减治疗老年血管性痴呆

【经典名方】地黄饮子加减（源自《圣济总录》）

组成：熟地黄 20 g，山茱萸 20 g，石斛 15 g，麦冬 15 g，肉苁蓉 15 g，五味子 15 g，石菖蒲 15 g，远志 15 g，巴戟天 15 g，肉桂 5 g，附子 5 g，益智仁 20 g，鹿角胶 15 g，丹参 20 g，川芎 15 g，地龙 20 g，葛根 20 g，红花 15 g，赤芍 20 g，甘草 15 g，胆南星 15 g。

原文：熟干地黄（焙）12 g，巴戟天（去心）、山茱萸（炒）、石斛（去根）、肉苁蓉（酒浸，切焙）、附子（炮裂，去皮脐）、五味子（炒）、官桂（去粗皮）、白茯苓（去黑皮）、麦门冬（去心，焙）、石菖蒲、远志（去心）各 15 g。上为粗末，每服 9 ~ 15 g，水一盏，加生姜三片，大枣二枚，擘破，同煎七分，去，食前温服。主治下元虚衰，痰浊上泛之喑痱证。舌强不能言，足废不能用，口干不欲饮，足冷面赤，脉沉细弱。

【学术思想】张老采用地黄饮子治疗本病，屡有效验。肾主骨生髓，脑

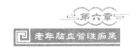

为髓海，为肾中阴阳化合。肾为封藏之本，内寓元阴元阳，肾虚虽有阴虚阳虚之别，但阴阳互根，久病常易相互累及，在治疗上须滋阴与扶阳兼顾，既可促进生化之机，又可避免互伤之弊。方中以熟地黄、山茱萸滋补肾阴；肉苁蓉、巴戟天温肾壮阳；附子、肉桂引火归原，摄纳浮阳；麦冬、石斛、五味子滋阴敛液，使阴阳相配；石菖蒲、远志交通心肾，开窍化痰；葛根、红花、赤芍活血化瘀，开通脑络。全方温补下元，摄纳浮阳，化痰通络，宣通心气，使水火相济，痰瘀得除，则痴呆可愈。

【诊断思路】 张老提出本病的基本病理变化是髓海空虚、脑失所养，《素问·脉要精微论》云："头者，精明之府，头倾视深，精神将夺矣。"脑为元神之府，主宰人体一切精神意识、思维活动，故脑病大多表现为神志异常和神机失运。脑髓为先天精气所化生，赖后天精血以滋养，老年精亏，肾气虚损，化源日竭，以致髓海渐空，则出现头晕目眩、失眠健忘、行为异常等诸多症状。同时，脑窍为空窍，以清灵通利为贵，一旦闭阻，邪蒙清窍，则脑神失养，变证丛生，张老强调本病在补肾化瘀的同时必须加用开窍醒神药。

【治疗方法】 每日1剂，水煎，分2次服。

【治疗绝技】 健脑养心，填精益髓，活血通络治疗痴呆辨证为阴阳两虚者。

参 考 文 献

[1] 孙元莹，吴深涛，王暴魁. 张琪教授治疗老年痴呆经验介绍 [J]. 甘肃中医药，2007，20（9）：15 – 17.

张学文补肾益髓汤治疗老年血管性痴呆

【经典名方】 补肾益髓汤

组成：熟地黄15 g，山茱萸10 g，鹿角胶10 g（烊兑），鹿衔草15 g，肉苁蓉15 g，杜仲15 g，桑寄生15 g，升麻10 g，葛根15 g，菊花10 g，路路通15 g。

【学术思想】 脑为元神之府，又为髓之海。人之情志思维等活动均与脑主神明有关。其活动之物质基础是肾精与脑髓。肾为藏精之处，元神为髓之使。治当滋肝肾、益精髓。方中熟地黄、山茱萸益肾中之阴，鹿角胶、肉苁蓉温肾中之阳，并使阴阳互生，精髓得充；鹿衔草、杜仲、桑寄生补肾通络，伍升麻、葛根、菊花、路路通等通经络而升清阳，使气血精微上达清窍。全方配伍，具阴阳互生、动中有静、通补结合之妙。

【诊断思路】 中风患者多因肝肾阴精亏损而致肝风、痰浊、瘀血等损伤脑髓，后期则髓海不足，出现脑转耳鸣、胫酸眩晕、目无所见、善忘失算等。

【治疗方法】 每日1剂，水煎，分2次服。

【治疗绝技】 补肾益髓治疗血管性痴呆证属精髓不足者。

参 考 文 献

[1] 申锦林，于为民．张学文教授论中风痴呆证治［J］.陕西中医，1995，16（3）：118－120.

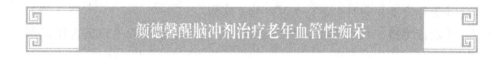

颜德馨醒脑冲剂治疗老年血管性痴呆

【经典名方】 醒脑冲剂

组成：黄芪30 g，丹参30 g，生蒲黄15 g（包煎），白术15 g，石菖蒲10 g，远志10 g，通天草15 g。

【学术思想】 颜老认为，脑位于颅内，由精髓汇聚而成，其性纯正无邪，唯有气血滋养，精髓充实，才能发挥"元神之府"的功能。人体反复受六淫七情等侵扰，或思虑不遂，恼怒惊恐，或跌仆损伤等，皆能导致脏腑功能失调，气血循环失常，而生瘀血。瘀血阻于脑络，致使清窍受蒙，灵机呆钝，则出现神志不清、表情痴呆，甚而昼夜颠倒，癫狂时作。同时，由于瘀血内阻，使脑气与脏气不相接续，脑失所养，日久则精髓萎，使病情进行性加剧。

【诊断思路】 老年性痴呆患者虽出现种种虚弱症状，但究其原因，当属因实致虚，根据治病求本的原则，应以活血化瘀为治，方能获得祛瘀生新之效。本方取黄芪、丹参益气活血为君；生蒲黄活血通脉，白术补气健脾，为

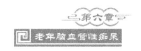

臣；佐以石菖蒲、远志开窍益智；通天草为使，引药入脑。诸药合用，共奏益气活血、开窍醒脑之功。

【治疗方法】每日 1 剂，水煎，分 2 次服。

【治疗绝技】醒脑冲剂益气活血，开窍醒脑，治疗老年性痴呆。

参 考 文 献

［1］颜德馨，颜乾麟，赵昊龙，等．醒脑冲剂治疗老年期痴呆的临床与实验研究［J］.同济大学学报：医学版，2002，23（2）：124－127.

颜德馨补肾填精方治疗老年血管性痴呆

【经典名方】补肾填精方

组成：熟地黄 15 g，山茱萸 10 g，山药 15 g，何首乌 15 g，枸杞子 15 g，巴戟天 12 g，肉苁蓉 15 g，龟甲 15 g，龙骨 15 g，石菖蒲 15 g，远志 10 g。

【学术思想】老年期痴呆病程缠绵，病久伤肾，势必导致肾精益虚。然虚证无有气血不滞者，临床所及，本病纯属虚证者较为少见，每每表现为虚实夹杂。故治疗当忌蛮补，而宜通补相兼。如在辩证基础上加入川芎、红花、赤芍、桃仁等，既能畅通脉道涩滞，并可消除补药黏腻，为发挥药效扫清障碍，则有事半功倍之效。神萎嗜睡，加黄芪、丹参；神志恍惚，加茯神、沉香；二便失禁，加山药、益智仁、桑螵蛸。颜老认为，脑为髓海，肾藏精，精生髓而上通于脑。若肾虚精少，"髓海不足，则脑转耳鸣，胫酸眩冒，目无所见，懈怠安卧"，日久发为痴呆。治宜补肾填精、益髓荣脑，方以孔圣枕中丹、还少丹、定志丸化裁。方中熟地黄、山茱萸、山药、何首乌平补脾肾，枸杞子、巴戟天、肉苁蓉温肾益精，龟甲、龙骨潜阳安神，石菖蒲、远志开窍醒神。

【诊断思路】老年性痴呆证属肾虚精少者，症见表情呆滞，形体羸瘦，双目无神，记忆丧失，动作迟钝，沉默缄言，或语不达意；伴有齿枯发焦，腰膝酸软，步履艰难，甚则二便失禁，卧床不起，舌红、苔少，脉细弦。

【治疗方法】每日 1 剂，水煎，分 2 次服。

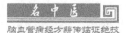

【治疗绝技】补肾填精，益髓荣脑。治疗老年期痴呆证属肾虚精少者。

参 考 文 献

［1］颜乾麟. 颜德馨治疗老年期痴呆的经验［J］. 中国医药学报，1997，12（2）：45 - 46.

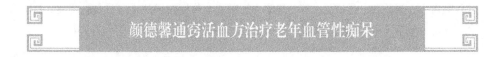

颜德馨通窍活血方治疗老年血管性痴呆

【经典名方】通窍活血方

组成：柴胡 6 g，香附 10 g，红花 10 g，桃仁 10 g，赤芍 15 g，川芎 10 g，郁金 15 g，苏子 10 g，法半夏 10 g，陈皮 10 g，丹参 15 g，水蛭 3 g（冲服），通天草 10 g。

【学术思想】《医林改错》谓："气血凝滞脑气，与脏气不接，如同做梦一样。"脑髓纯者灵，杂者钝，如反复中风，气血乖违，瘀滞清窍，灵机呆钝，气血难以上注，日久则精枯脑萎。治宜行气活血、祛瘀开窍，每以癫狂梦醒汤、通窍活血汤进退。方中柴胡、香附疏肝理气，红花、桃仁、赤芍、川芎、丹参、郁金活血通络，法半夏、陈皮化痰泄浊。水蛭味咸，善入血分，破瘀而不伤气血，常用量为 1.5～3 g，研末吞服。通天草乃荸荠之苗，其性轻清上扬，与水蛭同用，则引水蛭药效入脑，有破瘀醒脑之功。躁扰不宁，加山栀、知母；幻觉、幻听明显，加磁石、仙鹤草；肢体偏瘫，加黄芪、地龙、秦艽。

【诊断思路】老年性痴呆证属瘀滞清窍者。症见呆滞少语，妄思离奇，或情绪躁扰，恼怒多言，智力下降，思维异常，行为古怪，伴有面色晦暗，肌肤甲错，舌质紫红，或有瘀斑，脉沉涩。

【治疗方法】每日 1 剂，水煎，分 2 次服。

【治疗绝技】行气活血，祛瘀开窍。治疗老年期痴呆证属瘀滞清窍者。

参 考 文 献

［1］颜乾麟. 颜德馨治疗老年期痴呆的经验［J］. 中国医药学报，1997，12（2）：45 - 46.

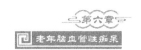

颜德馨益气养血方治疗老年血管性痴呆

【经典名方】 益气养血方

组成：黄芪15 g，党参15 g，苍术10 g，白术10 g，麦冬10 g，五味子6 g，葛根15 g，蔓荆子10 g，泽泻15 g，赤芍15 g，丹参15 g，炙甘草9 g，羌活10 g，独活10 g，细辛3 g，白芷9 g。

【学术思想】 人体十二经脉，三百六十五络，其血气皆上于头而走空窍。脑唯有气血滋养，精髓纯正充实，才能发挥"元神之府"功能。人至老年，气血日衰，无法上承于脑，则脑失所养，神明失灵，治以益气安神、补血荣脑。习以益气聪明汤、清暑益气汤、独活汤出入。方中黄芪、党参补益肺脾之气，苍术、白术健脾升清，麦冬、五味子合党参、黄芪补益气阴，葛根、蔓荆子、泽泻升清降浊，赤芍、丹参活血养血，炙甘草调和诸药兼以益脾。头为诸阳之会，唯风可到。故临床每参以独活汤之意，辅以羌活、独活、细辛、白芷等祛风之品，引气血上行于脑，而奏补脑益智之效。表情痴呆，加天麻、当归；语言不清，加石菖蒲、远志；胆怯易惊，加酸枣仁、柏子仁。

【诊断思路】 老年期痴呆证属气血虚弱、瘀阻脑络者，症见表情淡漠，记忆减退，失认失算，口齿含糊，喃喃自语，神萎喜卧，易惊善恐，伴有面色苍白，气短乏力，食少纳呆，口涎外溢，舌淡、苔薄白，脉细弱。

【治疗方法】 每日1剂，水煎，分2次服。

【治疗绝技】 行气活血，祛瘀开窍。治疗老年期痴呆证属气血虚弱、瘀阻脑络者。

参 考 文 献

[1] 颜乾麟. 颜德馨治疗老年期痴呆的经验 [J]. 中国医药学报，1997，12（2）：45–46.

颜德馨清热涤痰方治疗老年血管性痴呆

【经典名方】清热涤痰方

组成：黄连 3 g，黄芩 10 g，黄柏 10 g，山栀 10 g，知母 10 g，麦冬 10 g，枳实 10 g，法半夏 10 g，陈皮 6 g，石菖蒲 15 g，茯苓 10 g。

调护：①桑女三甲汤。组成：白芍 15 g，天冬 15 g，生地黄 15 g，桑寄生 20 g，龙骨 30 g，牡蛎 30 g，龟板 30 g，女贞子 20 g。每日 1 剂，水煎服。功能补肾填精，主治老年性痴呆。②养阴益肾汤。组成：玉竹 10 g，麦冬 10 g，枸杞子 10 g，制首乌 10 g，灵芝 10 g，赤芍 10 g，女贞子 10 g，石菖蒲 10 g，郁金 10 g，川芎 12 g，丹参 30 g，菊花 6 g。每日 1 剂，水煎服。功能补肾益精，健脑益智。主治老年性痴呆。③益气化瘀醒脑汤。组成：党参 30 g，黄芪 60 g，丹参 20 g，鹿角霜 15 g，川芎 10 g，桃仁 10 g，地龙 15 g，天竺黄 6 g，石菖蒲 6 g，远志 6 g，红花 5 g。每日 1 剂，水煎服。功能益气养血，化瘀醒脑。主治老年性痴呆。④健脑散。组成：红参 15 g，川芎 15 g，土鳖虫 21 g，制马钱子 15 g，当归 21 g，三七 21 g，枸杞子 21 g，制乳香 12 g，血竭 9 g，地龙 12 g，炙没药 12 g，紫河车 24 g，甘草 9 g，全蝎 12 g，鸡内金 24 g。每日 1 剂，水煎服。功能益肾化瘀，补肾健脑。主治老年性痴呆。

【学术思想】《石室秘录》谓："呆病其始也，起于肝气之郁……而痰不能消，于是痰积于胸中，盘踞于心外，使神不清而成呆病矣。"老年人若情怀不遂，肝郁气滞，生湿生痰，痰湿郁而化火，势必上扰清窍。治当清热泻火、涤痰开窍，方用黄连解毒汤、黄连温胆汤、服蛮煎加减。方中黄连、黄芩、黄柏、山栀清三焦积热、解毒燥湿，知母、麦冬清热益阴，枳实、法半夏、陈皮、石菖蒲、茯苓化痰开窍。该方补、清、通相兼，使阴得充而能制火，火得清而神志宁，气机顺而脏腑安，精神自守。烦躁若狂，加水牛角、三棱、莪术、赤芍；痰多白黏，加桂枝、苍术、白术；大便秘结，加决明子、肉苁蓉。

【诊断思路】老年期痴呆证属痰火交结、神不守舍者，症见神志错乱，哭笑无常，思维紊乱，语言颠倒，躁烦不宁，多伴有面红目赤，口多黏痰，

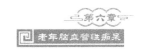

纳呆食少，入夜不眠，大便秘结，舌红、苔黄腻，脉弦滑。

【治疗方法】每日 1 剂，水煎，分 2 次服。

【治疗绝技】清热泻火，涤痰开窍。治疗老年期痴呆证属痰火交结、神不守舍者。

<h2 style="text-align:center">参 考 文 献</h2>

[1] 颜乾麟. 颜德馨治疗老年期痴呆的经验 [J]. 中国医药学报，1997，12（2）：45－46.

王永炎益气化痰、活血通窍、清热解毒法合清开灵注射液治疗呆病、中风

【学术思想】血管性痴呆病位在脑，与心、肾、肝、脾密切相关。病性为本虚标实，本虚以肾精气虚、肝肾阴亏、脾肾不足为主，标实则为痰、瘀、风、火、毒。肾虚、痰瘀阻络贯穿疾病始终。在疾病相对平稳的平台期，以虚夹痰瘀阻络为主；病情波动期则痰浊、痰热、风痰诸邪壅滞，络脉结滞之势加重；下滑期，则以痰瘀浊毒损伤络脉为主。病机转化上，血管性痴呆早期病情较易平稳，平台期相对较长，虚中夹实，络脉结滞之势尚轻；至中期，虚损日重而络脉瘀阻更甚，浊实之邪易壅滞为患，易酿生浊毒，病情易波动下滑；至晚期，虚痰瘀毒胶结深伏，病情严重。

【诊断思路】血管性痴呆是一种由脑血管疾病引起的获得性智能障碍。病因以缺血性脑血管病最为常见。血管性痴呆的临床表现涉及认知功能障碍及与之相关的脑血管病两方面。王院士在多年治疗中风病与痴呆的经验与大量临床研究基础上，指出中风与痴呆都是在肾虚精气亏虚、痰瘀阻络的基础上发生，提出"中风后痰瘀蕴积阻络、酿生浊毒、毒损脑络、络损髓伤、神机失用、灵机记性丧失"为血管性痴呆的主要发病机制，治疗以益肾化浊、解毒通络为大法。

【治疗方法】血管性痴呆的治疗以减轻"毒损脑络"为核心，以最大限度地保护脑功能、延缓脑髓消减为目标，强调早期、积极、长期的治疗与康复，并根据病情轻重缓急采取相应的治疗。在病情平稳、虚实并见的平台期，以扶正祛邪为原则，提倡通补兼施、补虚通络祛痰为法；在邪气盛、病

情不稳定的波动期，以及病情加重、下滑时期，以急则治其标为原则，根据不同的证候特征予化痰降浊、清热解毒、通络息风等法施治，以祛邪通络、调畅气机、降浊解毒、醒神开窍为目标。需要强调的是，血管性痴呆在加重下滑同时有中风的情况下，可借鉴中医药治疗中风急症方面的研究成果，采用口服药物与静脉制剂相结合积极治疗。

【治疗绝技】益气化痰、活血通窍、清热解毒法合清开灵注射液治疗呆病、中风显效案。

【验案赏析】刘某，女，67岁。主因"智能障碍4年，加重伴左侧肢体乏力1个月余"于1988年4月12日入院。近4年来，患者总觉有人在捉弄、暗算、谋害自己，感觉自己被监视、食物中被放了毒药，错把不认识的人认为是自己的儿女，并有幻听、幻视、幻嗅等感知障碍，未进行过任何治疗。1988年3月6日患者无明显诱因出现明显的性格和情绪改变，记忆力减退，烦躁易怒，语无伦次，乱撕衣物，弃衣而走，不识家门，不知饥饱，二便失禁，举动幼稚，不知羞耻。3月14日晨起觉左侧肢体力弱、感觉减退，双目失明，头晕头痛，恶心，曾呕吐一次（非喷射状）。近、远期记忆力均减退，理解、判断、计算等智能活动全面减退，不能自己穿衣服，将毛巾当上衣或将上衣当裤子往身上穿。到某医院查头颅CT示右侧内囊前肢新发梗死，予双嘧达莫、环扁桃酯后肢体乏力、头晕头痛、恶心等症状缓解，视力恢复，二便能自控。4月1日自服安宫牛黄丸后觉烦躁减轻，精神症状好转，反应亦较以前灵敏。刻下症：左侧肢体乏力、感觉减退，近远期记忆力均减退，理解、判断、定向、计算等智能活动全面减退。时急躁易怒，头晕头痛，汗出阵阵，手足心热，口苦，纳可，眠差，二便调。舌红、苔白腻，脉弦细滑。既往史：高血压病史18年，血压最高为180/130 mmHg，间断服用降压药，血压维持在130/90 mmHg。2次煤气中毒史，当时意识清楚，仅四肢活动不灵活，开窗通气后缓解。查体：神志清楚，语言流利，走路呈轻微拖拽步态。情绪不稳定，记忆力、判断力、计算力均有不同程度的减退。左侧面部及左下肢感觉减退；左巴宾斯基征（±），双侧霍夫曼征（+）。头颅CT示右侧内囊前肢梗死，脑室扩大，大脑轻度萎缩。中医诊断：①呆病（气虚痰结、瘀血阻窍）；②中风（气虚痰结、瘀血阻窍）。西医诊断：①老年性痴呆；②左侧肢体力弱，伴感觉减退，脑血栓形成（右颈内动脉系统）；③高血压3级（极高危组）。4月14日王永炎教授查房，对患者进行详细智能检查，指出患者近远期记忆力、定向力、判断力、计算

力均减退。本例中风病诊断明确，目前症状以智能障碍为主要矛盾，故中医第一诊断为"呆病"，主病在心脾。第二诊断为中风病，可作为既往史记载。本病标在痰、瘀兼有痰热，证属气虚痰结、瘀血阻窍，兼痰热内扰，治以益气化痰、活血通窍。拟予洗心汤合化瘀药治疗，配合静点清开灵注射液，并指示守方治疗，以观疗效。方药：明天麻 15 g，清半夏 10 g，石菖蒲 6 g，土炒白术 10 g，太子参 15 g，赤芍 10 g，连翘 10 g，天竺黄 6 g，胆南星 6 g，川芎 3 g，丹参 15 g，白芷 6 g，珍珠粉（分冲）0.6 g。4 月 17 日服药后患者自觉头晕头痛减轻，肢体乏力好转，回答问题较切题。入院以来未出现幻听、幻视、幻嗅等感觉障碍；情绪亦较平稳。4 月 20 日患者病情较平稳，其记忆、判断及计算能力比入院时有一定好转，夜寐较好。守方继进。嘱对自己病情要有耐心。5 月 16 日王永炎教授查房，患者神清，对答切题，个位数加减可，唯巅顶疼痛，头汗多，纳眠可，二便调，舌红苔白，脉弦细滑。王教授指示原方川芎改为 30 g，加牛膝 15 g。5 月 27 日王永炎教授查房，患者服药后头痛缓解，无明显智能障碍，左侧肢体乏力减轻，舌质淡，脉弦，好转出院。

【按语】本案患者认知功能因脑血管病显著加重下滑，经过益气化痰、活血通窍及清开灵注射液的标本同治，呆病、中风病显著好转的类似治验，奠定了王院士形成血管性痴呆波动下滑期以痰热内扰为主证的"浊毒损伤脑络"创新病机的临床基础。患者有高血压病史，2 次煤气中毒史，智能减退 4 年，因脑血管病出现左侧肢体乏力、智能障碍加重收入院。患者以智能障碍加重，有明显的性格和情绪改变，记忆力减退，急躁易怒，乱撕衣物，弃衣而走为突出表现，因而王院士将痴呆作为主要诊断治疗目标，针对痴呆气虚痰瘀阻窍之证进行治疗，汤药予洗心汤加化瘀清化痰热之品。考虑患者兼见急躁易怒，头晕头痛，汗出阵阵，手足心热，口苦，舌红、苔白腻，脉弦细滑等属痰热内扰之症状，故静脉给予清开灵注射液，标本同治，缓急共谋，患者头晕头痛、肢体乏力及认知病情逐渐好转，疗效显著。

参 考 文 献

[1] 谢颖桢. 王永炎院士神经内科病证实验录［M］.北京：中国中医药出版社，2018.

刘茂才龟鹿益髓汤、芪蒲醒脑汤、夏红醒脑汤 辨证论治老年血管性痴呆

【名医简介】刘茂才 广东省名中医

【经典名方1】龟鹿益髓汤。

组成：杜仲15 g，牛膝18 g，山茱萸15 g，鳖甲20 g（先煎），远志6 g，何首乌30 g，熟地黄15 g，龟板20 g（先煎），鹿角霜30 g，石菖蒲9 g。

用法：每日1剂，水煎服。

功能：滋补肝肾，填精益髓。

主治：痴呆，证属肝肾亏虚。症见头晕目眩，耳鸣，表情呆滞，记忆减退，颧红盗汗，腰膝酸软；舌红少苔，脉弦细数。

【经典名方2】芪蒲醒脑汤。

组成：黄芪30 g，鹿角霜30 g，紫河车12 g，巴戟天15 g，党参30 g，淫羊藿12 g，法半夏12 g，石菖蒲9 g，白术15 g，何首乌30 g。

用法：每日1剂，水煎服。

功能：补肾益脾，开窍醒脑。

主治：痴呆，证属脾肾亏虚。症见表情呆滞，行动迟缓，寡言少动，傻哭傻笑，四肢欠温，腹胀纳呆，腰膝酸软，心悸，气短；舌淡体胖，苔薄，脉沉细无力。

【经典名方3】夏红醒脑汤。

组成：党参30 g，茯苓20 g，陈皮6 g，石菖蒲9 g，郁金12 g，丹参20 g，川芎12 g，川红花12 g，桃仁12 g，法半夏12 g。

用法：每日1剂，水煎服。

功能：涤痰化瘀，醒脑开窍。

主治：痴呆，证属痰浊血瘀。症见神情呆滞，智力减退，呆钝少言，倦怠嗜卧；舌淡暗，苔腻，脉滑或弦细。

参 考 文 献

[1] 刘茂才. 现代疑难病中医治疗精粹［M］.广州：广东科技出版社，1996.

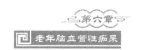

刘茂才龟板鳖甲汤治疗老年血管性痴呆

【经典名方】龟板鳖甲汤（源自《圣济总录》鳖甲汤）

组成：龟板 15 g，鳖甲 15 g，白芍 30 g，山茱萸 15 g，丹参 20 g，天麻 12 g，石菖蒲 12 g，益母草 30 g，海藻 15 g，川芎（秦艽）15 g，黄芪 45 g，首乌 20 g，甘草 6 g。

用法：每日 1 剂，水煎服。

功能：补肾填精，化痰祛瘀开窍。

主治：活血化瘀，消痞祛癥。

调护：腰膝酸软加生地黄 12 g，山萸肉 9 g，以养肝滋肾；面色萎黄，气短心悸加当归、白芍各 12 g，并重用黄芪，以补气养血；胸闷呕恶，食少多痰加白术、天竺黄、青礞石各 15 g，以豁痰开窍；激动易怒，口苦目赤加钩藤、黄芩各 15 g，生石决明 30 g，以平肝泻火。治肝癌，可选加白花蛇舌草、半边莲、半枝莲等抗癌药；疼痛甚，加玄胡、乳香、没药。

【学术思想】本方所治，是气滞血瘀、肝脏积聚癥瘕之证。方中鳖甲软坚散结，消癥除瘕，丹参活血破瘀，以助鳖甲软坚之力；芍药育阴养血，柔肝扶正，并可防鳖甲攻伐之过；诸药合用，共奏活血化瘀、消痞祛癥之功。

【诊断思路】血管性痴呆，证属肾精亏耗，髓海不足，痰瘀阻窍。症见表情呆滞，反应迟钝，郁郁寡欢，头晕眼花，口干口苦，腰膝酸软，失眠，纳差；舌暗红，苔白，脉弦细。

【治疗方法】龟板鳖甲汤治疗血管性痴呆，证属肾精亏耗，髓海不足，痰瘀阻窍。

【治疗绝技】龟板鳖甲汤治疗血管性痴呆。

参 考 文 献

[1] 刘茂才，黄燕，卢明.中医脑病临证证治［M］.广州：广东人民出版社，2006.

张柱权育阴潜阳汤治疗老年血管性痴呆

【名医简介】张柱权　东莞市人民医院　主任医师

【经典名方】育阴潜阳汤

组成：龟板 25 g，吴茱萸 15 g，生地黄 15 g，淫羊藿 10 g，山药 12 g，何首乌 20 g，女贞子 15 g，墨旱莲 15 g，丹参 15 g，龙齿 15 g，石决明 25 g，熟地黄 15 g，陈皮 10 g。

调护：肾精亏虚，症见腰膝酸软，骨软痿弱，齿动毛脱，舌淡，苔薄，脉沉，加山茱萸肉、枸杞子；肝阳上亢，症见情绪易激惹，头胀痛，眩晕，烦躁口渴，筋惕肉瞤，舌红，苔薄黄，脉弦，加珍珠壳、天麻；痰浊阻窍，症见神情呆滞，体胖头昏重，纳呆，舌胖，苔腻浊，脉滑，加石菖蒲、砂仁；瘀血阻络，症见兼头痛，痛处固定不移，唇舌紫暗，脉涩，加桃仁、川芎。

【学术思想】中风痴呆是指继发于中风之后而出现神思迟钝、遇事善忘、定向不能、理解多误、计算力差等为主要临床表现的神志疾病，与现代医学所指的脑血管性痴呆相类似。中医古代医籍中对其论述较少，何炎燊老中医认为"中风痴呆"的根本病机在于"阴虚阳浮"，提倡以"育阴潜阳"法早期干预。作者采用育阴潜阳法治疗中风痴呆，取得较好疗效。

【诊断思路】①既往有脑卒中病史，均经头颅影像学检查证实的脑血管病。②存在中风痴呆临床症状，如神思迟钝、遇事善忘、定向不能、理解多误、计算力差等；痴呆症状发生在脑卒中后 3 个月内。③MMSE ≤ 26 分，当 MMSE 21 ~ 26 分为轻度痴呆；10 ~ 20 分为中度痴呆；≤ 9 分为重度痴呆。④Hachiniski 缺血量表评分，得分 ≥ 7 分。⑤年龄 40 ~ 80 岁。⑥ADL 量表 > 20 分。排除短暂性脑缺血发作及蛛网膜下隙出血；合并失语症等不能做检测者，以及重要脏器衰竭者。其中男性 18 例，女性 12 例；年龄 48 ~ 79 岁，平均（63.60 ± 9.64）岁；轻度痴呆 16 例，中度痴呆 9 例，重度痴呆 5 例；脑梗死患者 21 例，脑出血患者 9 例；合并冠心病 9 例，高血压病 17 例，糖尿病 14 例；痴呆病程（17.30 ± 2.45）个月。中医临床证候参考中国中医药学会内科延缓衰老专业委员会制定的《血管性痴呆中医辨证量表》

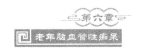

（SDSVD）评分，证型中含有肾精亏虚型 24 例，肝阳上亢 17 例，痰浊阻窍 5 例，瘀血阻络 9 例。肾精亏虚、肝阳上亢各自占总例数的 50% 以上。

【治疗方法】①基础治疗。参照 2005 年《中国脑血管病防治指南》进行抗血小板聚集、控制血压、控制血糖、控制血脂、饮食与活动控制等治疗。②基本方治疗。予以自拟育阴潜阳汤：龟板 25 g，石决明 25 g，龙齿 15 g，吴茱萸 15 g，生地黄 15 g，熟地黄 15 g，山药 12 g，何首乌 20 g，女贞子、墨旱莲各 15 g，丹参 15 g，淫羊藿 10 g，陈皮 10 g。肾精亏虚见腰膝酸软、骨软痿弱、齿动毛脱、舌淡苔薄、脉沉者加山茱萸肉、枸杞子；肝阳上亢见情绪易激惹、头胀痛、眩晕、烦躁口干、筋惕肉瞤、舌红、苔薄黄、脉弦者加珍珠壳、天麻；痰浊阻窍见神情呆滞、体胖头昏重、舌胖苔腻浊、脉滑、纳呆者加石菖蒲、砂仁；瘀血阻络见兼头痛、痛处固定不移、唇舌紫暗、脉涩者加桃仁、川芎。每日 1 剂，水煎取汁，日服 2 次。30 日为 1 个疗程，共 3 个疗程。治疗期间禁用其他改善脑血管性痴呆的药物。

【治疗绝技】育阴潜阳汤功能育阴潜阳，祛瘀通络。主治中风痴呆。症见神思迟钝，遇事善忘，定向不能，理解多误，计算力差等。

参 考 文 献

[1] 张柱权，莫换好 . 育阴潜阳法治疗中风痴呆 30 例 ［M］. 中国中医急症，2011，20（10）：1670.

陈威益气养阴方治疗老年血管性痴呆

【名医简介】陈威　深圳市人民医院　副主任医师

【经典名方】益气养阴方

组成：黄芪 120 g，当归 15 g，赤芍 10 g，天花粉 15 g，生地黄 15 g，地龙 10 g，川芎 10 g，生山药 15 g，红花 5 g，桃仁 15 g。

【学术思想】血管性痴呆是老年期痴呆的常见类型之一，为多次脑卒中或长期慢性脑缺血发生脑组织累积性损害所致。早期可表现为近记忆力减退，时间和地点定向功能障碍，人格改变、行为异常等精神障碍；随着病情的进展，智能缺损更加明显，直至出现严重的痴呆状态。

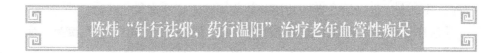

【诊断思路】根据《精神障碍诊断与统计手册》第4版中血管性痴呆的诊断标准。全部病例HIS量表大于7分以上，MMSE≤24分。全部病例有脑卒中病史和神经系统症状和体征。排除阿尔茨海默病及其他原因所致的痴呆，均无严重的心、肝、肾、血液系统疾病及重症糖尿病，无明显神经缺损如各种失语、失用、失认等。

【治疗方法】每日1剂，水煎服，15天为1个疗程，连用3个疗程。

【治疗绝技】益气养阴方功能益气养阴，活血通窍。主治血管性痴呆。

参 考 文 献

[1] 陈威，李雪华，李丽容，等. 益气养阴法治疗血管性痴呆疗效观察 [J]. 医学信息，2011，24 (6)：3299.

陈炜"针行祛邪，药行温阳"治疗老年血管性痴呆

【名医简介】陈炜　广西中医药大学第一附属医院　副主任医师

【经典名方】针行祛邪，药行温阳

组成：桂枝尖20 g，苍术20 g，南山楂15 g，茯苓10 g，陈皮10 g，法半夏15 g，三七20 g，丹参25 g，炙甘草10 g，生姜5 g。

【学术思想】血管性痴呆属中医"痴呆"范畴，早在《黄帝内经》中就有对于本病的论述。《灵枢·海论》云："脑为髓之海……髓海不足，则脑转耳鸣，胫酸眩冒，目无所见，懈怠安卧。"《灵枢·本神》云："肾，盛怒而不止则伤志，志伤则喜忘其前言。……肾藏精，精舍志。"脑为髓之海，肾主藏精，精生髓，《黄帝内经》中就已经认识到本病与肾精不足的密切关系。瘀血堵塞，使元神之府无法与脏器相连，精血不能供给元神之府，使脑窍空虚，最终导致记忆丧失形成呆证，所以治疗原则为祛邪。针灸处方中针刺百会、神庭、四神聪共达调理全身气机、运气消痰、化瘀通窍之功，针刺丰隆、足三里穴共达通窍醒神的作用。随着年龄增长，人体肾中元阳亏损，体质下降，导致人体内产生痰浊、瘀血等不良产物，阴阳失调，而脑血管疾病本身就是元阳矢位，向外溢出，进而加重病情，所以应在祛邪的同时给予温阳。中药桂枝尖与生姜共同起到温经脉、通阳气、祛寒湿的效果，茯

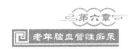

苓、法半夏、陈皮起到燥湿化痰、健脾散结的效果,丹参、炙甘草、苍术、三七共同达到活血化瘀、润燥健脾的效果,南山楂有消积化滞、活血散瘀的效果。全方共奏温阳燥湿、化痰健脾之功。

【诊断思路】西医诊断标准符合《精神障碍诊断和统计手册》第四版中血管性痴呆诊断标准,①发生多方面认知缺陷,表现为:记忆缺陷(不能学习新资料或不能回忆所学到的资料);至少有下列认知障碍之一:失语、失用(虽然运动功能没有问题,但不能执行动作)、失认(虽然感觉功能没有问题,但不能认识或识别物体)、执行管理能力的障碍(计划、组织、安排次序、抽象等)。②以上认知缺陷导致社交或职业功能缺陷,并可发现这些功能明显不如从前。③存在局限性神经系统体征与症状(如腱反射亢进、伸跖反射、步态障碍、某一肢体软弱);或有提示脑血管疾病的实验室依据(如涉及皮质及白质的多梗死)并可认为是此障碍的病因。④这些缺陷并非谵妄所致。中医证型辨证标准参照《中药新药临床研究指导原则》中痰瘀蒙窍型血管性痴呆诊断标准,主症:表情淡漠、神情呆滞;次症:口黏腻,头重如蒙、渴不欲饮、纳呆,舌体肥大、齿痕舌、苔厚且腻,脉滑数。符合主症及 2 项次症即可确诊。

【治疗方法】对照组给予常规奥拉西坦注射液[朗天药业(湖北)有限公司,国药准字 H20153030,规格 5 mL∶1.0 g]4~6 g/次溶于 5% 葡萄糖注射液或者 0.9% NaCl 溶液 100~200 mL 中静脉滴注,1 次/日,连续治疗 3 周。实验组在对照组治疗基础给予针灸和中药治疗,针刺:患者仰卧位于床上,采用直径 0.3 mm、长 7.5 cm 的针针刺,主穴为百会、神庭、四神聪,辅以丰隆和足三里,采取捻转及提插泻法刺入,进针 2.5 cm,30 秒/次,每隔 10 分钟行针 1 次,每次留针 30 分钟。所有药物均由南京中医药大学附属盐城医院中药房提供,1 剂/日,水煎,分早晚服,连续治疗 3 周。

【治疗绝技】"针行祛邪,药行温阳"之法治疗血管性痴呆疗效较好,可以有效改善患者的认知功能、日常生活活动能力、神经功能,并且不良反应少。

参 考 文 献

[1] 毕信亚,陈炜,王爱丽,等. "针行祛邪,药行温阳"之法治疗血管性痴呆疗效观察[J]. 现代中西医结合杂志,2021,30(27):3057-3060.

刘向哲健脾补肾活血方治疗血管性痴呆

【名医简介】刘向哲　河南中医药大学第一附属医院　主任医师

【经典名方】补肾活血方

组成：山茱萸30 g，熟地黄15 g，益智仁15 g，丹参15 g，石菖蒲12 g，远志10 g，当归10 g，三七10 g，制半夏8 g，陈皮8 g，砂仁6 g，炙甘草5 g。

【学术思想】中医理论认为脑血管性痴呆以肾虚为本，血瘀为标，血瘀是肾虚的必然结果，而血瘀的存在又加重了肾虚，故肾虚、血瘀互为因果，临床研究表明，肾虚血瘀的发生率与年龄呈明显正相关，故随着年龄递增，瘀滞体质的比例增加。老年血管性痴呆的发病机制有二，一是年老体衰，脏腑功能失调，加之脑血管病瘀血阻络所致；二是血瘀痰浊蕴生浊毒，影响神明，肾经难养脑髓，使脑神失养所致。补肾填髓、活血化瘀法治疗老年血管性痴呆，自拟补肾活血方，方中山茱萸、熟地黄滋阴养血，益精填髓，当归补血活血，共为君药；益智仁益髓增智，远志安神定智，丹参、三七活血化瘀，祛脑络之瘀阻，共为臣药；石菖蒲芳香化湿，醒脑开窍宁神，砂仁行气温脾使熟地黄等补而不滞，制半夏、陈皮健脾化痰醒脑，共为佐药；以炙甘草调和诸药，使补不助邪，攻不伤正。诸药合用，共奏补肾填精、活血养血、化瘀通络、醒脑益智之功，达标本兼治之效。

【诊断思路】肾虚血瘀是老年血管性痴呆的基本病机，而从西医角度讲，脑缺血是血管性痴呆的最主要病因，反复脑缺血可导致胆碱能神经元减少，脑内乙酰胆碱合成及胆碱受体随之减少，损害海马组织的缺血敏感区，造成基底前脑胆碱细胞及海马胆碱能投射纤维功能障碍，继而引发智能及认知功能障碍。现代药理学研究表明，丹参、三七可抑制血小板聚集，扩张脑血管，改善脑血流灌注；石菖蒲具有扩张血管、降压等作用，可改善记忆力；益智仁、远志可增加神经元数量、增强神经元活性，具有提高智力、改善记忆力的作用。

【治疗方法】对照组患者给予西药常规治疗，口服甲磺酸双氢麦角毒碱片2 mg，每日3次，尼莫地平缓释片60 mg，每日2次，吡拉西坦片0.8 g，每日3次，伴有高血压者同时口服血管紧张素转换酶抑制剂将收缩压控制在

150 mmHg 以下。观察组患者在对照组治疗基础上，加用补肾活血方。两组患者均以 30 日为 1 个疗程，连续治疗 2 个疗程。

【治疗绝技】补肾活血方可显著降低血管性痴呆患者全血高切黏度、全血中切黏度、全血低切黏度及血浆黏度，提示该方可能通过扩张血管、抑制血小板聚集、降低血液黏度、改善血流动力学等作用，提高患者大脑血液灌流量，从而改善患者的临床症状。

参 考 文 献

[1] 王晓丽. 刘向哲教授运用健脾补肾活血方治疗血管性痴呆经验［J］. 中国中医药现代远程教育，2020，18（2）：49－51.

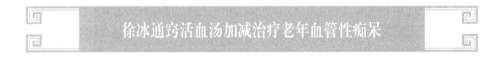

徐冰通窍活血汤加减治疗老年血管性痴呆

【名医简介】徐冰　陕西中医药大学附属医院　副主任医师

【经典名方】通窍活血汤加减（源自《医林改错》通窍活血方）

组成：麝香、当归、桃仁、红花、川芎、赤芍、丹参、葱白、生姜、大枣。

原文：方中赤芍、川芎行血活血，桃仁、红花活血通络，葱、姜通阳，麝香开窍，用黄酒煎药以通络，并佐以大枣缓和芳香辛窜药物之性。其中麝香味辛性温，功专开窍通闭，解毒活血（现代医学认为其中含麝香酮等成分，能兴奋中枢神经系统、呼吸中枢及心血管系统，具有一定抗菌和促进腺体分泌及兴奋子宫等作用），因而用为主要药；与姜、葱、黄酒配伍更能通络开窍，通利气血运行的道路，从而使赤芍、川芎、桃仁、红花更能发挥其活血通络的作用。

【学术思想】血管性痴呆是指由血管源因素导致脑区低灌注所致的认知功能障碍综合征，症状常缓慢发生，呈阶梯式进展，临床主要表现为认知功能障碍和神经功能障碍两方面。血管性痴呆早期病情相对稳定，以善忘、反应迟钝等智能缺损为主，多无行为异常，日常生活尚可自理；后期智能损害严重，常可伴有情志异常，病情波动大，甚可危及生命。本病可归属于中医学"呆病""善忘"等范畴，中医学认为先天不足、后天失养、年老肾虚、久郁不解、中风外伤均可导致人体脏腑功能失调，气血津液代谢失常，脑络痹阻，脑髓失养而发病。其中"瘀毒"是重要致病因素，二者积聚体内，相互衍化，互为因果是本病病情加重、缠绵难愈的核心病因病机，且严重影响患者日常生活，表现为烦躁、嗜睡、妄闻妄见、举止异常、昏不识人等症，因此从瘀毒论治血管性痴呆。

【诊断思路】 ①瘀与痴呆。"瘀"包括瘀血、血瘀及机体组织的积聚。瘀血是对"瘀"的高度概括，有狭义和广义之分，狭义的瘀血是指因血液运行不畅而产生的积血、蓄血等有形之瘀。广义的瘀血不仅包含狭义的瘀血，更泛指由于食滞、痰浊、情志刺激等病理因素导致血液运行不畅的病理状态，是一种无形之瘀，其性质、组成可发生改变。②毒与痴呆。"毒"在中医理论中具有丰富内涵，既指药物和药性，又是对机体产生毒害作用的致病因素或病理产物的总称。"毒"的致病力较强，易损伤脏腑，结于络脉，耗伤阴精，而使形体受损，或表现为筋肉枯萎，或表现为脏腑功能失调甚至衰减。"毒"具有浸润性、蔓延性，根据其侵犯的脏腑经络的不同，可出现各种病理变化与临床表现，因而造成"毒"的另一个致病特点是变化多端。

【治疗方法】 基于瘀毒分型论治血管性痴呆：在血管性痴呆迁延不愈的过程中，瘀血多兼气滞，毒邪煎熬阴津，形成气血精津阻滞不通、毒邪蕴结不解之象。故在治疗方面，活血化瘀兼调气机，清热解毒兼护正气，总以调和气血、扶正祛邪为法。根据瘀毒轻重程度的不同，血管性痴呆可分为3型论治。

（1）瘀重于毒。此型患者可表现为表情迟钝、言语不利、善忘，神呆不慧，常伴有面色晦暗、肌肤甲错，舌质紫暗或有瘀点、瘀斑，脉细涩。治疗总以理气活血、化瘀通络为法，方选通窍活血汤加减。常用药有麝香、当归、桃仁、红花、川芎、赤芍、丹参、葱白、生姜，黄酒浸泡后煎服。久病气血不足者，加熟地黄、黄芪；兼气滞者，加柴胡、枳壳；兼痰阻者，加枳实、胆南星；兼阴虚者，加熟地黄、制首乌；兼肾虚者，加补骨脂、益智仁。方中以麝香开窍醒神，川芎、赤芍行气活血，桃仁、红花化瘀通络，葱、姜、黄酒升散气血、通利血脉。其中麝香最为关键，然而当今麝香一味物稀价高，临证常用水蛭、全蝎、地龙等虫类药物代替。一方面可借虫类药搜风通络之性，促使脑府痰瘀之邪消散，现代药理研究表明全蝎、地龙、水蛭等药物具有较强的延缓血液凝结、溶解血栓、扩张血管作用，可用于脑梗死后痴呆的治疗；另一方面虫类药为血肉有情之品，有养精益髓的作用，符合肾虚髓亏的病机。而活血化瘀类中药可改善血液流变学，抗血栓形成，扩张外周血管，改善微循环，从而促进血液流通，达到祛瘀生新、疏通脑络、增加脑部供血、改善学习及记忆能力的目的。

（2）毒重于瘀。此型患者病情较重，表现为昏不识人、神呆遗尿、烦躁不安、妄言妄行，或颤动，或痉痛，舌质红绛、舌苔黄腻或积腐，脉弦数。此为毒邪亢盛、元神被扰、邪正斗争激烈之象。瘀毒之间相互转化导致病机复杂，病程迁延难愈，毒邪较甚，治疗应以清热解毒、开窍醒神为要，方选黄连解毒汤。黄连解毒汤由具有苦寒之性的黄芩、黄连、黄柏、栀子组成，能发挥泻火解毒通络作用，使毒邪去除，脑络畅通，气血充盈，脑髓、元神得养。现代研究发现，该方治疗血管性认知障碍的机制可能与其能调节血压、血糖、血脂等脑血管危险因素，抑制炎症反应、氧化应激等病理改变及发挥脑神经元保护作用有关。现代药理研究表明，黄连中的生物碱类之小檗碱能抗血小板聚集改善微循环、调节血脂预防动脉硬化、调节神经营养因子改善缺血再灌注损伤、抗感染清除氧自由基等。而黄芩、栀子中的黄芩苷、异栀子苷、栀子酮苷等成分同样具有抗动脉粥样硬化、减少炎症损伤、保护脑组织等作用。

（3）正虚毒恋。《灵枢·邪客》云："补其不足，泻其有余，调其虚实，以通其道而去其邪。"瘀毒病机从邪实强调治疗血管性痴呆过程中祛邪的重要性，但由于本病以肾精亏虚为本，病程迁延，病机复杂，气血亏虚的一面亦不可忽视。精血同源，血液瘀积故精血互滋乏源，津液生成来源不足，瘀血阻络又影响精津的正常输布，加之瘀毒易化火伤阴，可使正常的精津耗损过多，二者皆可加重肾精亏虚的病理状态。故临床在调理气血的同时，尤应重视顾护肾精。《医学心悟》提出："肾主智，肾虚则智不足。"此期虚实之证兼见，以虚证为主。患者可表现为反应迟钝、善忘、兴趣丧失，或动作笨拙，甚则腰膝酸软，脑转耳鸣，舌淡或瘦、有瘀点，脉沉细。主方选七福饮加减治疗。方中熟地黄补肾益精；人参、白术健脾益气，补后天以养先天；远志、酸枣仁化痰开窍、养心安神；当归、川芎活血祛瘀。诸药合用，共同发挥补肾益髓、活血通络、化痰开窍作用，使肾精充盛、气血和畅、元神得养、神机得用。临床研究表明七福饮能显著减少水迷宫试验大鼠的探索距离，增加穿越次数，改善认知障碍；还能减少大鼠海马组织的 Bax 表达，增加 Bcl-2 表达，抑制海马组织神经元的凋亡，改善学习记忆功能。方中熟地黄具有改善记忆力、促进造血、抗疲劳、增强免疫力等作用；人参可以增强学习记忆能力，改善心肌缺血，延缓机体衰老。

【治疗绝技】通窍活血汤加减治疗老年血管性痴呆。

【验案赏析】张某，男，65 岁。2020 年 5 月 21 日初诊。主诉：记忆力减退 2 月余。既往有脑梗死病史 1 年，规律口服阿司匹林肠溶片、阿托伐他汀钙片；有高血压病史 3 年，间断口服硝苯地平缓释片，近期血压控制尚可。自诉近 2 个月来，记忆力减退明显，近事遗忘较为突出，计算力、理解力减退，曾服用盐酸多奈哌齐片，疗效欠佳。刻诊：神情恍惚，目光呆滞，面色晦暗，思维迟钝，言语不利，舌质淡暗、有瘀斑、苔白腻微黄，脉细涩。智能检查发现连续计算"100 − 7"时反应迟钝，只能正确回答 1 次；不能完全回想起昨日三餐，MMSE 评分 14 分，生活部分自理。西医诊断：血管性痴呆；中医诊断：痴呆（瘀重于毒）。向患者及其家属宣教，防跌倒，防走失。嘱患者保持规律生活习惯，饮食宜清淡，避免情志刺激，适当安排智能训练。治以通络开窍、行气活血。予以通窍活血汤加味。处方：桃仁 10 g，红花 10 g，当归 15 g，赤芍 10 g，川芎 10 g，水蛭 6 g，地龙 10 g，香附 10 g，炒神曲 15 g，生姜 3 片，老葱 6 段，黄酒 250 g。7 剂。黄酒浸泡1 小时，后加水煎 400 mL，每日 1 剂，分早晚 2 次温服。2020 年 5 月 28 日二诊：家属代诉服药后仍神情恍惚，目光略呆滞，面色稍有改善，思维缓慢，在家人帮助下可正确回答家庭住址，计算"100 − 7"反应仍较迟钝，可连续 3 次计算正确，舌质淡暗、有瘀点、苔白，脉细涩。MMSE 评分 17分。效不更方，继服 14 剂，服法同前。2020 年 6 月 10 日三诊：患者反应速度较前明显增快，能快速准确计算"100 − 7"，记忆力较前明显改善，能独立回忆起近期发生的事情，面色稍红润。目光有神，MMSE 评分 21 分，日常生活基本能够自理。二诊方去桃仁、红花，加益智仁 10 g，黄精 10 g，熟地黄 10 g，党参 10 g，14 剂，服法同前。1 个月后随访，患者诉日常生活可自理，记忆力基本恢复，言语流利，计算准确，未诉特殊不适。

【按语】本案特色在于独辟蹊径，从"瘀毒"论治血管性痴呆。患者为老年男性，有中风病史，中风后血瘀气滞，瘀阻脑络，使脑气与脏气不相连接，而致痴呆，《吴鞠通医案·中风》云"中风神呆不语，前能语时，自云头晕，左肢麻，口大歪"；且瘀久化火，形成瘀毒，使火炎髓竭，元神渐昏，加重痴呆。其面色晦暗，思维迟钝，言语不利，舌质淡暗、有瘀斑、苔白腻微黄，脉细涩皆为脑络瘀阻、元神受扰之象。故以地龙、水蛭逐瘀通络，桃仁、红花、赤芍、当归活血化瘀，川芎、香附增加理气作用，达到

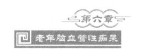

"气行则血行"的目的，加用炒神曲防止地龙、水蛭碍胃，辅以老葱、生姜、黄酒升散气血，通利血脉，使活血化瘀之药力上达。全方共奏通络开窍、行气活血之功，气血宣通则五脏安和，神机自用。二诊效佳故守方继服，三诊患者瘀血之象明显减轻，故去桃仁、红花，但老年患者肾气衰减，加之久病耗损，故加益智仁、黄精、熟地黄、党参以补益人身之精气血，临床效果较为满意。

参 考 文 献

[1] 关银瑞，钟艺鸣，毛美玲，等．从"瘀毒"论治血管性痴呆［J］．江苏中医药，2021，53（8）：64-67.

钱占红抵当汤与通窍活血汤合方治疗老年血管性痴呆

【名医简介】钱占红　内蒙古医科大学中医学院中医临床基础教研室教授

【经典名方】抵当汤与通窍活血汤合方（源自《伤寒论》）

组成：水蛭 12 g，虻虫 6 g，桃仁 10 g，大黄 3 g，赤芍 3 g，川芎 3 g，红花 9 g，老葱 3 根，生姜 9 g，大枣 7 枚，冰片 2 g，黄酒 250 mL。

原文：水蛭（熬）三十个、虻虫（去翅足，熬）三十个、桃仁（去皮尖）二十个、大黄（酒洗）三两（45 g）。

【学术思想】随着中国向老龄社会的转变，临床观察老年人患脑血管疾病的人数及发病率都在不断增加，严重影响老年人的健康生活。越来越多的血管性痴呆患者接受中医、中西医结合治疗取得了显著疗效。一般来说，如能够积极有效治疗，血管性痴呆的预后好于老年痴呆症，一定程度上可以预防。通过学习中医经典理论，并与临床实践相结合，寻找具有确切疗效的中医药治疗血管性痴呆的方法，对于减轻患者的认知功能损害，提高患者的生活质量具有重要意义。《伤寒论》第 237 条首提"阳明蓄血"致"其人喜忘"的理论，仲景用破血逐瘀之法治疗"喜忘"，后世医家将该治法加以发挥，但均不离"阳明证，其人喜忘者，必有蓄血"之理论。从中医经络理论、现代脑肠轴理论认识到脑肠相关；研究也表明阳明蓄血与现代医学中血管性痴呆密切相关。

【诊断思路】 血管性痴呆，广义上指各种脑血管病（包括缺血性脑血管病、出血性脑血管病及脑缺血缺氧性损害等）导致的临床或亚临床脑血管损伤，继而引起的以大脑记忆、认知、行为等渐进获得性智能障碍为主要症状的临床综合征。根据临床表现，属于中医学"呆病""健忘""善忘"等。究其病因，《伤寒论》中仲景认为内有瘀血和腑气不通是导致喜忘的重要因素。

【治疗方法】 阳明蓄血致喜忘治法：

（1）破血逐瘀法。《伤寒论》第237条明确指出健忘是由于"久瘀"导致的，用破血逐瘀、通腑泄下的抵当汤进行治疗。《普济方》中的记载也是采用化瘀活血法治疗蓄血造成的健忘等症，方选用大黄芍药汤（出自《圣济总录》）、茯苓丸及芍药地黄汤。本科教材《中医内科学》在"痴呆"的辨证论治中也列"瘀阻脑络"一证，方用"通窍活血汤"，能够显著提高瘀血内阻型血管性痴呆患者的生活能力和认知功能。现代临床医家认为阳明蓄血是导致痴呆的重要病机之一，以仲景阳明蓄血其人善忘理论为基础，继承经典化瘀泄热组方思路，结合临床经验，以抵当汤、桃核承气汤等方为基础方加减治疗瘀热互结之痴呆。还有运用当归芍药散、血府逐瘀汤及自创活络聪明汤配合针灸，随证加减从阳明蓄血论治老年性痴呆效果显著。临床中根据患者实际病情可以中西医联合治疗血管性痴呆，运用通窍活血汤化裁联合奥拉西坦能够有效改善瘀血阻窍证血管性痴呆患者的临床症状，利于改善其脂质代谢，提高其认知能力、日常生活行为能力，疗效确切，值得临床广泛推广运用。既然是"久瘀"，那就说明两个问题：一是这个瘀血并不是一时形成的，是日积月累，从量变到质变的结果；二是病位较深，一时难以祛除。对于这种瘀血，普通活血药自然是杯水车薪，隔靴搔痒，不能取效。不过抵当汤在这里给了临床借鉴，医者可以考虑用破血逐瘀的虫类药治疗，水蛭、虻虫、土元之类，以其走窜之性，剔除在里久留之瘀血，且无燥烈之弊。当然，应用时还要灵活变通，如可以制成丸剂或者胶囊服用，少量常服，以峻药缓用；对于年老体弱，不胜攻伐者，又应当攻补兼施。

（2）通腑畅气法。《伤寒论》将"喜忘"定位为阳明病，《黄帝内经》也认为其是"胃肠实"，可见畅通腑气应是治疗"喜忘"的另一种方法。因六腑以通为用，以降为顺，后世又有六腑以通为补的说法。《素问·五脏别论》指出"魄门亦为五脏使"，强调大便的通畅、肠腑的调和，具有调理五脏、调节气机的作用。《素问·示从容论》针对老年人胃肠之气渐衰，容易产生积滞的情形，提出"年长则求之于腑"的治养法则。这一点启示应该有两个方面：治疗上注重通腑气，如果喜忘或痴呆患者伴有大便不通的情况，应当首先治疗便秘，当大便通畅之后，病情可能自然会有所缓解。还可在辨证论治的基础上，加上通泻的药物，也许会达到意想不到的效果。泻法在血管性痴呆的预防、治疗过程中的作用不可忽视。通过调畅大便预防健忘和痴呆，特别是老年人，脏腑之气渐衰，津液亏乏，胃肠蠕动较差，饮食等积滞容易积留肠中，影响腑气的通畅。此时要通过饮食、锻炼甚至服用药物的方法改善肠道功能，预防健忘和痴呆的发生。

【治疗绝技】仲景认为内有瘀血和腑气不通是导致喜忘的重要因素，故将破血逐瘀、通腑畅气之治疗大法用于血管性痴呆疾病的临床防治，取得了一定的研究进展，因其疗效肯定，这对进一步阐明从阳明蓄血防治血管性痴呆疾病具有重要的临床指导意义。

【验案赏析】以《王付经方医案》中一则验案加以说明。患者，女，75岁。其女代诉：原有多年慢性胃炎病史，冠心病、脑动脉硬化病史，半年前CT检查又确诊为轻度脑萎缩，多次住院治疗，症状未能得到有效控制，近因病情加重前来诊治。刻诊：头痛，顽固性健忘，胃痛如针刺，固定不移，面色晦暗，形神痴呆，不能言语，两手颤抖，不能行走，舌边紫暗，苔薄，脉沉涩。中医辨证：瘀阻清窍证。治疗以祛瘀通窍为原则。方用抵当汤与通窍活血汤合方：水蛭 12 g，虻虫 6 g，桃仁 10 g，大黄 3 g，赤芍 3 g，川芎 3 g，红花 9 g，老葱 3 根，生姜 9 g，大枣 7 枚，冰片 2 g，黄酒 250 mL。12剂，每日 1 剂，水煎 2 次，合并分 3 次服。三诊时头痛明显好转，言语稍微变清楚，神态好转，又以前方治疗 60 余剂，症状解除，之后，以前方变汤剂为散剂，每次 10 g，每日 3 次服，以巩固疗效。

【按语】王付教授认为辨治顽固性健忘，不能仅局限于养心安神，应考虑活血化瘀。按《伤寒论》第 237 条原文中"喜忘"病机是瘀血留结，肆虐于心，导致心神不得阴血且有瘀血郁遏。案中患者主症辨为瘀阻清窍证，以抵当汤破血逐瘀；以通窍活血汤活血通窍，方方合用，疗效倍增。

参 考 文 献

[1] 丁鑫，钱占红. 从《伤寒论》阳明蓄血喜忘谈血管性痴呆的中医治疗 [J]. 环球中医药，2021，14（10）：1839-1841.

第七章 脑萎缩

【名医简介】崔文堂　开封市祥符区第二人民医院　主任医师

【经典名方】健脑汤

组成：生地黄 20 g，锁阳 10 g，山萸肉 10 g，何首乌 10 g，茯苓 10 g，泽泻 10 g，全瓜蒌 30 g，田大云 30 g，枳壳 10 g，丹参 20 g，淫羊藿 30 g，石菖蒲 10 g，远志 10 g，双钩藤 30 g，羚羊角粉 0.6 g（冲服）。

【学术思想】脑血管性痴呆是老年人高发病之一，本病主要是多次发作的脑梗死所致，是在动脉粥样硬化的基础上出现多发性脑血管闭塞，使脑部组织缺血缺氧，脑组织受到累积性伤害而出现痴呆。中医学认为血管性痴呆属"痴呆"范畴，作者认为血管性痴呆的发生与肝肾亏虚、肝阳化风、痰瘀阻窍有关，属本虚标实。

【诊断思路】血管性痴呆诊断标准：①痴呆；②脑血管病变；③以上两者有密切联系，痴呆和脑卒中在时间上有密切联系，通常卒中后 3 个月内发生痴呆，根据临床病史、神经系统检查及神经影像学检查表明有 2 次以上脑卒中或有 1 次时间上与痴呆相关的脑卒中，CT 或 MRI 表明小脑外至少有 1 个缺血灶，有血管危险因素（高血压、糖尿病）者考虑为血管性痴呆的诊断。中医诊断依照《中药新药临床研究指导原则》血管性痴呆的诊断标准，症见：健忘，语言欠流利，口角流涎，神情倦怠，纳差，嗜睡，二便调，舌质暗，苔薄白腻，脉沉细。

【治疗方法】治疗组给予自拟健脑汤，水煎温服，早晚各 1 次，每次 200 mL，兼夹症适当加减；对照组给予长春西汀片 5 mg，每天 3 次，10 日为 1 个疗程，连续 4 个疗程，观察两组疗效。

【治疗绝技】健脑汤功能滋补肝肾，化痰逐瘀，开窍醒神。主治血管性痴呆。症见健忘，语言欠流利，口角流涎，神情倦怠，纳差，嗜睡，二便调；舌暗，苔白腻，脉沉细。

参 考 文 献

[1] 崔文堂. 健脑汤治疗脑血管性痴呆患者 60 例疗效观察［J］. 临床合理用药，2011，4（32）：45－46.

王永炎心脑并治、攻补兼施法治疗脑心综合征

【经典名方】小陷胸汤加承气辈，芒硝可不用

组成：黄连 6 g，法半夏 15 g，瓜蒌 30 g，大黄 10 g，胆南星 6 g，丹参 15 g，浙贝母 10 g。

【学术思想】脑髓为元神之府，诸神之主，奇恒之腑，在脏在腑，值得重视。同意将此类疾病剔除于中经络、中脏腑之外。胸闷只有 1 次，但较重，中医可笼统诊为胸痹心痛，亦是本虚标实，阳微阴弦，心气心阳不足，痰瘀互结，也有化热趋势。给予小陷胸汤加承气辈，芒硝可不用。

【诊断思路】脑梗死急性期，右上肢麻木力弱伴步态不稳、向右斜行，右眼视物不清、右眼向左转动困难。

【治疗方法】痰瘀化热形成腑实，宜先予通腑化痰。病性为本虚标实，定位在肝肾脾气阴两虚，虚风内动，痰热内生，风痰上扰，壅滞清窍。脑髓为元神之府，脑有九宫，中为泥丸，泥丸宫病变较重，有突然恶化的趋势，应估计到有突然中脏腑的可能。给予小陷胸汤加承气辈，芒硝可不用。

【治疗绝技】心脑并治、攻补兼施法治疗脑心综合征。

【验案赏析】胡某，男，64 岁。主因"右上肢麻木力弱伴右眼视物不清 3 天"于 1990 年 8 月 29 日入院。现病史：患者于 1990 年 8 月 27 日凌晨起床后，即感右上肢发麻、力弱，右眼向左转动困难、视物不清，步态不稳、向右斜行，心下有憋闷感，于北京某医院就诊。查血压 190/105 mmHg，四肢肌力、肌张力正常，头颅 CT 显示脑萎缩，诊为脑梗死、脑出血待排。

予以甘露醇静脉滴注及支持疗法，并予以硝苯地平、降压片等药。留观 2 日后，患者感右眼转动及视物不清等症稍好转，血压有所下降，为求中医诊治遂入住我院。现症见：右上肢麻木、力弱，右眼视物不清、转动欠灵活，步态不稳、向右倾斜，纳眠欠佳，小便黄，大便 3 日未行。舌暗红，苔黄腻，脉弦滑。既往体健。查体：神清；右眼视物不清，无明显复视，右眼向左转动欠灵活，视野缩小；右侧眼裂稍增宽，左侧鼻唇沟变浅，伸舌右偏，悬雍垂稍向右，咽反射稍迟钝；右上肢力弱，余无明显异常。心电图示胸导联广泛 ST 段上抬，病理性 Q 波。入院诊断：中医诊断为中风之中经络（风痰阻络）。西医诊断为右上肢麻木、力弱，脑梗死可能性大，脑萎缩，脑动脉硬化，高血压病 III 期。入院治疗：中医拟化痰通络之法，予以化痰通络汤加减。处方：天麻 10 g，法半夏 10 g，白术 10 g，胆南星 6 g，茯苓 15 g，赤芍 10 g，丹参 20 g，桃仁 12 g，当归 15 g，鸡血藤 15 g，桑枝 10 g，甘草 6 g；并予以清开灵注射液静脉滴注。西医治疗予硝酸异山梨酯口服，静脉滴注极化液。1990 年 8 月 31 日王永炎教授查房指出，患者 CT 示脑萎缩，提示了中医"脑髓消"的病机。入院中医诊断为中风之中经络（风痰瘀血、闭阻脉络）。患者有眼震可视为风象，痰热征象亦确实。其有痰瘀化热形成腑实的倾向，宜先予通腑化痰。病性为本虚标实，定位在肝、肾、脾，气阴两虚，虚风内动，痰热内生，风痰上扰，壅滞清窍。脑髓为元神之府，诸神之主，奇恒之腑，在脏在腑，值得重视。同意将此类疾病剔除于中经络、中脏腑之外。脑有九宫，中为泥丸，泥丸宫病变较重，有突然恶化的趋势，应估计到有突然中脏的可能。胸闷只有 1 次，但较重，中医可笼统诊为胸痹心痛，亦是本虚标实，阳微阴弦，心气心阳不足，痰瘀互结，也有化热趋势。予小陷胸汤加承气辈，芒硝可不用。处方：黄连 6 g，法半夏 15 g，瓜蒌 30 g，大黄 10 g，胆南星 6 g，丹参 15 g，浙贝母 10 g。西医诊断需高度重视脑心卒中。原因还是动脉粥样硬化、缺血，属梗死性质。涉及脑桥、基底动脉，核心在脑桥上、前半部、腹侧面的不完全梗死。脑突然的椎基底动脉梗死可能性小。心脏情况从 ECG 看面积较广泛，前下后壁以缺血改变为主，已有损伤的电位，应考虑是先于脑血管病变，还是脑梗死后心肌缺血损伤。值得警惕其三大并发症（心源性休克、心律失常、心功能不全）；观察血压、心电图、乳酸脱氢酶改变，如 R 波恢复，缺血改变逐渐恢复，则属脑心卒中。同意目前西医治疗。1990 年 9 月 6 日王永炎教授查房，分析心电图中的 Q 波源于陈旧性梗死；而目前 ST-T 的改变是由于脑梗死即脑桥动脉梗死，导致的血管调节功能的障碍，使心肌缺血而致（左前降支）。初步诊断为急性缺血性心脑综合征。应注意酶学的变化，每日复查心电图，患者可适当活动。给予白人参粉、三七粉装胶囊口服。并拟中药化痰通络处方：枳壳 10 g，天麻 10 g，清半夏 15 g，浙贝母 10 g，瓜蒌 15 g，丹参 15 g，香附 10 g，赤芍 15 g，郁金 10 g，琥珀（分冲）2 g，陈皮 15 g，石菖蒲 6 g，钩藤 6 g。1990 年 9 月 11 日查房时患者病情平稳，未出现明显胸闷及心中不适感。中药继守前法。1990 年 9 月 27 日王永炎教授查房，患者一般情况好，病情稳定；唯右侧胸胁部发紧、麻木。遂予晚蚕沙 10 g，皂角子 6 g 以柔筋舒络化浊。1990 年 9 月 28 日患者胸胁部紧张感有所缓解，余无明显不适。1990 年 10 月 7 日患者病情好转出院。

【按语】本案脑心综合征诊断治疗过程看似平淡无奇，其实内蕴深意。王院士在中医与西医、心与脑、正与邪、攻与补之间的信手拈来之诊治，因恰如其分使患者转危为安而不落痕迹。患者为脑梗死急性期，右上肢麻木力弱伴行走步态不稳、向右斜行、右眼视物不清、右眼向左转动困难，同时出现心下憋闷感，心电图示胸导联广泛 ST 段上抬，病理性 Q 波。王院士指出，本例中风应为急性缺血性脑心综合征。尽管入院时肢体瘫痪不著，然而结合心脑的双重损伤，王教授指出要重视心脑卒中，动态监测心电图、酶学变化。定位考虑为脑桥上部、前腹侧，脑桥动脉梗死（CT 未显示，而当时头颅 MRI 未普及）。中医诊断排除在中风之中经络、中脏腑之外（意为类中风）。治疗结合心下憋闷、大便 3 日未行、舌质红苔黄腻、脉弦滑属阳微阴弦、心阳不足、痰瘀互阻、化热趋势，予以小陷胸汤合星蒌承气汤，清化痰热、开胸散结、通腑通络治疗，热去继以化痰通络汤剂并人参三七粉益气化瘀，可谓心脑同治，标本兼顾、祛邪不忘扶正，故病势向愈。

【治疗绝技】心脑并治、攻补兼施法治疗脑心综合征

参 考 文 献

[1] 谢颖桢. 王永炎院士神经内科病证实验录 [M]. 北京：中国中医药出版社，2018.

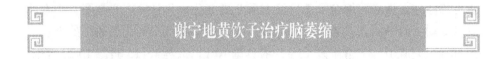

谢宁地黄饮子治疗脑萎缩

【名医简介】谢宁　黑龙江中医药大学　教授

【经典名方】地黄饮子

组成：熟地黄、山茱萸、肉苁蓉、巴戟天、附子、肉桂、石菖蒲、远志、茯苓、薄荷等。

【学术思想】老年脑病病位在脑，以老年人多见。中医学认为肾为先天之本，藏精生髓，髓聚于脑，以及年四十阴气自半。老年人肾精亏虚，髓海不足，各脏腑功能均出现衰退，故又容易导致痰瘀的产生。因此，老年脑病的病因病机可以概括为肾虚髓亏，痰瘀阻窍。地黄饮子是古代经典名方，《黄帝素问宣明论方》中记载本方治疗肾之阴阳两虚及痰浊蒙蔽清窍所导致的喑痱证，该证临床表现为舌强不能语和足废不能用，因此根据中医异病同治的原理，凡属于肾阴、肾阳亏虚，痰浊蒙蔽清窍的疾病均可以根据具体情况使用地黄饮子及其加减方进行治疗。地黄饮子方中补肾阴的药物包括熟地黄、山茱萸补肾阴，填肾精；麦冬、五味子、石斛敛液滋阴，增强补肾阴的功效。补肾阳的药物包括肉苁蓉、巴戟天、附子、肉桂温养肾阳；远志、茯苓、石菖蒲配伍既能交通心肾，又可开窍化痰；加入薄荷，借其轻清疏散特性来增强解郁开窍的功效；生姜、大枣，能够调和诸药、调和阴阳气血。上述诸药合用，则能够滋肾阴、温肾阳、交心肾、化痰开窍。而地黄饮子的功用又符合老年脑病以肾虚为本、痰浊瘀血为标的病机。

【诊断思路】脑血管性痴呆是指各种脑血管性疾病所引起的认知功能的障碍，既包括脑梗死、脑出血等引起的显性脑血管疾病，也包括脑白质疏松、慢性脑缺血等导致的非显性脑血管疾病，高血糖、高血压、高血脂是这两种脑血管疾病的主要诱发因素。

【治疗方法】阿尔茨海默病又被称为老年性痴呆，主要临床特征为记忆、认知及行为功能等障碍且病情呈进行性加重。中医学认为阿尔茨海默病的病位在脑，主要病机为本虚标实，其中以肾虚髓亏为本、痰瘀痹阻脑络为标。中医古籍中没有老年脑病这个病名，但根据临床表现中医学将其归属于痴呆、颤证、中风、头痛、眩晕等疾病的范畴，现代医学则认为老年脑病主要包括阿尔茨海默病、脑血管性痴呆、帕金森病、脑萎缩等。地黄饮子能够补肾化痰开窍，方中熟地黄、山茱萸补肾阴填精健脑；肉苁蓉、巴戟天、附子、肉桂温肾阳；石菖蒲、远志、茯苓、薄荷化痰开窍，交心肾，解郁。综上所述，地黄饮子的主治功用符合老年脑病以肾虚为本、痰瘀为标的病因病机，所以根据临床实际加减运用地黄饮子可以用于老年脑病的治疗。

【治疗绝技】地黄饮子治疗脑萎缩。

参 考 文 献

[1] 谢芳，谢宁．地黄饮子治疗老年脑病的临床研究进展［J］.吉林中医药，2019，39（8）：1105 – 1108.

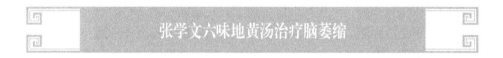

张学文六味地黄汤治疗脑萎缩

【经典名方】六味地黄汤（源自《小儿药证直诀》）

组成：熟地黄、牛脊髓各 30 g，龟板 20 g，茯苓、人参、山茱萸各 12 g，山药、黄精、石菖蒲各 15 g，泽泻 6 g，丹皮 9 g，天麻、益智仁各 10 g。

主治：原治小儿发育不良，表现为立迟、行迟、发迟、齿迟、语迟的"五迟"证。至今为止，其适应范围已不再局限于小儿"五迟"，而可广泛应用于各种病证。

【学术思想】张老师认为传统中医虽无"脑萎缩"病名，但与脑萎缩相关的论述可见于痴呆、虚劳、郁证、健忘、眩晕等。《灵枢·海论》云："脑为髓之海……髓海有余……髓海不足，则脑转耳鸣。"《辨证录》曰："人有老年而健忘者，近事多不记忆，虽人述其前事，犹若茫然，此真健忘之极也。"《医林改错》指出："脑气虚，脑缩小，脑气与耳窍之气不接，故耳虚聋；耳窍通脑之道路中，若有阻滞，故耳实聋。""小儿无记性者，脑髓未满；高年无记性者，脑髓渐空。"《杂病源流犀烛·中风》有"中风后善忘"之说，叶天士《临证指南医案》指出："初起神呆遗溺，老人厥中显然。"张老师基于中医对脑的生理病理的认识，认为脑萎缩的病理关键是虚、瘀，中医可定义为脑萎。

【诊断思路】张老师认为脑萎缩证治总以滋肾荣脑为要，但应据其虚实夹杂不同，分证辨治，不可一味补肾填精，当补气和血、祛瘀利水、解郁化痰、益肾活血，盲目大剂滋补则反生壅堵，使清窍益虚，瘀阻益重，适得其反。脑萎缩属慢性疑难病，治疗宜缓图治，否则欲速不达。只有痰化瘀去，血脉流利，方可使气血上汇于脑，脑才得充养。本病初起常是阴血耗伤，肝肾不足，阴虚肝热，脑脉不利，治疗以滋阴清肝、化痰通络为主。继续发展，虚证明显，治疗以益气活血、填精益髓、化痰通络为主。对于脑萎缩的辨证治疗，张老师主要从以下证型辨证论治。

【治疗方法】 ①肝热血瘀证：临床表现为记忆力减退、反应迟钝，头痛、有沉重压迫感，舌暗红、苔黄、舌下脉络曲张，脉沉弦。治以滋阴清肝、活血通络为法。方用张老师经验方清脑通络汤加减。决明子、菊花清肝脑之热，平肝潜阳；水蛭、川芎、赤芍、山楂、丹参化瘀，通经络；磁石平肝潜阳，川牛膝补肝肾、化瘀血，引血下行；地龙、豨莶草活血通络；且山楂配决明子化浊降脂。反应迟钝加胆南星、石菖蒲、郁金开窍醒神，记忆力减退加山茱萸、熟地黄、何首乌、益智仁、远志补肝肾、益智。严重者可动风，表现为口干、眩晕、肢麻、步态不稳、手足抽搐或肢体震颤，舌红或舌暗红，脉弦硬或弦细。治宜滋阴息风，方用加减滋水清肝饮。加减滋水清肝饮是张老师经验方，以六味地黄汤（熟地黄易为生地黄）滋养阴液，加白芍养血柔肝，柴胡、山栀子清肝热，酸枣仁养血安神，天麻、僵蚕、钩藤平肝息风止痉，龟板、石决明滋阴潜阳，丹参活血化瘀。大便干结加女贞子、决明子养阴润肠通便。②肾虚血瘀证：临床主要表现为胫酸，眩冒，脑鸣耳响，健忘，失眠多梦，行为迟缓，或呆不识人，舌有瘀斑、瘀点，舌底脉络迂曲。偏阴虚者，烦躁不安、咽干、口干不饮、目干涩、皮肤干燥，舌红少苔，脉弦细数。偏阳虚者，临床表现为怕冷、四肢不温，小便清长，舌胖淡，脉沉细。治以滋补肝肾、补髓健脑。偏阴虚者用新加杞菊地黄汤加减，本方是张老师经验方，以六味地黄丸补肝肾之阴以治其本，加枸杞子补肝肾、明目，决明子、菊花清肝热、疏脑热、明目；磁石滋肾水、平肝潜阳；川牛膝、川芎活血化瘀，且牛膝引血下行；山楂健脾活血、化浊降脂。失眠加酸枣仁、夜交藤养心安神；记忆力减退加远志、石菖蒲开窍益智；震颤加龟板、鳖甲；腰膝酸软加杜仲、山茱萸补肝肾、壮筋骨。偏阳虚者用肾气丸加减，以肾气丸加鹿角胶、桑寄生补肾助阳，加鹿衔草、川芎、丹参、山楂、赤芍活血化瘀。大便干结加女贞子、决明子养阴润肠通便。③气虚血瘀证：临床主要表现为懒言，神疲乏力，口唇紫暗，肢体麻木或手足痿软，健忘，行为迟钝，口干欲饮，语言颠倒，或久病反复加重，舌质紫暗或有瘀斑、瘀点，苔薄白，脉弦细或涩。治以益气活血、通络醒脑，方用通脉舒络汤加减。本方是张老师经验方，以黄芪健脾补气，升清养脑；红花、川芎活血化瘀；丹参活血养血；地龙活血通络；川牛膝补肝肾、活血化瘀，且引血下行；山楂健脾活血、化浊降脂，活血化瘀；桂枝温经行瘀，通阳化气。神疲乏力、少气懒言加党参益气，健忘、沉默寡言加石菖蒲、郁金、益智仁开窍醒神、益智，小便失控加益智仁补肾固涩，共济失调加黄精、全蝎养阴息风，视物不清加菊花、枸杞子补肝肾、明目。亦可用补阳还五汤加桂枝、丹参、鸡血藤、路路通活血化瘀。④颅脑水瘀（痰瘀互结）证：本证多见于中风后脑萎缩，临床主要表现为头胀重眩晕，胸闷短气，言语不清，口角流涎，倦怠嗜卧，肢体麻木或沉重，或神情呆滞、肢体抽搐或偏瘫、失语，舌淡苔白腻，脉滑。治宜活血化瘀、利水化痰、开窍醒脑，方用脑窍通方或通窍活血利水汤加减。脑窍通方是张老师经验方，以半夏、陈皮、竹茹、胆南星化痰；茯苓健脾渗湿，以杜痰源；郁金、枳壳伍陈皮行气开郁，气行则血行；石菖蒲芳香化浊开窍；丹参、川芎、山楂活血化瘀。胸闷加瓜蒌，腹胀痞满加枳实、莱菔子，抽搐加地龙、僵蚕化痰通络、息风止痉。通窍活血利水汤亦是张老师的经验方，以麝香通窍活血，通阴达阳；川芎行气活血，增强麝香开窍之功；赤芍、桃仁、红花活血化瘀；丹参养血活血；水蛭活血化瘀且息风止痉；茯苓、白茅根利水消肿，减轻颅内高压和脑水肿；川牛膝滋补肝肾以固本，活血通络、引血水下行以治其标；葱白、黄酒辛散，既能活血通脉、通达阴阳，又能引药上达病所。如缺麝香，用郁金、白芷代替；痰涎壅盛加竹沥、胆南星、天竺黄化痰开窍，血压高加磁石、钩藤、天麻潜阳降压。

【治疗绝技】 张学文大师辨治脑萎缩，紧扣病机，立足虚、瘀、痰，圆机活法，丝丝入扣，经验独到，可资效法。

【验案赏析】 郭某，女，62岁，2014年4月25日初诊。患者5年前不明诱因出现神志不清，不能回答所问问题，哭笑无常，记忆力差，不能认路，可认识家庭成员，不言语，生活基本不能自理，弄舌，经常走失，来诊前刚刚走失，家人多方寻找将其找回。当地医院诊断为"脑梗死，脑萎缩"。眠可，二便调，舌质暗红苔薄白，舌下脉络迂曲，脉弦细略滑数，血压正常。张老师将其辨证为血瘀痰阻，清窍失养。治则：活血化痰通窍。方拟菖蒲郁金汤加减：石菖蒲10 g，郁金12 g，天麻12 g，天竺黄10 g，浙贝母 10 g，瓜蒌 12 g，薤白 10 g，姜半夏 10 g，远志 6 g，丹参 15 g，肉苁蓉 12 g，茯神 15 g，生甘草 6 g，15 剂，清水煎服，日 1 剂，早晚分服，药渣加水煎煮后泡脚 1～2 次/日。二诊时已可对答问题，仍弄舌，大便不成形，舌质红苔薄白，舌下脉络迂曲，脉弦细略数。上方去肉苁蓉、丹参、瓜蒌，加胆南星 10 g，水蛭 5 g，山药 12 g，15 剂。三诊时已可对答问题，仍弄舌，大便偏稀，舌质红苔薄白，舌下脉络迂曲，脉弦细略数。上方加黄连 6 g，炒白术 10 g，15 剂。四诊时对答问题较前有条理，弄舌较以前改善，手足心发热汗出，服药后腹泻 3～4 次/日，便不成形，量少，小便可，舌质红苔薄白，舌下脉络迂曲，脉弦细略数。上方加炒苍术 10 g，炒扁豆 15 g，15 剂。五诊时对答问题较前有条理，弄舌较以前改善，手足心发热汗出，服药后腹泻 2～3 次/天，大便不成形，量少，小便可，舌质红苔薄白，舌下脉络迂曲，脉弦细。上方去天竺黄、苍术，加白芍 12 g，五味子 10 g，黄连 10 g，15 剂。六诊时对答问题较前有条理，弄舌较以前改善，手足心发热汗出减少，服药后大便基本成形，日 2 次，小便可，舌质红苔薄白，舌下脉络迂曲，脉弦细。去薤白、浙贝母，加柏子仁 15 g，山茱萸 10 g，30 剂。七诊时对答问题很有条理，弄舌基本已无，手足心发热汗出消失，二便调，舌质红苔薄白，舌下脉络迂曲，脉弦细。上方去黄连，加益智仁 12 g，30 剂。八诊时对答问题很有条理，弄舌基本消失，二便调，舌质红苔薄白，舌下脉络迂曲，脉弦细。上方去扁豆，加丹参 15 g，30 剂。九诊病情无特殊变化，上方加疏肝解郁、化痰健脾、益肾醒脑通窍之药，以善后巩固。处方：石菖蒲 30 g，郁金 30 g，天麻 30 g，柏子仁 30 g，丹参 30 g，夜交藤 30 g，合欢花 30 g，川芎 30 g，茯神 30 g，焦三仙 30 g，炒栀子 30 g，远志 15 g，浙贝母 30 g，红花 15 g，续断 30 g，益智仁 30 g，姜半夏 30 g，炒白术 30 g，山茱萸 30 g，白芍 30 g，五味子 30 g，胆南星 30 g，水蛭 15 g，山药 30 g，杜仲 30 g，上药共为细粉，炼蜜为丸，每日早晚各服 9 g。服丸药期间，病情比较平稳，食纳可，眠可，大便可，小便正常，一切复常。1 年后随访，病情基本已瘥，已经可以记起前事，从事简单家务。

【按语】本案针对脑萎缩痰瘀互结、蒙蔽清窍证，治以活血化痰通窍，以菖蒲郁金汤随证加减。患者女性，年过八七，年老体衰，肝肾不足，气血虚弱，因虚致瘀，瘀阻脑络，故脑梗死；肝肾不足，气血亏虚，脑络瘀阻，则上输不足，髓海失于充养，故脑萎缩。血水相关，血不利则为水生痰，脑络瘀阻则津液停滞为水生痰，痰瘀互结，闭阻清窍，则元神失明，神用无方，故神志不清、哭笑无常、不能回答问题、记忆力差、不能认路、不言语。因此，治以活血化痰通窍，病证结合、方证相应、药随证变，故取效。

参 考 文 献

［1］董斌，刘绪银，张宏伟，等．国医大师张学文辨治脑萎缩经验［J］．湖南中医药大学学报，2017，37（7）：697-699.

许敬春启智汤治疗脑萎缩

【名医简介】许敬春　吉林省人民医院　副主任医师

【经典名方】启智汤

组成：黄芪 40 g，当归 15 g，川芎 15 g，远志 10 g，枸杞子 20 g，制何首乌 10 g，生地黄 20 g，淫羊藿 15 g，益智仁 15 g，石菖蒲 15 g，巴戟天 15 g，山萸肉 20 g，龟板胶 10 g（烊化），鹿角胶 10 g（烊化）。

【学术思想】脑萎缩属于中医"呆病""脑卒中""颤证"等疾病范畴，与"高年无记性者，髓海渐空""肾主骨生髓""脾主四肢，为气血生化之源""痰迷心窍"等有密切关系。刘安信等认为，中老年智能减退与气虚、肾虚、痰浊、气滞血瘀等有关，总病机是脏腑阴阳失调、神机失用等。故其病位在脑，病理基础为脾肾虚损，精血亏虚，本虚标实，气血津液运化失常，出现气滞痰结血瘀，肝阳上亢等病理变化。

【诊断思路】脑萎缩合并痴呆症可致记忆力减退、无计算能力、判断力消失、注意力不集中、失眠健忘、口角流涎、语言不流利、手颤、大小便失禁、无独立生活能力等症。因本病目前尚无统一的诊断标准和指标，临床表现也错综复杂，故本方暂以脑 CT 或 MRI 影像结果，结合日常生活能力评定量表（ADL）为诊断标准，并以此判断病情、制定治疗标准。≤16 分：完全正常；>16 分：功能下降；≥22 分：明显功能下降。单项分 1 分为正常，2~4 分为功能下降。

【治疗方法】启智汤日 1 剂，分 2 次水煎服。60 日为 1 个疗程，后改丸剂，每日 2 次口服。加减：痰浊盛加半夏 15 g，陈皮 15 g，胆南星 10 g。血瘀明显加丹参 15 g，三七 5 g（分冲），红花 10 g。肝阳上亢去黄芪、巴戟天、淫羊藿加天麻 10 g，羚羊角 10 g，钩藤 20 g。失眠、多梦加酸枣仁 30 g，柏子仁 20 g，合欢 15 g。大便秘结加麻子仁 10 g，郁李仁 10 g。

【治疗绝技】 在治疗上以补益精髓为主，兼顾补气血、化痰，起到启智醒脑、气充神旺、形与神相保、大脑恢复正常的血液供应、体内废弃物得以消除的最终效果。

参 考 文 献

[1] 许敬春，张庆福. 启智汤治疗脑萎缩合并痴呆症 [J]. 长春中医药大学学报，2013，29（4）：654.

杜建华自拟益气通脉饮治疗脑萎缩

【名医简介】 杜建华　泰安市中医二院　主任医师

【经典名方】 自拟益气通脉饮

组成：石菖蒲、郁金、川芎、莪术、三棱、桃红、红花、水蛭、姜黄、当归、山楂、丹参、泽泻、黄芪、何首乌、黄精。

【学术思想】 方中川芎、莪术、三棱、丹参、桃红、红花、水蛭、姜黄、当归活血化瘀、改善微循环，加速脑血流速度，改善局部供血情况，其中黄芪、黄精益气强心通脉，调整血压，补一身之气；石菖蒲、郁金宣气机，化郁滞，清心神，疗痰饮，安神定志。另外，首乌、山楂、泽泻能收润肠、降脂消食之效，长期服用，随着疗程的增加，症状改善亦明显。

【诊断思路】 脑血管疾病为临床常见病之一，而脑萎缩又是本病的主要后期表现。多种原因可引起多种脑血管病变，粥样硬化性狭窄比较多见，程度不一，症状表现多种多样，脑实质破坏程度不同，可出现情绪不稳定、注意力不集中、记忆力下降、反应迟钝、语言障碍、痴呆、肢体活动欠佳，少数患者有精神障碍等。因此而引发的脑血管病变，再造就成为治疗中的首要问题。

【治疗方法】 全部用自拟益气通脉饮为主，旨在益气通络，活血化瘀，降血脂，扩张血管，开窍醒神，结合症状随时加减。用法为每日 1 剂，水煎 2 次，分 2 次服，每剂药 250 mL 连服 2 个月为 1 个疗程，休息 10 天后再服

2 个月做疗效评定。

【治疗绝技】益气通脉饮治疗脑萎缩。

参 考 文 献

[1] 杜建华. 益气通脉饮治疗脑萎缩 106 例观察 [J]. 光明中医，1997（5）：21.

周慎益肾健脑颗粒剂治疗脑萎缩

【名医简介】周慎　湖南省中医药研究院　主任医师

【经典名方】肾健脑颗粒

组成：制首乌、桑椹、枸杞子、五味子、丹参、葛根、红花、石菖蒲、郁金、远志、全蝎、山楂。

【学术思想】脑萎缩属于中医"虚劳""脑萎""健忘""呆病"等范畴，以脑组织萎缩、眩晕、健忘、痴呆、足痿为主要临床表现，并有发病于老年人、症状缓慢加重等特点，是目前较为常见的难治性疾病。根据其临床特点分析，我们认为其发病与虚、瘀、痰、风有关，早期以肾虚血瘀为基本病机，晚期则多有痰湿、内风之变。方中制首乌、桑椹、枸杞子滋补肝肾；五味子滋肾健脑、宁心安神；丹参、葛根、红花活血化瘀通络；石菖蒲、郁金、远志开窍醒神；全蝎息风通络；山楂健脾开胃。诸药配合，共奏滋补肝肾、安神健脑、活血通络之效。临床观察表明，治疗组脑萎缩和肾阴虚血瘀证的总有效率均明显高于对照组，并能明显改善患者主症和智能状态，提高其日常生活能力，对全血高切黏度、全血低切黏度及血小板聚集均有改善作用。这提示由滋肾活血药物组成的益肾健脑颗粒剂对脑萎缩肾阴虚血瘀证有较好疗效，对脑萎缩患者的血液流变亦有较好的改善作用。

【诊断思路】脑萎缩诊断标准：①50 岁以上，有高血压、冠心病、中风偏瘫、糖尿病、共济失调等病史；②起病缓慢，病程逾数年甚至 10 余年；③以性格、行为、智能减退为主症；④CT 见脑萎缩与变性。

【治疗方法】治疗组用益肾健脑颗粒剂（由制首乌、桑椹、枸杞子、五味子、丹参、葛根、红花、石菖蒲、郁金、远志、全蝎、山楂等药物组成，每包含生药 15 g，湖南省中医药研究院制剂研究室提供）1 包/次，3 次/日，沸水冲服；对照组用吡拉西坦片 800 mg/次，3 次/日，温开水送服。均以 4 周为 1 个疗程，连续观察 2 个疗程。观察前 2 周开始不得服用以上述观察病证为主要适应证的中西药物及采用针对上述病证的其他治疗方法。

【治疗绝技】益肾健脑颗粒剂对脑萎缩肾阴虚血瘀证有较好的临床疗效，能够改善脑萎缩患者的智能状态及血液流变指标。

参 考 文 献

[1] 周慎，杨维华，李佑生，等. 益肾健脑颗粒剂对脑萎缩肾阴虚血瘀证主症及血流变的影响 [J]. 中西医结合学报，2004（2）：100 - 102.

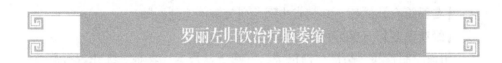

罗丽左归饮治疗脑萎缩

【名医简介】罗丽　邵阳市中医医院　主任医师

【经典名方】左归饮（源自《景岳全书》）

组成：熟地黄 24 g，怀山药 24 g，枸杞 20 g，山茱萸 24 g，茯苓 12 g，石菖蒲 12 g，甘草 5 g。

原文：熟地二、三钱，或加至一、二两，山药二钱，枸杞二钱，炙甘草一钱，茯苓一钱半，山茱萸一、二钱，畏酸者少用之。

主治：真阴不足，症见腰酸遗泄，头晕目眩，口燥咽干，盗汗，舌红苔少，脉细数。

【学术思想】中医认为肾为先天之本，藏精生髓；脑为元神之府，为髓之海。年老体衰，肾精亏耗，髓海空虚，从而脑失所养而萎缩；元神失用则表现为头晕健忘、神情呆滞、行动迟缓、言语不利。腰为肾之府，肾虚则腰膝酸软。发为髓之余，肾虚则头发枯干。肾开窍于耳，肾虚则耳鸣或耳聋。左归饮主治真阴不足、精髓亏损之证。熟地黄滋肾益精，山茱萸养肝滋肾、涩精，山药补脾益阴、滋肾固精，枸杞补肾益精，茯苓淡渗脾湿和助山药之健运，石菖蒲开窍，甘草调和诸药。诸药合用，共达补肾生髓、充填大脑髓海、滋养元神之目的。肌苷活化细胞，尼莫地平、曲克芦丁扩张脑血管，脑活素激活脑细胞修复，间断性低流量氧疗改善脑供氧，提高细胞工作效率。故中西医结合治疗比单纯西医治疗可取得满意效果。

【诊断思路】 参照《中医内科疾病诊疗常规》《中医脑病学》相关诊断依据拟定：多见于 50 岁以上患者，患者有起病隐匿，渐进加重之特点；初期多见头晕耳鸣、健忘失眠、情绪急躁等症状，中期记忆力明显减退、反应迟钝、神情淡漠，后期智能明显衰退、脑组织形态改变、呈痴呆状态；结合脑电图、气脑造影或脑 CT 扫描或磁共振检查可以明确诊断。中医辨证分型标准参照《中医内科疾病诊疗常规》中的脑萎肾虚髓亏型标准拟定：头晕健忘、神情呆滞、行动迟缓、言语不利、耳鸣或耳聋、头发枯干、舌淡苔少、脉弱。

【治疗方法】 治疗组采用中西医结合治疗。中医以左归饮加减，日 1 剂，水煎分 2 次服。服药期间忌生冷、辛辣、肥腻饮食。西医治疗主要采用肌苷 1.0 g、曲克芦丁 0.1 g、脑活素 20 mg，分别加入 5% 葡萄糖溶液 250 mL 中静脉滴注，日 1 次；尼莫地平片 10 mg 口服，日 3 次；间断性低流量氧疗，日 4 次，每次 1 小时。对照组采用西医治疗，用药同治疗组。两组疗程均为 60 天。

【治疗绝技】 左归饮对脑萎缩（肾虚髓亏证）有较好疗效，与西药联用有协同作用，能提高疗效。

参 考 文 献

[1] 罗丽. 左归饮联合西药治疗脑萎缩肾虚髓亏证 40 例 [J]. 湖南中医药导报，2002
　　（2）：64 – 65.

第八章 脑血管瘤

贾堃菊黛丸治疗脑血管瘤

【名医简介】贾堃 我国著名肿瘤专家

【经典名方】菊黛丸

组成：木贼 12 g，牡蛎 15 g，甘菊花 20 g，石决明 18 g，蜂房 9 g，全蝎 9 g，夜明砂 9 g，山豆根 9 g，蝉蜕 9 g，青黛 18 g。

功能：祛风镇静，清脑除烦，消炎解毒，软坚化瘤，柔肝息风。

主治：脑瘤，症见癫痫样抽搐或瘫痪，或性格改变。

【诊断思路】脑内动脉瘤是主要因颅内动脉壁出现囊性膨出而引起蛛网膜下隙出现明显的出血症状的一种临床疾病。

【治疗方法】每日 1 剂，水煎分 3 次服。

【治疗绝技】菊黛丸具有平肝息风、解毒散结的功效，适用于头痛、呕吐、抽搐、视力丧失的脑瘤。

参 考 文 献

[1] 贾召. 中国百年百名中医临床家丛书：贾堃 [M]. 北京：中国中医药出版社，2002.

解建国解氏涤痰化瘀汤治疗脑血管瘤

【名医简介】解建国 国家级名中医

【经典名方】解氏涤痰化瘀汤

组成：川芎 15 g，荆芥 10 g，防风 10 g，海浮石 30 g，蝉蜕 10 g，藁本 15 g，乌药 10 g，白芥子 15 g，僵蚕 15 g，地龙 30 g，檀香 10 g，竹沥水 15 mL，香附 15 g，芡实 15 g，黄柏 10 g，车前子 30 g，白果 20 g，旋覆花 15 g，代赭石 15 g，姜半夏 15 g，炒莱菔子 15 g。

功能：涤痰开窍，醒脑通窍。

主治：脑垂体腺瘤，证属痰瘀阻络，脑窍不通。症见面色晦暗，表情淡漠，神疲乏力，头痛，恶心；舌暗红，脉弦细无力。

【治疗方法】每日 1 剂，水煎服。

【治疗绝技】解氏涤痰化瘀汤治疗脑血管瘤。

参 考 文 献

[1] 解建国. 疑难顽怪病论治 [M]. 上海：上海科学技术出版社，2005.

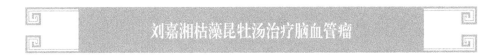

刘嘉湘枯藻昆牡汤治疗脑血管瘤

【名医简介】刘嘉湘　上海市名中医

【经典名方】枯藻昆牡汤

组成：海藻 30 g，昆布 15 g，桃仁 9 g，夏枯草 15 g，赤芍 15 g，白芷 9 g，天龙 2 条，石见穿 30 g，蜂房 12 g，全蝎 6 g，蜈蚣 9 g，野菊花 30 g，生牡蛎 30 g，王不留行 12 g，生南星 9 g。

功能：化痰，软坚，化瘀。

主治：脑瘤，证属痰瘀互结。

【治疗方法】每日 1 剂，水煎服。

【治疗绝技】枯藻昆牡汤治疗脑血管瘤。

参 考 文 献

[1] 刘嘉湘. 实用中医肿瘤手册 [M]. 上海：上海科技教育出版社，1996.

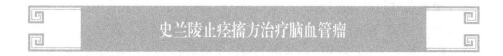

李修五消瘤丸治疗脑血管瘤

【名医简介】李修五　国家级名中医

【经典名方】消瘤丸

组成：全蝎 100 g，蜈蚣 100 g，壁虎 200 g，蜂房 200 g，僵蚕 200 g，川芎 200 g。

功能：软坚消瘤，扶正解毒。

主治：脑瘤。

【治疗方法】共研极细末，水泛为丸，如绿豆大。每次 5 g，每天 3 次。坚持服用 3~6 个月，多能获效。

【治疗绝技】消瘤丸治疗脑血管瘤。

参 考 文 献

[1] 蒋士卿，孙宏新 . 李修五教授治疗脑瘤经验 [J]. 中医研究，2009，22（11）：48 - 50.

史兰陵止痉搐方治疗脑血管瘤

【名医简介】史兰陵　山东名老中医

【经典名方】止痉搐方

组成：朱砂 30 g，雄黄 30 g，生玳瑁 30 g，安息香 45 g，琥珀 30 g，麝香 3 g，冰片 3 g，犀牛黄 15 g，金箔 15 张，生乌犀角（生犀角，现可用水牛角代替）30 g。

【学术思想】脑血管瘤早期治以疏肝健脾为主，晚期则当养阴清热。凡脾虚向阴虚发展，或阴虚而不复者，乃属不良之兆；如养阴得手，则病趋稳定或好转，症状得改善，寿命可延长。

【诊断思路】脑内动脉瘤是主要因颅内动脉壁出现囊性膨出而引起蛛网

膜下隙出现明显的出血症状的一种临床疾病。

【治疗方法】用法为末，炼蜜为丸，每丸约 1.5 g，以金箔为衣。每次 1 丸，每日 3 次。

【治疗绝技】主治脑瘤痉厥抽搐。

参 考 文 献

[1] 史兰陵，史培泉. 癌症中医治验 [M].济南：山东科学技术出版社，1990.

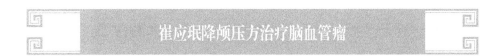
朱曾柏归芍枯牡汤治疗脑血管瘤

【名医简介】朱曾柏　湖北中医药大学　教授
【经典名方】归芍枯牡汤
组成：白芍 20 g，蜈蚣 10 g，红花 10 g，当归 15～20 g，牛膝 12 g，牡蛎 15 g，甘草 10 g，夏枯草 15 g。
功能：化痰逐瘀，软坚散结。
主治：脑瘤。证属痰瘀相结。
【治疗方法】每日 1 剂，水煎服。
【治疗绝技】归芍枯牡汤治疗脑血管瘤。

参 考 文 献

[1] 朱曾柏. 中医痰病学 [M].4 版. 武汉：湖北科学技术出版社，1995.

崔应珉降颅压方治疗脑血管瘤

【名医简介】崔应珉　河南中医药大学　教授
【经典名方】降颅压方
组成：远志 10 g，蛇莓 9 g，石菖蒲 10 g，胆南星 10 g，生地黄 18 g，蔻仁 15 g，姜半夏 10 g，生牡蛎 30 g，守宫 10 g，黄连 10 g，夏枯草 15 g，

蛇六谷 10 g，芙蓉叶 10 g，紫草根 12 g，瓜蒌子 10 g，火麻仁 6 g。

功能：芳香化浊，软坚化痰，清热解毒。

主治：脑肿瘤颅内压增高症。

【治疗方法】 每日 1 剂，水煎服。

【治疗绝技】 降颅压方治疗脑血管瘤。

参 考 文 献

[1] 崔应珉，李志安，张洁. 中华名医名方薪传：肿瘤 [M]. 郑州：郑州大学出版社，2003.

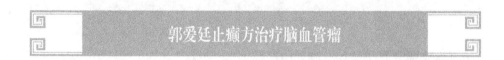

郭爱廷止癫方治疗脑血管瘤

【名医简介】 郭爱廷

【经典名方】 止癫方

组成：玄参 30 g，银茶 12 g，芽茶 15 g，土茯苓 15 g，天麻 6 g，防风 10 g，白芷 10 g，苍耳子 10 g，川芎 10 g，黑豆 10 g，僵蚕 10 g，蔓荆子 10 g，全蝎 3 g。

功能：祛风利湿，通络解痉。

主治：脑瘤术后癫痫。

【治疗方法】 每日 1 剂，水煎分 4 次服。

【治疗绝技】 止癫方治疗脑血管瘤。

参 考 文 献

[1] 郭爱廷，江景芝. 肿瘤效验良方 [M]. 北京：北京科学技术出版社，2002.

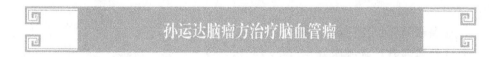

孙运达脑瘤方治疗脑血管瘤

【名医简介】 孙运达　白银市第二人民医院　主任医师

【经典名方】脑瘤方

组成：全蝎 4.5 g，僵蚕 10 g，天麻 10 g，蜈蚣 4 ~ 6 条，钩藤 10 g，地龙 8 g，白术 10 g，夏枯草 15 g，半夏 10 g，贝母 10 g，枸杞 10 g，天葵子 15 g，丹参 20 g，川芎 15 g，云雾草 15 g，分心木 10 g，女贞子 15 g。

功能：平肝息风通络，滋养肝肾明目，化痰散结，活血调经。

主治：脑胶质细胞瘤、脑室脉络膜瘤、垂体腺瘤，证属风痰阻络。症见舌苔白厚，脉缓弦或弦细。

【治疗方法】每日 1 剂，水煎餐后 1 小时服。

【治疗绝技】脑瘤方治疗脑血管瘤。

参 考 文 献

[1] 孙运达. 中西医良方妙用 [M]. 兰州：甘肃科学技术出版社，1999.

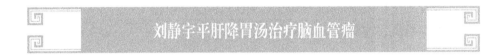

刘静宇平肝降胃汤治疗脑血管瘤

【名医简介】刘静宇　开封市中心医院　享受国务院政府特殊津贴专家　主任医师　二级教授　第七批全国老中医药专家学术经验继承工作指导老师

【经典名方】平肝降胃汤

组成：丹参 20 g，首乌 15 g，墨旱莲 12 g，珍珠母 30 g（先煎），生地黄 15 g，白芍 15 g，女贞子 15 g，生赭石 30 g（先煎），广皮 5 g，竹茹 10 g，蜈蚣 1 条，天葵子 10 g，紫草 10 g，牛膝 10 g，黄连 3 g，蛇蜕（焙）3 g。

功能：平肝降胃，息风通络。

主治：胸部蝶鞍瘤。

【治疗方法】每日 1 剂，水煎服。

【治疗绝技】平肝降胃汤治疗脑血管瘤。

参 考 文 献

[1] 刘静宇. 防癌治癌小绝招：民间土单秘验良方妙法 [M]. 北京：中国医药科技出版社，1994.

崔世奎加味救脑汤治疗脑血管瘤

【名医简介】 崔世奎　重庆市中医院　副主任医师　全国名老中医张西俭教授的学术继承人

【经典名方】 加味救脑汤

组成：辛夷 9～12 g，川芎 15～30 g，细辛 3～6 g，蔓荆子 15～30 g，白芷 10～30 g，半夏 6～12 g，当归 15～30 g，葶苈子 15～30 g，代赭石 30 g（先煎）。

功能：祛风化痰，散瘀止痛。

主治：颅内肿瘤。症见头痛，恶心，视物不清等。

【治疗方法】 每日 1 剂，水煎服，10 天为 1 个疗程。

【治疗绝技】 加味救脑汤治疗脑血管瘤。

参 考 文 献

[1] 崔世奎. 加味救脑汤治疗脑瘤 [J]. 湖北中医杂志，2002，24（1）：29.

李增战加味菊明汤治疗脑血管瘤

【名医简介】 李增战　陕西省中医药研究院陕西省中医医院　主任医师

【经典名方】 加味菊明汤

组成：连翘 30 g，野菊花 30 g，决明子 30 g，生牡蛎 30 g，茯苓 30 g，生黄芪 30 g，白茅根 30 g，瓦楞子 15 g，木贼 15 g，白芍 15 g，蜂房 10 g，山豆根 10 g，全蝎 10 g。

调护：头痛甚加白芷、水蛭各 10 g；恶心、呕吐甚加竹茹、半夏 12 g；合半身不遂加乌梢蛇、牛膝各 12 g。

功能：解毒散结，化瘀利水，镇静止痛。

主治：脑瘤。症见头晕，头痛，恶心，呕吐，或伴肢体瘫痪，癫痫及精神症状等。

【学术思想】加味菊明汤平肝息风，清咽解毒，消肿止痛，佐以补气扶正。适用于脑血管瘤出现眩晕、耳鸣耳聋者。

【治疗方法】每日1剂，水煎服，20天为1个疗程，连服1~3个疗程。

【治疗绝技】加味菊明汤治疗脑血管瘤。

参 考 文 献

[1] 李增战. 加味菊明汤治疗脑瘤46例 [J].陕西中医，2007，28（9）：1183-1184.

陈国圣益气化痰散治疗脑血管瘤

【名医简介】陈国圣　龙海市白水中心卫生院　院长

【经典名方】益气化痰散

组成：黄芪20 g，白术20 g，僵蚕10 g，制半夏10 g，蜈蚣3条，胆南星6 g，全蝎6 g，石菖蒲6 g，白附子10 g。

调护：气阴两虚加生晒参、麦冬各10 g，五味子6 g；血瘀内停加桃仁、红花、川芎各10 g；痰湿痹阻加白芥子10 g，海藻、昆布各20 g；热毒火盛加夏枯草20 g，黄芩、栀子各10 g，龙胆草6 g。

功能：消痰结，散痰瘀，助运脾阳，扶正固本。

主治：脑肿瘤。

【治疗方法】每日1剂，水煎服。症状缓解，可将上药研细末，每次9 g，每日2次，温开水送服。

【治疗绝技】益气化痰散治疗脑血管瘤。

参 考 文 献

[1] 陈国圣. 健脾化痰法治疗脑瘤体会 [J].江西中医药，1998，29（4）：24.

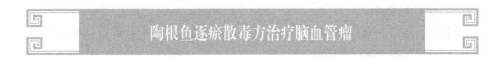

傣医波燕验方治疗脑血管瘤

【名医简介】波燕　西双版纳州傣医医院　主任医师

【经典名方】验方

组成：钩藤30 g，定心藤30 g，七叶莲15 g，通关散15 g，松尖6 g，白皮树10 g，通血香15 g，树萝卜10 g，忍冬藤10 g，藤甘草10 g，野葡萄根10 g。

调护：有积水加水冬瓜15 g，野芦谷根15 g，毛木通6 g，服5剂后去除利水药；月经不调加通气香10 g，益母草10 g；气虚乏力加白樟榕30 g。

【学术思想】脑瘤治疗需要清热解毒，息风镇惊，通窍醒脑，活血通脉。

【治疗方法】诸药纳罐中，以冷水600 mL浸泡10分钟，煎15分钟，以药汁代水，凉后频频饮之，每日1剂。

【治疗绝技】验方治疗脑血管瘤。

参 考 文 献

[1] 赵海，王吉英. 名老傣医波燕治疗脑瘤的经验 [J]. 中国民族医药杂志，2012，18（2）：14.

陶根鱼逐瘀散毒方治疗脑血管瘤

【名医简介】陶根鱼　陕西中医药大学附属医院　主任医师

【经典名方】逐瘀散毒方

组成：重楼、莪术、三棱、山慈菇、神曲、冰片、白花蛇舌草（原文未注剂量，用时可选常用量）。

调护：颅内压高加牛膝、益母草、泽泻；肝气郁结加郁金、香附、柴胡等；瘀血停滞加丹参、水蛭、三七粉、细辛、元胡。

功能：破血逐瘀，清散毒邪。

主治：胶质瘤、脑膜瘤。

【治疗方法】每日 1 剂，水煎服。

【治疗绝技】逐瘀散毒方治疗脑血管瘤。

参 考 文 献

[1] 迟丽屹，张彦海．陶根鱼教授治验脑瘤举隅 [J].陕西中医学院学报，2002（2）：19 – 20.

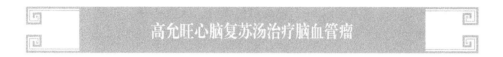

高允旺心脑复苏汤治疗脑血管瘤

【名医简介】高允旺　临汾永旺脑病医院院长　主任医师

【经典名方】心脑复苏汤

组成：麻黄 15 g，附子 50 g，山萸肉 60 g，龙骨 50 g，牡蛎 50 g，甘草 20 g，人参 15 g，辛夷 15 g。

功能：复苏心脑，抢救呼衰，扶正固本，开窍醒脑，回阳救逆。复苏宜大剂量，慢养宜小剂量。

主治：闭脱之危重急症，如脑出血，脑干出血，大面积脑梗死，脑昏迷，心力衰竭，呼吸衰竭，休克等。症见出冷汗，四肢凉，面色苍白或萎黄，鼻尖凉，喘息抬肩，口开目闭，心悸怔忡，二便失禁，神志昏迷，气息奄奄；脉沉迟微弱。

【治疗方法】病情危重者，武火急煎，24 小时内频频使用 2 ~ 3 剂。病缓者，每日 1 剂，文火煎服。口服法、药氧法、鼻饲法、灌肠法、药液热敷前后胸背法等给药。

【治疗绝技】心脑复苏汤治疗脑血管瘤。

参 考 文 献

[1] 王春明．高允旺扶阳论治脑病经验 [M].内蒙古中医药，2013，32（19）：81 – 82.

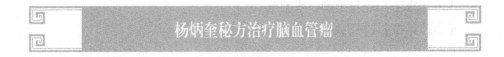

杨炳奎秘方治疗脑血管瘤

【名医简介】 杨炳奎　上海市嘉定区中医医院院长　主任医师

【经典名方】 秘方

组成：昆布 24 g，夏枯草 24 g，生薏苡仁 30 g，水红花子 30 g，茯苓 30 g，三棱 30 g，焦楂曲 12 g，熟薏苡仁 30 g，天龙 4 条，川芎 15 g，冰球子 30 g，蛇六谷 15～30 g，海藻 24 g，莪术 30 g，夜交藤 30 g，白花蛇舌草 30 g，白芷 10 g，六味地黄丸 12 g。

功能：活血消肿，化痰软坚。

主治：垂体腺瘤，证属痰瘀交阻。症见舌暗红，苔糙，脉弦细，弦涩。

【治疗方法】 每日 1 剂，水煎分 2 次冲服六味地黄丸。

【治疗绝技】 杨炳奎秘方治疗脑血管瘤。

参 考 文 献

[1] 孙运达. 中西医良方妙用 [M]. 兰州：甘肃科学技术出版社，1999.

第九章　脑血管后遗症

第一节　痴呆、认知障碍

张学文加减柴胡疏肝散治疗中风后痴呆

【经典名方】加减柴胡疏肝散（源自《医学统旨》）

组成：柴胡 12 g，麦芽 12 g，白芍 10 g，延胡索 10 g，川芎 10 g，香附 10 g，枳壳 10 g，焦山楂 15 g，郁金 10 g，三棱 10 g，丹参 15 g，甘草 3 g。

功能：疏肝理气，活血止痛。

主治：肝气郁滞证。胁肋疼痛，胸闷善太息，情志抑郁易怒，或嗳气，脘腹胀满，脉弦。临床常用于治疗慢性肝炎、慢性胃炎、肋间神经痛等属肝郁气滞者。

【诊断思路】西医诊断依据《中国急性缺血性脑卒中诊治指南 2010》，中医诊断依据《中风病诊断与疗效评定标准》《中风病辨证诊断标准》。认知功能障碍诊断标准参照中华医学会神经病学分会在 2011 年颁布的《血管性认知障碍诊治指南》。纳入标准：符合西医急性缺血性脑卒中诊断标准；符合中医中风诊断标准；发病至就诊时间不超过 14 日；各项生命指标平稳；神经系统症状未出现明显加重。

【治疗方法】每日 1 剂，水煎服。

【治疗绝技】功能疏肝解郁，行气活血，理气止痛。主治郁证，证属肝气郁结，或气滞血瘀。

参 考 文 献

[1] 符文彬，孙景波．张学文教授从肝论治脑病经验介绍［J］．新中医，2004，36（5）：
14-15.

王永炎清热解毒治疗中风后痴呆痰火扰心案

【经典名方】清热解毒方

组成：生大黄 10 g，黄芩 10 g，黄连 5 g，天竺黄 10 g，胆南星 6 g，浙贝母 10 g，生山栀 10 g，泽泻 10 g，丹参 15 g，茜草 10 g，石菖蒲 10 g，郁金 10 g，佩兰 10 g，白豆蔻 6 g。

【学术思想】中风后痴呆属痰火浊毒较盛，痰火扰心，心神惑乱则妄言谵语，痰火蕴结中焦则腑气不通。症见面色秽浊、口气臭秽、口干苦，便干，舌质暗红，苔黄腻少津，脉滑，兼有谵语，持续难减。

【治疗方法】以清热解毒、清心化痰降浊为法。

【治疗绝技】清热解毒、清心化痰降浊治疗中风后痴呆。

【验案赏析】周某，男，62 岁，主因"强哭强笑频作半月，右下肢力弱 1 周"于 2001 年 2 月 22 日由门诊收入院。患者近半月来情绪易激动，与人交谈时强哭出现次数增多，纳食减少，近 1 周出现 2 次活动中因右下肢力弱而摔倒，无头晕头痛及意识障碍，经由门诊收入病区。刻下症见：神清、情绪不稳，交谈过程中即出现强哭，面红，口气臭秽，右下肢力弱，寐多，纳少，大便干，小便混浊，舌质暗红，苔厚腻，右脉弦滑，左脉弦细。既往高血压病史 30 余年，未规律用药。左侧肢体活动不利 10 年，于我院诊断为脑梗死。1999 年因头晕、言语不利入我科治疗，诊断为多发性脑梗死、血管性痴呆，住院时及出院后均偶有强哭症状。血压 170/90 mmHg，神清，情绪激动，强哭，理解力可，言语謇涩，计算力、记忆力下降。咽反射减弱，伸舌居中，左下肢肌力 3 级，右下肢肌力 5-级，双上肢肌力 5 级，左上肢腱反射较右侧活跃，双下肢膝腱反射（+++），双上肢罗索利莫征（+），特勒姆内征（+），掌颏反射（+），双下肢巴宾斯基征（+），查多克征（+），双上肢指鼻试验尚可完成，轮替试验笨拙，双下肢跟膝胫试验不能

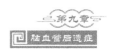

完成。头颅 CT 示：①脑干、双基底节、放射冠多发脑梗死；②双侧脑室旁对称性弥漫性低密度灶。入院后中医诊断：①复中风中经络（痰瘀互结，风阳上扰）；②老年呆证。西医诊断：①右下肢力弱，再发脑梗死左颈内动脉系统；②双下肢肌力弱、言语謇涩、吞咽困难、强哭、智力下降诸症进行性加重，皮层下动脉硬化性脑病；③高血压 Ⅲ 期。诊疗予以控制血压、抗凝、扩血管、改善红细胞变形能力、增加脑供氧等，并予清开灵注射液、血塞通配合中药平肝活络、清热化痰。患者自 2001 年 3 月 1 日晨起出现意识模糊，时间、地点、人物定向障碍，夜间、晨时出现谵语状态，凌晨 3 ~ 4 点出现幻觉，自诉有时无法分清梦境与现实。中药以芳香化湿、清心开窍、清热化痰、交通心肾、补肾益气等治疗。期间发生肺部感染，给予抗生素及中药平肝化痰治疗。2001 年 4 月 2 日王永炎教授查房，患者表情呆滞，强哭，夜间仍有谵妄，自诉在地下矿井挖矿等。王教授指出患者中风后痴呆，本次因复中入院、面色秽浊、口气臭秽、口干苦，便干，舌质暗红，苔黄腻少津，脉滑，兼有谵语，持续难减。属痰火浊毒较盛，痰火扰心，心神惑乱则妄言谵语，痰火蕴结中焦则腑气不通。治疗当以清热解毒、清心化痰降浊为法。处方如下：生大黄 10 g，黄芩 10 g，黄连 5 g，天竺黄 10 g，胆南星 6 g，浙贝母 10 g，生山栀 10 g，泽泻 10 g，丹参 15 g，茜草 10 g，石菖蒲 10 g，郁金 10 g，佩兰 10 g，白豆蔻 6 g。2001 年 4 月 5 日查房，患者神清，精神可，近日夜间未出现精神症状，面色晦暗，口干，大便质干难下，舌质暗，苔黄燥，脉滑。上方去白豆蔻，加枳壳 10 g，槟榔 10 g，以加强行气导下的力量。2001 年 4 月 12 日查房，患者神清，精神症状有所改善，言语较前明显增多，睡眠尚可，纳可，大便 1 ~ 2 日一行，质稍干，治疗同前。患者病情平稳，于 4 月 26 日好转出院。

【按语】王院士根据患者面色秽浊，口气臭秽、口干苦，便干，舌质暗红，苔黄腻少津，脉滑，兼有谵语持续难减，指出证属痰火浊毒较盛、痰火扰心，心神惑乱则妄言谵语，痰火蕴结中焦则腑气不通，"多发性脑梗死、血管性痴呆"患者既往住院时及出院后均偶有强哭症状，本次发病前半个月开始出现强哭强笑频作，1 周前开始出现右下肢力弱，可知其皮层失抑制状况加重，进而左侧大脑前动脉梗死。入院后随即出现谵妄并舌质暗红，苔黄腻，脉弦滑，口气臭秽，从中医视角看痰热上扰证突出，给予大剂量清开灵注射液，中药继以清心化痰开窍醒神。从西医方面，考虑急性炎症、感染等可能导致急性脑功能紊乱的原因，起初并无肺部、泌尿系感染证据，10

余天后出现感染，积极对症菌毒并治，谵妄略减，治疗以清热解毒、清心化痰降浊，精神症状明显好转。

参 考 文 献

[1] 谢颖桢．王永炎院士神经内科病证实验录［M］.北京：中国中医药出版社，2018.

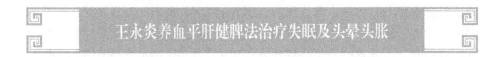

王永炎养血平肝健脾法治疗失眠及头晕头胀

【经典名方】养血平肝健脾方

组成：当归 24 g，赤芍 6 g，白芍 6 g，何首乌 6 g，白薇 12 g，地骨皮 6 g，香附 12 g，薏苡仁 30 g，珍珠母（先煎）30 g，生牡蛎 30 g，钩藤 30 g，沙苑子 6 g，白豆蔻 3 g；另方加珍珠粉 0.6 g，琥珀粉 0.3 g。

【学术思想】肝肾渐亏，精血不足，血不养心，水不涵木，则心神失养、阳不入阴，阳亢上扰则头晕头胀、失眠，木旺易乘脾土。

【治疗方法】治疗以养血平肝酌加健脾之法。

【治疗绝技】养血平肝健脾法治疗失眠及头晕头胀。

【验案赏析】安某，女，52 岁。初诊诊断为自主神经失调。1978 年 1 月 9 日二诊：经治患者头晕、头胀有减轻，夜睡较前好转，舌质偏暗，苔薄白，脉细弦，再拟养血平肝、健脾为主。处方：当归 24 g，赤芍 6 g，白芍 6 g，何首乌 6 g，白薇 12 g，地骨皮 6 g，香附 12 g，薏苡仁 30 g，珍珠母（先煎）30 g，生牡蛎 30 g，钩藤 30 g，沙苑子 6 g，白豆蔻 3 g；另方加珍珠粉 0.6 g，琥珀粉 0.3 g 同服。1978 年 1 月 16 日三诊：患者头晕、头胀有减轻，不耐劳，夜睡不实，舌质暗红无苔，脉细弦，手足心热，治拟养血平肝健脾为主。处方：当归 24 g，赤芍 6 g，白芍 6 g，何首乌 6 g，白薇 12 g，生茜草 12 g，防风 3 g，香附 6 g，地骨皮 12 g，珍珠母（先煎）30 g，生牡蛎 30 g，炒酸枣仁 6 g，沙苑子 12 g。

【按语】本案为王院士门诊治疗失眠及头晕、头胀有效案例，以宁神、祛瘀、清补三步法治疗，体现了方随证转、法随证变的治疗原则，并且采用多种方法序贯治疗，及时控制病情，疗效较佳。

参 考 文 献

[1] 谢颖桢.王永炎院士神经内科病证实验录［M］.北京：中国中医药出版社，2018.

王永炎疏肝健脾、潜阳安神法治疗失眠腹泻

【经典名方】疏肝健脾方

组成：防风6 g，生白芍12 g，茯苓15 g，炒白术6 g，陈皮6 g，藿香6 g，佩兰6 g，炒酸枣仁3 g，生牡蛎（先煎）30 g，制香附6 g，女贞子15 g，墨旱莲15 g。

【学术思想】患者失眠、头痛伴腹泻，舌质偏红，脉沉细弦，为肝木旺盛，克伐脾土，脾虚则食后即泻，肝火扰动心神，则睡眠不实，入睡困难，肝火暗耗阴液，肝肾阴亏，虚火内生则低热。

【治疗方法】治疗先以痛泻要方为主，补脾土而泻肝木，调气机以止痛泻，加入健脾化湿、安神、滋养肝肾之品。

【治疗绝技】疏肝健脾、潜阳安神法治疗失眠腹泻。

【验案赏析】张某，女，43岁。1978年3月13日初诊患者夜眠不实，头痛，食后即泻，夜尿频，黏液样便，近几日低热，舌质偏红，舌苔薄白，脉沉细弦。先拟疏肝健脾为法。处方：防风6 g，生白芍12 g，茯苓15 g，炒白术6 g，陈皮6 g，藿香6 g，佩兰6 g，炒酸枣仁3 g，生牡蛎（先煎）30 g，制香附6 g，女贞子15 g，墨旱莲15 g。1978年3月27日二诊患者入睡困难，食后即泻，夜尿较多，舌质偏红，苔薄白，脉沉弦细。上方去茯苓、炙香附、女贞子、墨旱莲、炒酸枣仁；防风改为9 g，白芍改为15 g，加白芷3 g，广木香3 g，合欢皮15 g，半夏9 g，北秫米30 g。1978年4月3日三诊：患者服药后眠可，服安眠药由先前7～8片减为2～3片或不用即可入睡。食后即泻减轻，头胀，舌质淡，苔薄白。上方续服。

【按语】本案属于心身疾病范畴，故治疗应调和肝脾，心身并治，失眠、腹泻等症状可共同改善。患者失眠、头痛伴腹泻，舌质偏红，脉沉细弦，为肝木旺盛，攻伐脾土，脾虚则食后即泻，肝火扰动心神，则睡眠不实，入睡困难，肝火暗耗阴液，肝肾阴亏，虚火内生则低热。故治疗先以痛

泻要方为主，补脾土而泻肝木，调气机以止痛泻，加入健脾化湿、安神、滋养肝肾之品，用药后低热消失。二诊加重理气安神力度，药后服用安眠药量明显减少，腹泻减轻。20世纪80年代后，随着对生物－心理－社会医学模式的发展，消化功能紊乱，包括肠易激综合征与精神心理生物机制的研究越来越多。中枢神经系统经由自主神经系统和下丘脑－垂体－肾上腺轴与肠神经系统联系，自主神经系统通过交感、副交感传入和传出神经元的交通来协调脑－肠神经，影响肠道的感觉运动功能。对大量肠易激综合征患者的调查发现，焦虑、抑郁、负性生活事件评分明显高于健康人群，从基因易感性、神经递质、感染及免疫、肠黏膜屏障、中枢神经自主神经系统及精神心理因素等多方面进行研究，精神心理因素通过上述多个环节导致脑肠轴调节失常可能是肠易激综合征的主要影响因素。

参 考 文 献

[1] 谢颖桢. 王永炎院士神经内科病证实验录［M］.北京：中国中医药出版社，2018.

王永炎清化痰火、宁心安神法治疗失眠、郁病

【经典名方】半夏秫米汤

组成：清半夏15 g，北秫米15 g，黄芩10 g，香附10 g，广郁金10 g，晚蚕沙10 g，全瓜蒌15 g，生龙骨15 g，珍珠粉（分冲）0.6 g，牡丹皮6 g，川萆薢15 g，白豆蔻3 g，川牛膝10 g。

【学术思想】中医诊断为不寐郁病；西医诊断为神经症自主神经功能失调，但需要做相关必要检查除外器质性病变。患者肝郁气滞日久，脉络不畅，瘀而生痰涎、化热，病在上、中焦，有气虚、气滞、痰浊瘀血。

【治疗方法】先治痰热，后治瘀血。方选半夏秫米汤。

【治疗绝技】清化痰火、宁心安神法治疗失眠、郁病。

【验案赏析】钟某，女，36岁，主因"失眠伴全身不适5年，加重2月余"于1992年1月24日收入院。患者性格内向、不善言谈，5年前由于情志不畅加之劳累过度而出现头痛、失眠、汗出、口干不欲饮、全身发紧、乏力，经治疗逐渐缓解。近月余来病情复发逐渐加重，头晕，乏力，全身酸

痛，有灼热感，继之失眠，盗汗出，情志抑郁，纳呆，心情烦乱，时有自杀倾向，但未付诸行动，经门诊收入院。刻下症：失眠，盗汗，情志抑郁，纳呆，腹胀，乏力，全身关节酸痛，月事半年未来；舌质暗，苔腻，脉弦。查体：神清，倦怠，面色少华，形体适中，内科及神经系统检查未发现异常。入院诊断：中医诊断为不寐郁病（肝郁脾虚，痰气郁结）；西医诊断为自主神经功能紊乱。治以疏肝健脾、化痰安神，予丹栀逍遥散加减，并给予心理疏导。1992 年 1 月 30 日王永炎教授查房，患者夜寐仍差，燥热，盗汗，头晕发沉，视物不转，纳谷不馨，舌暗红，苔中后部黄干腻，脉弦。查体：心率 92 次/分，律齐，肝肋下未及，腱反射活跃。诊断：中医诊断为不寐郁病；西医诊断为神经症自主神经功能失调，但需要做相关必要检查除外器质性病变。患者肝郁气滞日久，脉络不畅，瘀而生痰涎、化热，病在上、中焦，有气虚、气滞、痰浊瘀血，目前先治痰热，后治瘀血。方选半夏秫米汤，另服普萘洛尔 20 mg。处方：清半夏 15 g，北秫米 15 g，黄芩 10 g，香附 10 g，广郁金 10 g，晚蚕沙 10 g，全瓜蒌 15 g，生龙骨 15 g，珍珠粉（分冲）0.6 g，牡丹皮 6 g，川萆薢 15 g，白豆蔻 3 g，川牛膝 10 g。1992 年 2 月 9 日查看患者，患者仍头晕失眠，胸胁胀满，口服氯氮䓬 10 mg，每日 3 次，可入睡，纳差，大便 2 日未行，小便黄，舌暗红，苔腻，中后部微黄，脉弦。拟除痰祛火，安神定志之法。处方：柴胡 10 g，黄芩 10 g，清半夏 10 g，珍珠母 50 g，生龙齿 30 g，川芎 30 g，赤芍 15 g，全瓜蒌 30 g，莲子心 3 g，青礞石 30 g，生大黄 5 g，琥珀粉 2 g。1992 年 2 月 18 日查房，患者近日颈部不适，头晕，乏力，胸闷，胁胀，纳差，口苦黏，眠差，二便尚可，查脉弦细，舌暗红，苔黄稍厚腻。证属肝郁化热，痰扰心神，胃失和降，予以疏肝和胃、燥湿化痰、化瘀安神之品。拟方如下：陈皮 10 g，苍术 15 g，川厚朴 12 g，炙甘草 6 g，青皮 10 g，枳壳 10 g，川楝子 10 g，延胡索 15 g，竹茹 10 g，生鸡内金 15 g，丹参 15 g。1992 年 2 月 25 日查房，患者自觉症状较前明显好转，精神亦好转，胸胁胀闷减轻，舌质暗红，苔变腻，脉来弦细。中药继以疏肝和胃，化痰通络法治疗，继服上方。1992 年 2 月 28 日患者自觉四肢发沉，胸闷，小腹胀满，二便尚调，舌质暗红，苔薄腻，脉来弦细，上方加小茴香（后下）6 g。1992 年 3 月 6 日查房，患者病情稳定，自觉胸闷胁胀好转，精神可，脉细弦，舌淡红，苔薄白，现痰湿已除，治以疏肝和胃为主。以原方去桑枝、竹茹、炙甘草，加焦山楂 15 g，焦神曲 15 g，焦麦芽 15 g，台片（台乌药）10 g。患者临床症状较前改善，于 1992

年3月9日好转出院。

【按语】 王院士在治疗疾病过程中注重标本缓急之间的权衡与灵活变动，患者失眠伴全身不适5年，情志抑郁，纳呆，心情烦乱，时有自杀倾向，当时诊断为神经症、自主神经功能失调。根据目前对疾病的认识，本患者当属于抑郁症中重度。综合医院存在大量的抑郁焦虑障碍人群，20世纪90年代开始此类患者才得以识别诊断。长期以来对抑郁障碍的诊断存在争议，直到DSM-Ⅳ、ICD-10及CCMD-3标准的颁布才使诊断标准正式明确下来。而随着1987年底5-羟色胺再摄取抑制剂氟西汀（百忧解）获得美国食品药品监督管理局（FDA）批准上市，20世纪90年代中期进入中国市场，20世纪90年代末在北京隆重推出，综合医院拉开了识别并诊疗抑郁焦虑状态的序幕。本案患者为中青年女性，因情志抑郁出现头痛、失眠，初诊考虑患者肝郁气滞日久，脉络不畅，瘀而生痰涎、化热，病在上、中焦，有气虚、气滞、痰浊瘀血，王院士分析病机，清化痰火后从根论治，以陈皮、川厚朴、青皮、枳壳、川楝子、延胡索疏肝行气为主，佐以炙甘草、生鸡内金和胃，苍术、竹茹化痰，丹参化瘀清热，疗效显著，效不更方，调理善后。

参 考 文 献

[1] 谢颖桢. 王永炎院士神经内科病证实验录［M］. 北京：中国中医药出版社，2018.

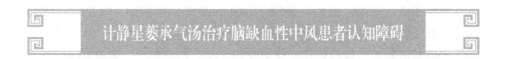

计静星蒌承气汤治疗脑缺血性中风患者认知障碍

【名医简介】 计静　温州市中西医结合医院　主任医师

【经典名方】星蒌承气汤

组成：包括瓜蒌、大黄、胆南星、芒硝等中药，大黄为君药，芒硝为臣药，起到通腑、泄热功效；瓜蒌、胆南星为佐药，瓜蒌清热化痰，胆南星息风化痰清热；诸味药物化痰通腑、平肝息风，4种药物结合，共起化痰通腑、祛除毒邪功效，服用少量可以调整气机升降，待大便畅通后，再给予加减治疗。这几种药物相互作用，不仅可以减轻脑水肿，还可清除肠道有害物质避免其进入血循环，明显改善神志异常等症状，此外还可改善脑肠肽对胃

肠道的调节功能，进而促进肠管运动。大黄可减轻脑缺血急性期"瀑布效应"，可降低炎症反应，以此达到保护脑细胞的作用；同时可降低十二指肠反流，使胃内胆酸浓度降低，防止胃黏膜上皮细胞加快凋亡，减少胃黏膜损害；瓜蒌、胆南星可抑制血小板聚集，使大脑耐受缺氧能力增强，保护内皮细胞。患者服用星蒌承气汤后，意识状态逐渐好转，肌力得到恢复，舌苔黄腻改善，致残率和病死率降低，临床效果确切。

【学术思想】中医理论认为，卒中属于"偏枯""大厥""风痱"，病因为脏腑虚损，阴阳失调，气血逆乱，上冲于脑，因而患者突然昏倒，半身不遂，口舌歪斜，言语不利，偏身麻木等，发病与情志不遂、饮食不节、色衰体弱有关。

【治疗方法】两组患者入院后均行基础治疗，主要包括监测各项生命指标，心电监护，控制血压、血糖和血脂，纠正水电解质紊乱，维持酸碱平衡等治疗。对照组患者给予乳果糖口服溶液（国药准字 H20171057，规格：15 mL×6 袋/盒）口服，每日 1 次，每次 1 袋；同时给予开塞露（河北恒祥医药集团扁鹊制药有限公司，国药准字 H20065897，规格：10 mL）40 mL，纳肛灌肠，每日 1 次。观察组患者在对照组基础上，给予星蒌承气汤（全瓜蒌 30 g，生大黄 10 g，芒硝 10 g，胆南星 6 g），每日 1 剂，加水煎煮，取药液 200 mL，早、晚各 2 次分别服用。两组患者均连续治疗 7 日。

【治疗绝技】星蒌承气汤治疗脑缺血性中风，能明显改善神经功能缺损，减轻临床相关症状，提高日常生活活动能力和认知功能，安全性较高。

参 考 文 献

[1] 姜霞，陈世宣，计静. 星蒌承气汤对脑缺血性中风患者认知障碍的影响 [J]. 中国现代医生，2021，59（34）：136 – 139.

饶星明复方菖蒲益智汤治疗脑缺血性中风患者认知障碍

【名医简介】饶星明　福建中医药大学　教授
【经典名方】复方菖蒲益智汤
　　组成：郁金、地龙、石菖蒲、丹参、茯苓、赤芍各 15 g，黄连、泽泻各

6 g，川芎、当归各 9 g。

【学术思想】 中医认为中风后轻度认知功能障碍主要是由肾气渐衰，气血逆乱，湿浊内生，痰瘀互结，进而导致脑脉痹阻或血溢于脑的一系列病症。复方菖蒲益智汤中的郁金可发挥行气、活血等功效，地龙可发挥清热、定惊等功效，石菖蒲可发挥开窍、化痰等功效，丹参、赤芍、川芎可发挥活血、祛瘀等功效，茯苓可发挥益气、安神等功效，黄连、泽泻可发挥清热、解毒等功效，当归可发挥补血、活血等功效。以上诸药协同共行活血通络、祛浊解毒、健脑增智之功。本研究结果显示，治疗后研究组疼痛、记忆、舌质、面色、脉象、爪甲、附加分评分、总分低于对照组，定向能力、回忆能力、语言能力、综合认知功能评分高于对照组，表明复方菖蒲益智汤联合尼莫地平治疗脑卒中后轻度认知功能障碍可有效缓解患者临床症状，改善认知功能。

【诊断思路】 纳入标准：①符合西医《中国脑血管病防治指南：试行版》及中医《中药新药临床研究指导原则：试行》中关于瘀血阻络型的诊断标准；②经过影像学检查确诊者；③伴有轻度认知功能障碍症状者；④患者或家属签写知情同意书；⑤蒙特利尔认知评估量表评分≥25 分者；⑥简易智能精神状态检查量表评分介于 21～27 分者。

【治疗方法】 对照组予以控制血压血糖、降血脂等基础治疗，并口服尼莫地平片（国药准字 H20003010，规格：30 mg）治疗，30 mg/次，3 次/日。研究组在对照组治疗基础上加服复方菖蒲益智汤，加水煎至 400 mL，200 mL/次，2 次/日。两组均连续治疗 3 个月。

【治疗绝技】 复方菖蒲益智汤联合尼莫地平治疗脑卒中后轻度认知功能障碍患者的临床疗效确切，可有效缓解患者临床症状，改善认知功能，促进脑部血液循环。

参 考 文 献

[1] 饶星明，李林芳. 复方菖蒲益智汤联合尼莫地平治疗脑卒中后轻度认知功能障碍患者的临床效果 [J]. 临床合理用药杂志，2022，15（6）：65-68.

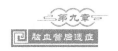

第二节　焦虑、抑郁

王永炎柴苓温胆汤合痛泻要方治疗中风后失眠、抑郁

【经典名方】柴苓温胆汤合痛泻要方

组成：柴胡 10 g，竹茹 10 g，枳壳 10 g，茯苓 15 g，清半夏 15 g，陈皮 15 g，黄连 10 g，肉桂 2 g，防风 10 g，白芍 10 g，炒白术 10 g，炙甘草 3 g。

【学术思想】失眠实证者，多因肝郁化火，痰热内扰，引起心神不安所致，治当清肝泻火、清化痰热，佐以宁心安神；其虚证者，多由心脾两虚，阴虚火旺，心肾不交，心胆气虚，引起心神失常所致，治当补益心脾、滋阴清热、交通心肾、益气镇惊，佐以养心安神。本病重视精神调摄，讲究睡眠卫生，预后一般较好。失眠也常见于头晕头痛、颤证及外伤后继发慢性病变等疾病中，相关失眠治疗可见本书其他内容。郁病与失眠在病机方面有相通之处，临床常同时并见。在精神调摄方面，王院士提出松与静的观点，鼓励患者达到思想上的放松和精神状态的宁静，从而达到心身的和谐，这对郁病和失眠的防治和康复有重要价值。

【诊断思路】失眠多为情志所伤，饮食不节，劳倦，思虑过度，久病，年迈体虚等因素引起的脏腑功能紊乱，气血失和，阴阳失调，阳不入阴而发病，病位主要在心，涉及肝、胆、脾、胃、肾，病性有虚有实，且虚多实少。

【治疗方法】郁病治疗第一步予以温胆汤以宁神，第二步予以血府逐瘀汤以祛瘀；第三步予以天王补心丹以清补。泄泻方面，第一步常规治疗以刘草窗的痛泻要方加味；第二步以淡渗健脾为主，配局部给药，如锡类散；第三步，以补益脾肾为主。

【治疗绝技】柴苓温胆汤合痛泻要方治疗中风后失眠、抑郁。

【验案赏析】谢某，女，37 岁。主因失眠及烦躁 20 年于 1990 年 9 月 5 日入院。患者 20 年前上学时经常头晕失眠，入睡困难，婚后由于婆媳关系不和，情绪抑郁，常常失眠，入睡困难，噩梦纷纭，易惊醒，有时因心情烦躁，夜半时分独自出走，夜间两三点回来，白天头脑昏沉，精神萎靡涣散，做事不能集中精力，记忆力减退，急躁易怒，曾有轻生念头。曾服中药治疗，但病情时好时坏，停药后复发。刻下症：情绪不稳，易激动，言语条理性差，头痛头晕，入睡困难，甚则通宵难眠，噩梦纷纭，时被梦呓惊醒，醒后头目不清，记忆力减退，精神涣散，心情烦躁，时烦闷欲哭，左上肢发麻，纳差，小便可，大便溏。既往史：过敏性结肠炎 2 年；轻度骨质增生。月经史：17 岁来经，每 20 天来经 1 次，每次 1～3 天，量少，色黑有块，经行腹痛。查体：眼圈发黑，口唇淡暗，舌淡有齿痕，苔薄白腻，脉沉细而弦。中医诊断：①郁证（脾肾两虚、气滞血瘀）；②泄泻（肝郁脾虚）；③麻木（痰瘀阻络）。西医诊断：①神经衰弱；②过敏性结肠炎；③颈椎病。1990 年 9 月 6 日王永炎教授查房指出，精神情感所致疾病发病率越来越高，中医在调和阴阳、气血方面有优势，如用四逆散、柴胡疏肝散等。本病中医第一诊断为郁病，而不是不寐，因郁病可概括其他情况。病位在肝、脾、心、肾，郁为起病之源，长期肝郁不舒，情怀不畅，肝失疏泄，思虑伤脾，湿浊内生，痰气交阻，日久气病及血，气滞血瘀，心失所养，涉及肾。胆为中正之官，中清之府，本病又与心胆气虚有关。泄泻为肝脾不调，与肾亦有关。郁病治疗第一步予以温胆汤以宁神，第二步予以血府逐瘀汤以祛瘀；第三步予以天王补心丹以清补。泄泻方面，第一步常规治疗以刘草窗的痛泻要方加味；第二步以淡渗健脾为主，配局部给药，如锡类散；第三步，以补益脾肾为主。西医方面因患者有近远期精神因素，主动要求看病，焦虑较重，强迫性神经症，躁郁症可以成立，处焦虑状态，注意突然自杀的倾向。治疗方面：先治疗不寐，药物配合心理疏导。中药予以柴芩温胆汤合痛泻要方加减，清胆疏肝，健脾和胃。西药可予以司可巴比妥、艾司唑仑等镇静安眠药及氯氮平等抗焦虑药。1990 年 9 月 11 日查房，患者情绪较平稳，可睡 5～6 小时，精神好，纳可，二便可，舌淡润，苔薄白，脉弦有力。1990 年 9 月 13 日查房，患者每天睡 4.5 个小时，多梦及胡思乱想较前有控制，舌淡红苔薄白润，脉细弦，中药仍按三步方案，继用温胆汤意，然后再予以血府逐瘀、天王补心之法。1990 年 9 月 17 日，患者病情好转出院。

【按语】王院士提出郁病治疗的宁神、祛瘀、清补三步法，以及治疗泄泻的柔肝健脾胜湿、淡渗健脾法及补益脾肾法尤为可贵。躁郁症属双向情感障碍疾病，临床常予以三环类及碳酸锂治疗，但有些患者病情控制欠佳，有时可出现恶心、呕吐、腹痛、厌食、头昏、乏力、嗜睡、极度乏力、精神迟

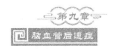

钝甚则中毒等不良反应。本患者以不寐、郁病、泄泻、麻木为主要病症，入院时病情可谓复杂，王院士提出，本患者为精神情感性疾病，病发于肝，波及脾，影响心肾，关联于胆，从气滞、血瘀、痰湿及心胆气虚并肝脾肾不足治疗，先以疏肝清胆、健脾和胃入手，以柴胡、清半夏、茯苓、枳壳、竹茹疏肝理气、清胆健脾化痰，白芍、防风、白术柔肝祛风胜湿以治泄泻，黄连、肉桂交通心肾。经治患者睡眠改善，精神情绪好转，泄泻消失。

参 考 文 献

［1］ 谢颖桢 . 王永炎院士神经内科病证实验录［M］. 北京：中国中医药出版社，2018.

谢海洲神复康治疗抑郁

【名医简介】 谢海洲　国家级名中医

【经典名方】 神复康

组成：石菖蒲 15 g，郁金 12 g，琥珀粉 3 g，炒枣仁 18 g，百合 15 g，知母 10 g，阿胶珠 12 g，生地黄 15 g，栀子 9 g，黄连 6 g，浮小麦 30 g，厚朴 9 g，焦神曲 12 g，炙甘草 9 g，竹茹 15 g，鸡子黄 2 个，大枣 10 枚。

【学术思想】 功能补虚养血，宁心安神，解郁除烦，清热定惊。

【诊断思路】 各种郁证。或见虚热烦扰，心神不安，失眠多梦，心无所主，甚则精神恍惚；或见烦躁易怒，胸脘痞满，胁痛目眩，口苦，咽中不适，呃逆嗳气，大便不畅，纳呆食滞；或见失眠，焦虑，怔忡，倦怠乏力等。

【治疗方法】 每日 1 剂，水煎服。

【治疗绝技】 神复康治疗抑郁。

参 考 文 献

［1］ 张文康 . 中国百年百名中医临床家丛书：谢海洲［M］. 北京：中国中医药出版社，2004.

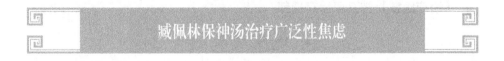

赵昌基柴胡加龙骨牡蛎汤加减方治疗焦虑症

【名医简介】赵昌基　湖北省名中医

【经典名方】柴胡加龙骨牡蛎汤加减方

组成：柴胡 10 g，黄芩 9 g，法半夏 9 g，胆南星 10 g，龙骨 15 g，牡蛎 15 g，栀子 9 g，珍珠母 20 g，麦冬 12 g，远志 12 g，郁金 10 g，浮小麦 20 g。

【学术思想】功能：益气，养心，安神，疏肝利胆，清火化痰。主治：焦虑症，证属心胆气虚，痰火扰神。症见整日提心吊胆，惶恐不安，心烦意乱，心慌，气促，喉头堵塞，时有窒息感，头晕两目发胀，口干；舌红，苔少，脉弦等。

【诊断思路】焦虑症是指在日常情况下，出现强烈、过度和持续的担忧和恐惧，可在几分钟内达到顶峰。这种症状会干扰日常活动，难以控制。过度担心的心理体验和感受是焦虑症患者的核心症状。此外还经常会出现紧张、不安、难以控制的忧虑，即将来临的危险、恐慌或厄运感，心律加快、呼吸加快、出汗、发抖、虚弱、疲倦、睡眠困难及肠道问题等症状。

【治疗方法】每日 1 剂，水煎服。

【治疗绝技】柴胡加龙骨牡蛎汤加减方治疗焦虑症。

参 考 文 献

[1] 赵晓琴. 赵昌基临床经验与学术研究 ［M］.北京：中医古籍出版社，2006.

臧佩林保神汤治疗广泛性焦虑

【名医简介】臧佩林　辽宁省名中医

【经典名方】保神汤

组成：香附、郁金、竹茹、炒枣仁、川芎、丹参、远志、石菖蒲、合欢

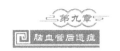

花各 10 g。

【学术思想】保神汤功能理气调血，健脾化痰，宁神解郁。主治广泛性焦虑症。症见紧张，担心，坐立不安，甚伴颤抖，肌肉紧张等。

【诊断思路】广泛性焦虑以慢性的、弥散性的，无明确对象和固定内容的不现实的过度担心紧张为特征。常表现为持续性精神紧张，伴有头晕、胸闷、心悸、呼吸困难、尿频、出汗、震颤及运动性不安等，但并非由实际的威胁或危险所引起，其紧张程度与现实事件不相称。

【治疗方法】每日 1 剂，水煎分 3 次服。

【治疗绝技】保神汤治疗广泛性焦虑。

参 考 文 献

[1] 臧红，张华，王蕾. 保神汤治疗广泛性焦虑症的临床对照研究 [J]. 辽宁中医杂志，2007，34（7）：951 - 952.

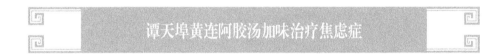

谭天埠黄连阿胶汤加味治疗焦虑症

【名医简介】谭天埠　鸡东县精神病院　主任医师

【经典名方】黄连阿胶汤加味

组成：黄连 15 g，黄芩 15 g，五味子 15 g，阿胶 15 g（烊化服），白芍 20 g，元参 15 g，夜交藤 15 g，鸡子黄 2 枚（冲服），麦冬 20 g，牡蛎 20 g。

【学术思想】焦虑性神经症与中医的心肾不交诸证近似，乃采用救真阴清邪热的黄连阿胶汤为主治疗，得到满意的效果。

【诊断思路】心居上属阳，肾居下属阴，心阳宜降，肾阴宜升，两者相济，则心阳不亢，肾阴不寒，若肾阴下虚，则心火上炎，虚火越亢，火越亢则肾阴越虚，互相影响，阴阳失调则出现心烦意乱、紧张焦虑、不眠、口干舌燥等症。

【治疗方法】每日 1 剂，水煎服。

【治疗绝技】黄连阿胶汤加味功能养阴清热，柔肝宁心。主治焦虑症。

【验案赏析】王某某，女，32 岁，1982 年 10 月 21 日门诊就诊。患者自述 1 个月前与单位同事发生口角，生气而发病，主要表现为心烦意乱，坐卧不安，恐惧，头痛不适，整夜不眠 20 余天，于某医院求治。诊断为神经症，服用镇静、安眠药物及刺五加等无效而来院就诊。脉细数，舌质红尖甚、苔白少津。检查：体温 36.2 ℃，脉搏 90 次/分，呼吸 18 次/分，血压 120/80 mmHg，慢性病容，表情苦闷，其他无异常改变。诊断焦虑性神经症（心肾不交型）。处方：黄连 15 g，黄芩 15 g，白芍 20 g，阿胶 15 g（烊化），鸡子黄 2 枚（冲服），元参 15 g，麦冬 20 g，五味子 15 g，夜交藤 15 g，牡蛎 20 g。服 3 剂后症状大减，每天能睡 3~4 小时，按原方续服 4 剂，症状明显好转，每天能睡 6 小时左右，但睡不实，连服多日诸症皆除，随访 2 个月未复发，已上班工作。

【按语】本案以黄连阿胶汤救真阴清邪热，治疗焦虑证属心肾不交者。患者为 32 岁女性，因生气引发疾病，可见肝郁气滞较为明显，又因心阳宜降，肾阴宜升，两者相济，则心阳不亢，肾阴不寒，患者肾阴下虚，则心火上炎，虚火越亢，火越亢则肾阴越虚，出现心烦意乱、坐卧不安、恐惧、头痛等症状，采用黄连阿胶汤养阴清热，柔肝宁心，辨证论治，则诸症得解。

参 考 文 献

[1] 谭天埠. 黄连阿胶汤治疗焦虑症 42 例疗效分析 [J]. 黑龙江中医药，1984（4）：41.

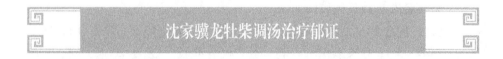

沈家骥龙牡柴调汤治疗郁证

【名医简介】沈家骥　云南省名中医　主任医师

【经典名方】龙牡柴调汤（源自《伤寒论》柴胡加龙骨牡蛎汤）

组成：柴胡 15 g，郁金 15 g，黄芩 15 g，川楝子 15 g，天麻 20 g，钩藤 15 g，煅龙骨 30 g，牡蛎 30 g，茯苓 30 g，僵蚕 15 g，远志 15 g，甘草 30 g，天竺黄 30 g，酸枣仁 30 g，川芎 15 g，山楂 20 g，三棱 10 g，莪术 10 g，枸杞 30 g，大枣 30 g。

原文：伤寒八九日，下之，胸满烦惊，小便不利，谵语，一身尽重，不可转侧者，柴胡加龙骨牡蛎汤主之。

【学术思想】焦虑与抑郁在临床上常常合并存在，临床症状表现为心

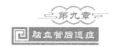

悸、失眠、胸胁不足、晕厥、窒息感、喜悲善哭、坐卧不宁、颤抖、注意力难以集中、肌肉紧张、易激等。沈师根据其临床表现，将本病归为中医"郁证""不寐""惊悸""脏躁""百合病"等情志范畴。他认为，肝藏血、性喜条达，主疏泄，关系着全身气机活动。此外，肝藏魂，而魂与精神情绪的调节有关。使之勿太过或不及。在长期对本病证的诊治中发现，焦虑症多与精神敏感、情志不悦有关。发病源于脑，表现于肝。肝气不疏，气机郁滞，郁而化火、化风。因此，从肝论治是沈师辨证辨病的重要着手点。

【诊断思路】焦虑症以持久的广泛焦虑不安为临床主要特征，经常无明确对象或无固定内容的精神紧张，惊恐、惧怕甚至坐立不安，或无明显原因突然发生强烈惊恐，或有濒死感、失控感。随着社会的发展，生活工作节奏加快，就业、经济压力增加，人际关系复杂等诸多因素，焦虑是最常见的情感反应，使得焦虑症发病率呈逐年上升趋势，引起医学界的广泛关注。

【治疗方法】用法每日1剂，水煎服。以自拟方龙牡柴调汤为基础方加减进行治疗，临证获得了满意的疗效。方药组成：柴胡15 g，郁金15 g，黄芩15 g，川楝子15 g，天麻20 g，钩藤15 g，煅龙骨30 g，牡蛎30 g，茯苓30 g，僵蚕15 g，远志15 g，甘草30 g，天竺黄30 g，酸枣仁30 g，川芎15 g，山楂20 g，三棱10 g，莪术10 g，枸杞30 g，大枣30 g。方中柴胡疏肝解郁，宣畅气机；龙骨、牡蛎镇惊安神，平肝潜阳；僵蚕、天麻、钩藤平肝息风；郁金、川楝子长于行气解郁、清心开窍；川芎、三棱、莪术活血安神；黄芩清热除烦；酸枣仁、远志养心安神；茯苓、山楂、甘草、大枣健脾益气、补中缓急；枸杞调肝养血；天竺黄化痰开窍。上述药物相互配合，共奏平肝活血、解郁息风、宁神开窍之效。

【治疗绝技】龙牡柴调汤功能平肝活血，解郁息风，宁神开窍。主治焦虑症，证属肝气郁结。症见精神抑郁，情绪不宁，胸部满闷，胁肋胀痛，痛无定处，脘闷嗳气，不思饮食，大便不调；舌淡红，苔薄腻，脉弦。

【验案赏析】陈某，女，48岁，2009年12月15日初诊。患者半年前开始出现月经紊乱，随即时觉烘热汗出，甚则1日数发，平素极易疲倦，且脾气暴躁，好与人争执，夜不安寐，烦躁多梦。因与家人及邻里亲戚的关系处理不善，又自觉难以控制情绪，不堪其苦，遂来门诊求治。症状：患者月经紊乱、性急多语、烦躁易怒，动则面赤出汗，少寐多梦，疲倦乏力，舌红少津，苔薄白偏燥，脉弦细偏数。辨证：冲任虚衰、肝肾不足、肝郁气滞、心神不宁。治以疏肝理气、滋阴安神。处方：柴胡15 g，郁金15 g，黄芩

15 g，川楝子 15 g，天麻 20 g，钩藤 15 g，龙骨 30 g，牡蛎 30 g，酸枣仁 30 g，川芎 15 g，青蒿 15 g，枸杞 30 g，大枣 30 g，甘草 30 g，山楂 20 g，茯苓 30 g，远志 15 g。6 剂之后，患者烘热汗出减轻明显，夜寐能安，余症减轻。守原旨，上方再服 1 个月，随证稍行加减治疗，经 2 月余，患者诸症俱瘥，自觉甚殊于前，以后每月或数月来复诊 1 次，以柴调汤加减调理。

【按语】本例是沈师根据女子围绝经期的生理特点而设之"专病专方"的临床诊疗经验，妇女在绝经期前后数年因为性激素减少可致一系列神经功能失调症状。在中医学属"郁证""脏燥"，病情表现多样。沈师认为患者因绝经期冲任脉衰，肝肾之阴不足导致肝阳亢进，水不济火，心神失宁，从而出现烘热汗出、脾气急躁、夜不安寐、时觉疲倦等一系列症状。方用龙牡柴调汤加酸枣仁治疗意在滋阴潜阳，疏肝理气，宁心安神。诸症俱平，改用药味简单的柴胡汤巩固疗效。

参 考 文 献

[1] 杨小洁，沈家骥. 沈家骥老师治疗焦虑症经验［J］. 云南中医中药杂志，2013，34（12）：12-13.

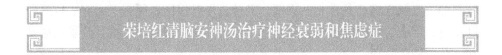

荣培红清脑安神汤治疗神经衰弱和焦虑症

【名医简介】荣培红　西安市中医医院　主任医师

【经典名方】清脑安神汤

组成：黄芩 6 g，苦参 15 g，远志 15 g，生甘草 6 g，柴胡 10 g，薄荷 8 g，郁金 8 g，合欢皮 15 g，茯苓 20 g，葛根 20 g，防风 12 g，炒枣仁 30 g，薏苡仁 20 g。

用法：每日 1 剂，水煎服。连续服用 15～20 天。

功能：清热，疏肝解郁，健脾，宁心安神。

主治：神经衰弱、焦虑症，证属肝郁化火。症见烦躁易怒，面红口苦，头痛眩晕等。

调护：胸闷心悸、濒死感明显加龙骨 60 g，牡蛎 60 g；广泛性焦虑为主加山栀 20 g；口干明显加天花粉 15 g；便秘加生大黄 10 g；夜眠差加酸枣仁

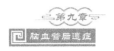
10 g，茯神 10 g。

【学术思想】肝气郁结，肝气不疏，肝失条达，肝木乘脾土，上扰心神，则出现烦躁、易怒、面红口苦。肝郁脾虚，扰乱心神，心脾失养，故而出现头痛眩晕，肌肉紧张、麻木、震颤等症。故治疗上应清热疏肝健脾宁心安神。本方黄芩、黄连、苦参、葛根清热生津，治疗口干、便秘等症；柴胡、薄荷、郁金具有疏肝解郁之功，现代中医药研究证明具有镇静安定的作用；合欢皮、酸枣仁、远志具有养心安神的作用，现代医学亦证实其有非常明显的镇静作用；茯苓、薏苡仁则具有健脾化痰之功，能够缓解胃肠道不适。

【诊断思路】中医辨证标准：参照《神经症的中西医结合辨证分型标准》中有关内容制定的肝郁化火的症状。西医诊断标准：参照《神经症临床工作诊断标准》《中国精神疾病分类方案与诊断标准》诊断为焦虑症、神经症，并按上述标准属中医肝郁化火型。

【治疗方法】治疗组以口服清脑安神汤为主，随证加减，主方如下：黄芩、生甘草各 6 g，苦参、远志、合欢皮各 15 g，柴胡 10 g，薄荷、郁金各 8 g，炒枣仁 30 g，茯苓、薏苡仁、葛根各 20 g，防风 12 g。水煎服，每日 1 剂。分早晚服用，连续服用 15 ~ 20 日。

【治疗绝技】通过对 81 例肝郁化火证的神经衰弱、焦虑症等观察，本研究表明，治疗有效率为 95.06%，与对照组的 87.50% 相比，具有统计学意义，说明清脑安神汤具有抗焦虑、镇静、催眠，调整中枢神经兴奋和抑制作用，且未发现不良反应。清脑安神汤在治疗神经衰弱、焦虑症属肝郁化火证方面具有疗效确切、服用方便安全、没有依赖性等优势，为这类型患者的治疗提供了一个新方法。

参 考 文 献

[1] 荣培红，杨文利，查鹏洲. 清脑安神汤治疗神经衰弱和焦虑症 81 例 [J].陕西中医，2004（10）：878 – 879.

杨淑兰复方柴舒汤治疗焦虑症

【名医简介】杨淑兰　哈尔滨市道外区胜利医院　主任医师

【经典名方】复方柴舒汤

组成：柴胡 15 g，白芍 10 g，栀子 15 g，茯苓 10 g，白术 10 g，山药 15 g，枳实 10 g，香附 10 g，川芎 10 g，焦三仙各 15 g。

调护：伴肾精亏虚加肾气丸、六味地黄丸等加减；胆胃不和加黄连温胆汤加减；脾胃虚弱加健脾丸、半夏泻心汤加减；饮食停滞加保和丸、大山楂丸加减。

主治：焦虑症，症见心悸、疲乏、失眠、神经过敏、胸闷气急、烦躁等。

【学术思想】焦虑属于中医情志病范畴，可能与"郁证""不寐""脏躁""怔忡"等证有关，主要由于脏腑虚弱，加之环境不良，精神刺激，心主神明失司；或忧思过度，气机闭塞不行，使脏腑气机失调，涉及心、肝、脾、胃、肾，其中以肝、心、肾失调最常见，以气郁、火热、阴血亏虚居于主要地位。尽管有关焦虑的病因，中西医的观点有所不同，但临床症状上都有心悸、疲乏、失眠、神经过敏、胸闷气急、烦躁，西医则在诊断后进行比较单一的抗焦虑剂治疗，而中医从整体出发，全方位探索治疗，侧重从症状的表现上进行辨证施治值得进一步深化研究。

【诊断思路】焦虑症以广泛和持续性焦虑或反复发作的惊恐不安为主要特征，常伴有肌肉紧张与运动不安，发病时伴有口干、出汗、心悸、气急、尿频、尿急、头痛、轻微震颤、坐卧不安，并且入睡困难，无特殊的恐惧性处境时即感到惊恐，严重的自主神经功能紊乱。依据汉密尔顿焦虑量表衡量评定患者主观感受以判定疗效。焦虑症状完全缓解为治愈；偶有发作焦虑症状为好转；焦虑症无变化为未愈。

【治疗方法】每日 1 剂，水煎服。

【治疗绝技】复方柴舒汤治疗焦虑症

参 考 文 献

[1] 杨淑兰，杨淑梅，高川，等. 复方柴舒汤治疗焦虑症 80 例探讨 [J]. 中医药信息，2007，24（3）：28.

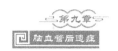

余小平百合安神饮治疗广泛性焦虑症

【名医简介】余小平　江门市五邑中医院　主任医师

【经典名方】百合安神饮

组成：百合 20 g，枣仁 12 g，黄芪 12 g，五味子 10 g，茯神 10 g，远志10 g，麦冬 10 g，太子参 10 g，当归 10 g，木香 10 g，栀子 15 g，丹皮 15 g。

调护：兼气虚者，加太子参 15 g；兼血虚者，加熟地黄 12 g，何首乌10 g；兼肝郁气滞者，加郁金 10 g，柴胡 12 g，枳壳 10 g；兼血瘀者，加川芎 12 g，红花 12 g；兼痰热者，加竹茹 12 g，陈皮 12 g。

【学术思想】广泛性焦虑症是因情志不遂，思虑过度，耗伤心血，使气血亏损，心失所养，神失所藏，以致心神不安而成。现代药理研究发现，中药百合有明显的镇静作用，有耐缺氧、抗疲劳的作用，并对糖皮质激素所致的肾上腺皮质功能不全有显著的保护作用，临床上多用于各种疾病所致的虚烦、失眠、心悸、低热、口干、干咳无痰等。因此，应用以百合为主方的百合安神饮治疗本病。方中百合养阴清肺、清心安神，太子参、黄芪、五味子、麦冬、当归益气健脾生血，枣仁、远志、茯神、木香养心安神，丹皮、栀子清肝泻火。诸药合用，具有滋阴、养血安神、补益心脾的作用，运用现代制药包装技术制成浓缩饮液，临床使用非常方便，既可缓解广泛性焦虑症的焦虑状态，又可减轻焦虑症对患者机体的伤害，具有安全、有效的特点。

【诊断思路】广泛性焦虑症是一种常见的心理障碍，表现为慢性过度的没有现实依据的担忧和紧张。临床上有焦虑症症状的表现，符合 CCMD-3 广泛性焦虑症诊断标准的患者，HAMA 14 项总分≥14 分，年龄 18～65 岁，性别不限。

【治疗方法】治疗组：百合安神饮（药用：百合 20 g，枣仁、黄芪各12 g，茯神、五味子、太子参、远志、麦冬、当归、木香各 10 g，栀子、丹皮各 15 g），运用现代制药技术，制成浓缩煎剂 200 mL，每次 100 mL，每天2 次，分午后及临睡前服。疗程为 8 周。对照组：劳拉西泮，开始时每次0.5 mg，每天 2 次，以后根据病情调整剂量，每天 2～6 mg，分 2 次服用。疗程为 8 周。

【治疗绝技】百合安神饮功能滋阴，养血安神，补益心脾。主治广泛性焦虑症，随疗程的增加，其疗效优势越来越明显。

参 考 文 献

[1] 张黎辉，余小平，张水冰，等. 百合安神饮治疗广泛性焦虑症疗效观察［J］. 山西中医，2008（9）：14－15，17.

孙亚霜栀子豉汤加味方治疗焦虑症

【名医简介】孙亚霜　天津中医药大学　教授

【经典名方】栀子豉汤加味方（源自《伤寒论》）

组成：栀子 15 g，柴胡 10 g，枳壳 10 g，淡豆豉 15 g，陈皮 10 g，半夏 10 g，茯苓 10 g，石菖蒲 10 g，郁金 10 g，甘草 10 g，五味子 10 g，酸枣仁 15 g。

原文：发汗吐下后，虚烦不得眠，若剧者，必反复颠倒，心中懊恼，栀子豉汤主之。

调护：肝气郁结加香附 10 g，丹参 30 g，川楝子 10 g；气郁化火加丹皮 10 g，黄芩 10 g，龙胆草 10 g；心虚胆怯，善恐易惊，多汗，加煅龙骨 30 g，煅牡蛎 30 g；痰热上扰加黄芩 10 g，胆南星 10 g，天竺黄 10 g；心脾两虚加莲子心 10 g，茯神木 10 g；阴虚火旺加泽泻 10 g，黄连 10 g，阿胶 10 g。

【学术思想】焦虑症属中医"郁证""惊悸""怔忡""脏躁""百合病"等范畴，多由郁火、痰热上扰神明或心肝肾亏虚所致，致使气血不足，经络之气运行不畅，脏腑功能减退，阴阳平衡失调。此证的症状表现为明显的情志烦躁不安，"虚烦不得眠""反复颠倒，心中懊恼""心烦腹满，卧起不安""微烦"。栀子豉汤虽仅有两味药，但栀子苦寒，既可清透郁热，解郁除烦，又可导火下行；淡豆豉气味皆轻，既能清表宣热，又能和降胃气。两药相伍，既宣且降，可清宣胸膈郁热，为治疗虚烦不寐的良方。栀子始载于《神农本草经》，为茜草科植物栀子的干燥成熟果实，性寒味苦，归心、肝、肺、胃经，具有清热泻火、除烦安神之功效。主治热病虚烦不眠、黄疸、淋病、消渴等。栀子豉汤有别于一般安神之剂的特点，主要在于能够通

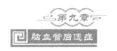
过清心除烦而达安神助眠的效果，故对焦虑症所致的心悸、心烦、焦虑不寐的患者有良效。

【诊断思路】焦虑症是一种无明显诱因的恐惧、紧张发作，并伴有自主神经功能障碍和运动性紧张的神经症。符合《中国精神障碍分类与诊断标准》关于广泛性焦虑障碍的诊断标准。①符合神经症的诊断标准。②以持续性原发性焦虑症状为主，并符合以下两项：经常或持续的无明确对象和固定内容的恐惧或提心吊胆；伴有自主神经症状和运动性不安。③社会功能受损，患者因难以忍受却无法解脱而感到痛苦。④符合症状标准至少6个月。⑤排除甲状腺功能亢进、高血压、冠心病等躯体疾病继发的焦虑，或兴奋药物过量或药物依赖戒断后伴发的焦虑，或其他类型精神病或神经症伴发的焦虑。

【治疗方法】每日1剂，水煎服，10天为1个疗程。

【治疗绝技】功能清心安神，理气化痰，主治焦虑症，症见心悸，心烦，焦虑不寐等。

参 考 文 献

[1] 孙亚霜，颜红．栀子豉汤加味治疗焦虑症50例［J］．湖南中医杂志，2009，25（6）：46－47.

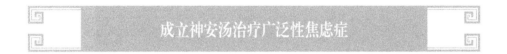

成立神安汤治疗广泛性焦虑症

【名医简介】成立　河北医科大学中医院　教授

【经典名方】神安汤

组成：磁石15g，栀子9g，龙胆草6g，夏枯草12g，竹叶12g，柴胡12g，淡豆豉12g，石菖蒲15g，郁金12g，白芍20g，珍珠母20g，生地黄15g，龙齿15g，琥珀粉3g（冲服）。

【学术思想】广泛性焦虑症又称慢性焦虑，是焦虑症最常见的表现形式，患者长期紧张和不安，心烦意乱，缺乏耐心，惊慌失措，坐卧不宁，常伴自主神经功能失调的症状如心悸、出汗、胸闷、呼吸急促等，和运动性不安的表现如坐立不安、肢体发抖、肌肉紧张性疼痛等。从临床表现来看，本病为情志病，当属中医学"惊悸""脏躁""奔豚气""不寐"等范畴。中医认为"火""热"之邪为本病的主要致病因素。此处"火""热"之邪是指"内火"与"内热"，为阳盛有余而产生的火热内扰、功能亢奋的病理状态。火与热同类，均属于阳，"火为热之极，热为火之渐"，故火与热在病机与临床表现上基本是一致的，唯程度上有所差别。笔者采用中药神安汤治疗本病，神安汤基于清心泻肝法并佐以安神，方中龙胆草、栀子、夏枯草、淡豆豉、竹叶、郁金、生地黄、柴胡清心火，泻肝火；磁石、珍珠母、龙齿、石菖蒲、琥珀、白芍安心神，定心志。诸药合用，共奏清心泻肝安神之功效。

【诊断思路】 ①符合《中国精神障碍分类与诊断标准》中广泛性焦虑症的诊断标准。②焦虑自评量表总标准分 > 50。③无躯体器质性疾病。④无精神药物使用史或停用精神药物 2 周以上。

【治疗方法】 每日 1 剂，水煎服。

【治疗绝技】 功能清心，泻肝，安神。主治广泛性焦虑症，症见长期紧张和不安，心烦意乱，缺乏耐心，惊慌失措等。

参 考 文 献

[1] 成立，梅建强，孙福军. 清心泻肝安神法治疗广泛性焦虑症临床观察 [J]. 新中医，2011，43（11）：50 - 51.

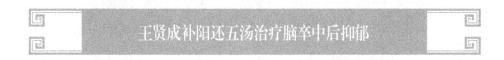

王贤成补阳还五汤治疗脑卒中后抑郁

【名医简介】 王贤成　新昌县中医院　副主任医师

【经典名方】 补阳还五汤（源自《医林改错》）

组成：生黄芪、当归尾、芍药、地龙、红花、桃仁。

原文：补阳还五汤治半身不遂，口眼㖞斜，语言謇涩，口角流涎，下肢痿废，小便频数，遗尿不禁。

【学术思想】 在中医理论中，脑卒中后抑郁属于"郁证"。所以治则上应疏肝解郁、安神定志。补阳还五汤为临床常用的理气补血、活血化瘀的经典药剂。滑瑞熙等研究表明，补阳还五汤对脑卒中恢复期患者治疗效果

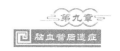

显著。

【诊断思路】脑卒中后抑郁属于"郁证"。所以治则上应疏肝解郁、安神定志。补阳还五汤为临床常用的理气补血、活血化瘀的经典药剂。

【治疗方法】对照组接受常规脑卒中恢复期治疗：控制血压、改善脑水肿、预防感染、合理的康复训练。观察组在此基础上加服补阳还五汤。14日为1个疗程。比较治疗前和治疗4周后两组抑郁状态评分（HAMD）、中医证候积分、日常生活能力（ADL）。抑郁状态评分：HAMD评分的分数越高说明抑郁状态越严重。日常生活能力：采用ADL评分，分数越高说明患者的日常生活能力越强。治疗效果：分为治愈、显效、有效和无效。治愈：临床症状及体征消失。显效：临床症状及体征明显改善，证候积分减少≥70%。有效：临床症状及体征有所好转，证候积分减少≥30%。无效：临床症状及体征无好转，证候积分减少<30%。治疗有效率=治愈率+显效率+有效率。

【治疗绝技】对脑卒中恢复期合并抑郁状态患者以常规治疗加服补阳还五汤可更好改善抑郁状态，改善中医证候积分和提高日常生活能力。

参 考 文 献

[1] 张军梁. 补阳还五汤对脑卒中恢复期患者抑郁状态的改善作用 [J]. 中国高等医学教育，2018（10）：134-135.

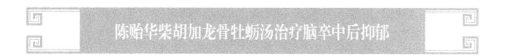

陈贻华柴胡加龙骨牡蛎汤治疗脑卒中后抑郁

【名医简介】陈贻华　克孜勒苏柯尔克孜自治州人民医院　主任医师

【经典名方】柴胡加龙骨牡蛎汤（源自《伤寒论》柴胡加龙骨牡蛎汤）

组成：柴胡15 g，人参、桂枝、生姜、龙骨、黄芩、半夏、磁石、牡蛎、茯苓各10 g，大黄5 g，大枣6枚。

原文：伤寒八九日，下之，胸满烦惊，小便不利，谵语，一身尽重，不可转侧者，柴胡加龙骨牡蛎汤主之。

调护：心悸失眠者加夜交藤、酸枣仁，血瘀者加桃仁、红花，气短乏力者加党参、黄芪，痰多呕吐者加竹茹、半夏、龙骨。

【学术思想】肝郁瘀阻为脑卒中后抑郁的病机；治疗当以活血通络、疏肝解郁为原则。中医治疗采用柴胡加龙骨牡蛎汤治疗，方中柴胡具有疏肝解郁之效，桂枝具有镇静之效，生姜具有活血之效，龙骨、磁石具有镇心安神、平肝潜阳之效，黄芩具有补气之效，半夏具有和胃之效，牡蛎具有清心镇惊、安神之效，茯苓具有宁心之效，大黄具有逐胃热、止谵语之效，大枣具有补中益气、养血安神之效，诸药合用可达通阳泄热、和解少阳、重镇安神之效。

【诊断思路】中医将脑卒中后抑郁称为"郁证"，患者以思想消极、郁郁不乐、辗转反侧、胸中烦闷、悲泣欲哭、失眠、沉默不语、易惊慌、易怒为主要表现，多因痰火内扰、肝气郁结引起，久病致体虚，加之生理、言语功能障碍，给患者心理带来双重打击，思虑过度、担心害怕、郁怒、忧思易伤肝，郁久伤气血，导致心脾血气俱虚，日久病机转为肝郁血虚。根据中医研究显示，脑卒中主要因气血逆乱，导致火、风、痰、瘀，引起血溢脑脉、脑脉痹阻，以气机郁滞为基本病变。气机不畅，加之身心遭受打击，七情内伤，引起躯体与精神症状。

【治疗方法】两组患者均口服 10 mg 帕罗西汀（中美天津史克制药有限公司；国药准字 H10950043）治疗，于清晨服药，1 次/日，间隔 1 周后用药剂量增加 10 mg，口服最大剂量不超过 40 mg/d。观察组在治疗期间增加柴胡加龙骨牡蛎汤治疗，先加水煎煮 30 分钟，然后加入其他药物浸泡 45 ~ 60 分钟，取汁分早晚 2 次服用，1 剂/日，1 个疗程为 3 周。

【治疗绝技】对脑卒中后抑郁患者采用柴胡加龙骨牡蛎汤治疗可有效缓解抑郁及神经功能症状，疗效确切，值得推广应用。

参 考 文 献

[1] 陈贻华，王雅楠，唐江南. 柴胡加龙骨牡蛎汤对脑卒中后抑郁患者的临床疗效分析
　　[J]. 中医临床研究，2020，12（20）：56 - 58.

薛晓冬涤痰逐瘀颗粒治疗脑卒中后抑郁

【名医简介】薛晓冬　苍南县人民医院

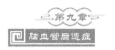

【经典名方】涤痰逐瘀颗粒

组成：制半夏、川芎、茯苓各15 g，胆南星、郁金、远志、石菖蒲、陈皮各10 g，水蛭6 g。若气血亏虚加党参10 g，黄芪30 g，当归10 g。

调护：若肾阴虚则加山茱萸、北沙参、山药各15 g，若肾阳虚则加仙茅、淫羊藿、巴戟天各15 g。

【学术思想】"中风"与"郁证"两者互为因果，均为脑卒中后抑郁致病根本。故脑卒中后抑郁是以痰瘀同源、痰瘀同生、痰瘀互结、阻滞脑窍为病理中心环节，涤痰逐瘀是本病的基本治则。本次研究采用的自拟涤痰逐瘀颗粒由制半夏、茯苓、水蛭、胆南星、郁金、远志、川芎、石菖蒲、陈皮等药材组成，方中制半夏、胆南星、茯苓具有化痰清热醒脑的功效；郁金、陈皮行气解郁；水蛭破血逐瘀；石菖蒲、远志镇静安神、息风开窍；川芎活血化瘀，引诸药上行。诸药合用共奏涤痰逐瘀之效。

【诊断思路】从中医学角度来看，脑卒中后抑郁属于"中风"与"郁证"范畴，两者结合，疾病常缠绵难愈。一方面，中风多发生于中老年群体，患者五脏逐渐虚衰，气血津液输布不及，津血难行；故容易出现气机壅滞、聚液成痰而不散、血液瘀滞而不通的情况，痰瘀互结闭阻脑窍发为中风，导致患者脑府失养；而"脑为元神之府"，故中风患者常出现精神失常、神情恍惚、心情抑郁等郁证症状。另一方面，发生中风的患者不能接受疾病，难以接受突发肢体、语言功能障碍，出现忧虑、焦虑等情绪，导致肝失条达，致使津液输布失调加重，痰浊更难祛除。

【治疗方法】所有患者入院后均根据具体情况采用神经内科常规治疗方法进行救治，包括调脂稳定斑块、溶栓治疗、抗血小板聚集治疗、神经保护治疗等。在此基础上，给予观察组患者涤痰化瘀颗粒。中药为颗粒剂型，1次1包，每天2次，开水冲服，吞咽困难者可采用鼻饲。疗程为1个月。

【治疗绝技】涤痰逐瘀颗粒能降低中风患者抑郁与重度抑郁发生情况，改善患者脑卒中后抑郁症状，促进患者神经功能恢复。

参 考 文 献

[1] 薛晓冬，易永泽．涤痰逐瘀颗粒对脑卒中后抑郁症的防治作用探究 [J]．云南中医中药杂志，2018，39（4）：64-65.

第三节 失 眠

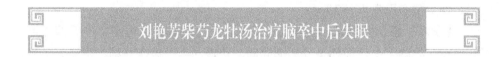

刘艳芳柴芍龙牡汤治疗脑卒中后失眠

【名医简介】 刘艳芳 北京中医医院顺义医院 主任医师

【经典名方】 柴芍龙牡汤

组成：柴胡12 g，白芍24 g，龙骨24 g，牡蛎24 g，玉竹15 g，茯苓12 g，甘草6 g，酸枣仁15 g，当归10 g，夜交藤30 g。

【学术思想】 中医学对脑卒中后失眠有深刻的认识。脑卒中属中医学"中风"范畴，为本虚标实之证。失眠属中医学"不寐""不得眠""目不瞑"等范畴，其病机为阳不入阴，病位在心、脑。《诸病源候论》记载："大病之后，脏腑尚虚，荣卫未和，故生于冷热。阴气虚卫气独行于阳，不入于阴，故不得眠。"可见脑卒中后脏腑气血亏虚、心神缺乏气血濡养是失眠的重要原因。脑卒中后患者多情绪低落，肝气郁滞，郁而化火，扰动心神，故而不眠。相关研究报道，脑卒中后失眠患者以肝郁血虚证多见。治疗肝郁血虚型脑卒中后失眠从肝论治，佐以养血镇惊安神，方药以柴芍龙牡汤加味。临床应用柴芍龙牡汤治疗失眠有相关报道。方中柴胡苦平微寒，性味轻清，调达肝气，疏散气滞；当归、白芍补血行血、养血柔肝，体质为肝阴不足、风阳上扰者适用；茯苓补气健脾，以生气血，能去胸中邪气、除烦而定惊；玉竹味甘性微寒，养阴益气生津，缓肝柔润息风；甘草调和诸药，与茯苓甘淡和中，与白芍苦干化阴；酸枣仁养血敛肝、宁心安神；夜交藤养心安神、祛风通络；龙骨、牡蛎镇惊安神、潜阳息风，能敛肝之阴，固肾之精。有研究显示，柴胡加龙骨牡蛎汤加减治疗失眠能减少失眠反弹的发生，并降低匹兹堡睡眠质量指数，具有较高的安全性。此方有升有降，具有疏肝解郁、柔润息风、镇惊安神、养血通络的功效。

【诊断思路】 西医脑卒中诊断标准参照第四届全国脑血管病学术会议制定的《脑血管病诊断标准（1995）》，经头颅 CT 平扫或 MRI 证实；首次发生脑卒中，且不伴有认知障碍、意识障碍等，可基本完成临床观察量表的测

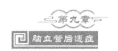

评。西医失眠诊断标准参照美国《精神疾病诊断和统计手册》：以失眠为唯一症状，包括入睡困难、多梦、眠浅、醒后难再入睡或感劳累、早醒、日间无精神等；失眠症状至少持续 1 个月，且每周发生 3 次及以上；失眠引起明显苦恼，工作效率下降，或造成精神障碍症状；排除其他精神或躯体疾病。中医证候诊断标准参照《中药新药临床研究指导原则》制定的肝郁血虚证证候标准；脑卒中后失眠的主要临床表现有肢体活动不利，或伴有手足拘挛、麻木，或言语不利等脑卒中症状，并兼有入睡困难，梦多易醒，醒后难再入睡，或急躁易怒，善太息，胸胁胀满，舌红苔白或黄，脉弦数。

【治疗方法】基础治疗参照《中国脑血管病防治指南》2007 年版，同时给予两组脑卒中患者常规治疗，包括药物、基础生命支持、脑卒中健康宣教等。治疗期间禁饮浓茶、咖啡及酒精性饮料等。治疗组给予柴芍龙牡汤加味治疗，加水煎煮浓缩至 300 mL，每日 1 剂，于午饭后和晚上睡前分 2 次温服，连续治疗 4 周。对照组给予艾司唑仑片（国药准字：H13020687）1 mg，睡前半小时口服，每日 1 次，连续治疗 4 周。

【治疗绝技】柴芍龙牡汤加味可有效改善脑卒中后肝郁血虚证失眠患者睡眠质量，提高生活质量。降低血清食欲素 A 含量可能是其作用机制之一。

参 考 文 献

[1] 赵冬芝，洪秋阳，陈东丽，等．柴芍龙牡汤加味治疗肝郁血虚型脑卒中后失眠的疗效观察 [J]．中西医结合心脑血管病杂志，2021，19（8）：1381 – 1384.

叶稳田黄连阿胶汤加减治疗脑卒中后失眠

【名医简介】叶稳田　高安市中医院　主任医师

【经典名方】黄连阿胶汤加减（源自《伤寒论》）

组成：当归、地黄各 30 g，黄芩、黄连、云南白药、阿胶各 20 g，牡丹皮、黄芪各 10 g。

原文：少阴病，得之二三日以上，心中烦，不得卧，黄连阿胶汤主之。

【学术思想】黄连阿胶汤加减应用于脑卒中后失眠阴虚火旺证患者不仅可促进患者临床症状的改善，还可改善患者睡眠质量，值得临床推广应用。

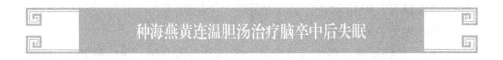

【诊断思路】失眠属于中医"不寐"范畴。黄连阿胶汤来自《伤寒论》，方中地黄有滋阴凉血、降火生津之效；牡丹皮有辛凉之效，可去伏火；当归可补血活血，润燥助阴；行血活气；阿胶可润燥滋阴，补血养血，止血补肾；黄芪可补气升阳。诸药合用，可奏滋阴补血、宁心安神、标本兼治的效果，不仅可清热活血、平衡阴阳，还可调畅气机，进而改善患者精神，提高睡眠质量。符合第四届全国脑血管病学术会议中制定的关于脑卒中诊断标准和《中医内科学》中关于失眠阴虚火旺证的诊断标准；患者意识清醒。排除标准：因其他原因导致的失眠；既往存在导致失眠的疾病；患有传染性疾病，如乙肝、艾滋病等；患有严重精神或身体疾病；存在意识障碍、语言障碍或智力障碍；中途退出本研究。

【治疗方法】对照组采用常规西药治疗。给予阿普唑仑片（江苏恩华药业股份有限公司，国药准字 H32020215）口服治疗，每次 0.4 mg，每晚睡前 1 次，连续治疗 3 周。观察组采用黄连阿胶汤加减治疗。基础药方：当归、地黄各 30 g，黄芩、黄连、云南白药、阿胶各 20 g，牡丹皮、黄芪各 10 g。加减治疗：肝郁气滞患者，基础药方上加服香附 10 g 和郁金 15 g；心火旺患者，将黄连的剂量增加至 30 g；肝火旺患者，加服龙胆草和夏枯草各 10 g；痰热内扰患者，加服竹茹和姜半夏各 10 g；气短乏力症状患者，加服太子参 10 g，同时，将黄芪剂量增至 30 g；食欲缺乏患者，加服麦芽 10 g 和山楂 20 g。

【治疗绝技】黄连阿胶汤加减治疗脑卒中后失眠。

参 考 文 献

[1] 叶稳田，唐翠云，易珍. 黄连阿胶汤加减治疗脑卒中后失眠阴虚火旺证的疗效及复发率评价 [J]. 当代医学，2021，27（24）：124 – 125.

种海燕黄连温胆汤治疗脑卒中后失眠

【名医简介】种海燕　钦州市第一人民医院　主任医师
【经典名方】黄连温胆汤
组成：酸枣仁 30 g，枳实 10 g，夜交藤 25 g，茯神 15 g，陈皮 10 g，法

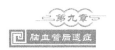

半夏10 g，黄连9 g，竹茹10 g，远志10 g，甘草6 g。

调护：头昏、胸闷、口黏、肢体困倦者加薏苡仁、砂仁、白豆蔻各10 g；心烦易怒、面红目赤、咽干口苦者加栀子、丹皮各10 g；形体消瘦、面色萎黄、乏力气短者加白术、党参、黄芪各15 g；惊恐惧怕者加生牡蛎、生龙骨各10 g。

【学术思想】中医认为，中风发病主要是因痰浊内生，气机不利，痰浊随着经脉运行流注到全身，导致脑脉阻滞所致。痰浊易上泛，蒙蔽清窍，加上中风患者久卧伤气，稍有饮食不节，则易损伤脾胃运化，痰浊内生，阻遏心窍，扰动心神，发为不寐。另外，痰浊内蕴，郁久化热，痰热上扰，会进一步加重失眠。脑卒中后睡眠障碍归属中医"不寐"范畴，在病因病机上虽与其他失眠症具有相同的地方，但更多的是具备中风之风、火、瘀、痰、虚等基本病因病机，且中风发病后因气血阴阳失调，更易在饮食、情志、环境等各种因素的诱导下发生寒热虚实夹杂之表征，导致神窍蒙蔽，阳不入阴，引发失眠。临床上以痰热扰心证型最为多见，治宜清热化痰、安神除烦。黄连温胆汤是在温胆汤基础上去大枣加黄连而组成，方中黄连用作君药，性味苦寒，有解毒泻火、清心除烦之功，能够修复受损神经功能，抑制神经细胞凋亡，保护脑组织。枳实、陈皮、半夏、竹茹共为臣药，枳实性味辛苦而微寒，陈皮性味辛苦而温，二药相合，彰显理气燥湿、化痰除痞之功；半夏降逆和胃、燥湿化痰，与黄连相合，能增强清热化痰之功；竹茹甘淡，有止呕除烦、清热化痰之功；四味臣药共发挥理气和胃、燥湿化痰之功。本方改茯苓为茯神，去掉生姜，加入夜交藤、远志、酸枣仁，用作佐药，茯神宁心安神；夜交藤祛风通络、养心安神，能够催眠、镇静、改善睡眠质量；远志祛痰开窍、宁心安神，具有催眠、镇静、抗痴呆、抗衰老、保护脑、抗抑郁等作用；酸枣仁滋养心肝、镇静安神，具有抗抑郁、抗焦虑等作用。

【诊断思路】脑卒中西医诊断参照《中国脑血管病防治指南》，并经头颅MRI或CT检查证实。睡眠障碍诊断参照《中国精神障碍分类与诊断标准》相关内容：符合入睡困难、失眠、多梦、易醒、嗜睡或睡眠－觉醒节律障碍中的1项或以上。中医诊断参照《中医病证诊断疗效标准》《中医内科学》，辨证为痰热扰心型：主症为入睡困难，早醒，易醒，醒后难以再入眠，多梦；次症为心烦易怒，心悸不安，嗳气，胸闷脘痞，痰多口黏，口苦口臭，头重头晕，大便不畅；舌质红或偏红，苔黄或黄腻，脉弦滑或滑数。

【治疗方法】两组均采用扩张血管、营养神经及积极治疗并发症等基础治疗。在此基础上，对照组给予艾司唑仑片（山东信谊制药有限公司，国药准字 H37023047，规格：1 mg）1 mg 每晚口服，连服 4 周。观察组艾司唑仑片服用方法同对照组，同时给予黄连温胆汤加减方治疗。水煎煮，每剂煎制 400 mL，每日 1 剂，早晚饭后各服 200 mL，连服 4 周。

【治疗绝技】黄连温胆汤加减联合西药能够显著改善脑卒中痰热扰心证睡眠障碍患者睡眠质量和认知功能，缓解焦虑、抑郁情绪。

参 考 文 献

[1] 种海燕，苏国春，韦殷，等. 黄连温胆汤加减对脑卒中痰热扰心证患者睡眠障碍及认知功能的影响 [J]. 现代中西医结合杂志，2022，31（4）：464 – 468.

第四节　偏瘫、运动障碍

邢肖玥清脑益元汤加减联合中药熏蒸疗法治疗脑卒中后偏瘫

【名医简介】邢肖玥　江苏省中医院　主任医师

【经典名方】清脑益元汤加减

组成：水牛角 30 g，红景天 20 g，紫河车、赤芍、川牛膝各 15 g，肉苁蓉、生地黄、制首乌各 10 g，三七粉、水蛭各 9 g。

【学术思想】中医护理是基于中医基础理论知识逐步形成的有效辅助手段，具备中医学特色。脑卒中后偏瘫患者采取中医特色护理技术包含针刺疗法、中药熏洗、穴位按摩、敷贴等诸多手段，普遍存在操作简便、价格低廉、患者易于接受等特点，可有效改善脑卒中偏瘫患者自理能力，助于快速康复。顾云龙等研究发现中医情志护理比常规护理对 36 例脑卒中后遗症患者临床治疗效果好；中医同时强调饮食均衡搭配，应根据寒、热、阴虚、阳虚、痰饮、瘀血阻滞等不同证型为中风偏瘫者搭配饮食。除此之外，与单纯西医治疗比较，温针灸、穴位和四肢按摩、情志护理、推拿按摩、熏洗、贴敷、日常健康指导等均被国内文献纳入中风偏瘫康复辅助手段。

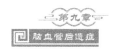

【诊断思路】西医诊断标准：采用中华医学会神经病学分会制定的《中国急性缺血性脑卒中诊治指南》相关诊断标准，临床症状为单侧肢体麻木、无力，语言功能受限，起病急，存在确切影像学诊断结果。中医诊断标准：参考国家中医药管理局制定的《中风病诊断与疗效评定标准》中相关标准，以偏瘫、偏身感觉障碍、口角歪斜、言语晦涩不清或神志异常情况为主症，以头痛、眩晕、共济失调、饮水呛咳为次症，起病急，多存在情绪激动、过劳等诱因。纳入条件：年龄为 18 ~ 75 岁；经头颅 CT 或 MRI 检查确诊，且符合中西医诊断标准；首次发病并给予治疗；存在肢体功能障碍，偏瘫肌力 0 ~ 4 级；神志清晰病情稳定。

【治疗方法】对照组采取常规中医组合方法。①中医情志护理：护理人员采用疏导解郁法予以针对性心理疏导，以解郁安神、疏通气血，包括良性语言暗示、移精变气法转移注意力；主动了解患者需求，针对性讲解中风偏瘫专业知识、疗护方法、注意事项，提升疾病认知，指导不良情绪宣泄；自患者入院第 1 天起实施，30 分钟/次，隔日 1 次。②中医饮食干预：以水果、蔬菜、谷类食物为主，基于中医理论对不同体质患者对食谱加减，脾胃气虚者加糯米、红枣等；脉络阻滞者加柑橘、萝卜等；食谱搭配避免搭配禁忌。③靳三针治疗法。取穴：智三针（神庭、本神）、肩三针、手三针（曲池、合谷、外关）、颞三针、足三针（足三里、太冲、三阴交）。具体操作：取一次性无菌灸针（0.3 mm×0.4 mm），使用 75% 酒精棉球对患者穴位皮肤严格消毒后，协助其取仰卧位，施智三针：头皮向后 15° 平刺进针 10 mm 至帽状腱膜下，接着小幅度快速捻转得气；施肩三针：上肢向 45° 斜刺皮肤 30 mm，平补平泻捻转；剩余穴施常规针刺至得气；足三里施提插捻转补手法；其余行平补平泻捻转法。留针 30 分钟，每隔 10 分钟 1 次。④点穴治疗。a. 选择患侧肩髃、肩井、合谷、曲池、委中、环跳、阳陵泉与足三里等穴位。b. 具体操作：协助患者取舒适卧位，专业医护者示指、中指近端指间关节突起或肘尖着力，由浅至深、由轻及重缓慢向下按压穴位深层组织至得气，停留 5 秒后缓慢抬起术手，至起始部位，每穴反复持续 2 ~ 3 分钟。在对照组基础上给予观察组清脑益元汤加减联合中药熏蒸的方法，具体方案如下。①清脑益元汤加减治疗：基本处方包括水牛角 30 g，红景天 20 g，紫河车、赤芍、川牛膝各 15 g，肉苁蓉、生地黄、制首乌各 10 g，三七粉、水蛭各 9 g。依据患者中医辨证分型合理加减药物，统一煎制，1 剂/日，早晚各 1 次空腹温服，300 mL/次。②中药熏蒸疗法。a. 处方：艾叶、狗脊、赤芍各 20 g，海风藤、伸筋草、桑枝、络石藤、桂枝各 15 g，桃仁、红花各 10 g，制地龙 6 g，三七、全蝎、炒乌梢蛇各 3 g。上述方剂加水浸泡 1 小时后文火煎 30 分钟，取药液 200 mL。b. 熏蒸过程：首先检查皮肤是否存在破损、溃疡等，于餐后 2～3 小时后使用中药熏蒸机（LXZ-200V 型），预热升温至 43 ℃，对患肢肿胀处熏蒸，1 次/日，30 分钟/次，持续 4 周。每次熏蒸结束后静卧休息 30 分钟以上。每次先行靳三针，再行点穴治疗，最后施中药熏蒸疗法，定期观察患者状况并询问感受，及时调节组合方案。

【治疗绝技】本研究对照组结合传统中医情志护理、中医饮食干预、靳三针治疗法、点穴治疗等手段，在中医五志七情学说理论指导下，通过对患者体表经络、穴位或特定刺激线采取点、按、拍、掐等手法，将穴位刺激传导至中枢神经，加强循环调节，提升痛阈，有效缓解紧张痉挛、修复损伤组织并松解软组织粘连，降低肌张力，改善偏瘫患者肢体功能；靳三针取穴在神经血管丰富部位，促使脑代偿能力提升，受损功能区内神经细胞恢复，进而改善认知功能。清脑益元汤加减联合中药熏蒸疗法可明显提升脑卒中患者肢体运动功能评分，改善神经功能缺损症状，提升日常生活活动能力，促进患者康复。

参 考 文 献

[1] 邢肖玥，张文娟，刘晶晶，等. 清脑益元汤加减联合中药熏蒸疗法对脑卒中偏瘫患者康复效果的影响 [J]. 护理实践与研究，2021，18（11）：1618 - 1621.

孙慧霞芍药甘草汤治疗脑卒中后偏瘫

【名医简介】孙慧霞　大连市金州区中医医院　主任医师

【经典名方】芍药甘草汤（源自《伤寒论》）

组成：芍药、甘草各 10 g。

原文：伤寒脉浮，自汗出，小便数，心烦，微恶寒，脚挛急。反与桂枝汤，欲攻其表，此误也。得之便厥，咽中干，烦躁吐逆者，作甘草干姜汤与之，以复其阳；若厥愈足温者，更作芍药甘草汤与之，其脚即伸。

【学术思想】早在《黄帝内经》中就有"中风""偏枯"等记载，中医

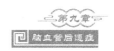

学认为脑卒中偏瘫的发病主要与肝血亏虚，阴虚风动有关，诚如《景岳全书》曰："偏枯拘急痿弱之类，本由阴虚……夫血非气不行，气非血不化……筋急者，当责其无血。"肝藏血，肝阴虚则生内风，血亦属阴，肝血亏虚则筋脉肌肉失去濡养，会出现肢体偏枯、麻木、半身不遂等症状。本研究选取张仲景《伤寒论》中养肝补血，滋阴止痛之经典方剂芍药甘草汤。本方虽只由芍药、甘草两味药组成，但对治疗肝血亏虚引起的肢体痉挛、肌肉萎缩症状效果显著。方中芍药柔肝滋阴，使血藏于肝而濡筋脉，甘草缓解止痛。两药合用具有敛阴柔肝，养血止痛，疏肝通络之功用。中药学研究显示，芍药中所含物质可通过促进甘氨酸分泌降低肌张力，提高机体免疫力，恢复神经功能，消除关节局部组织粘连。甘草能够镇痛，缓解平滑肌痉挛，修复受损脑组织。本研究经过芍药甘草汤联合康复训练治疗后，观察组肢体麻木、半身不遂、言语謇涩、眩晕耳鸣评分明显低于对照组，说明芍药甘草汤联合康复训练可有效改善患者肢体麻木、半身不遂、言语謇涩等症状。

【诊断思路】现代医学诊断标准参考《脑血管疾病诊断要点》：①头颅CT 或 MRI 显示有明显出血或缺血灶；②常伴有头痛头晕、恶心、呕吐等表现。中医学诊断标准遵照《中医内科学》对肝血亏虚、阴虚风动型中风的描述：①主症：肢体麻木、半身不遂、言语謇涩、眩晕耳鸣；②次症：五心烦热、失眠、大便干、舌淡红、苔薄白、脉细数。

【治疗方法】对照组患者进行康复训练，内容包括肌肉放松法、手掌轻柔振动法、平衡功能训练法、精细功能修复法等。观察组在对照组基础上予以芍药甘草汤口服，方药由芍药 15 g，甘草 15 g 组成，煎制成汤剂，70 mL/次，3 次/日，餐后 30 分钟温服，服药期间忌食绿豆、萝卜及海鲜等。两组患者治疗 21 日。

【治疗绝技】芍药甘草汤联合康复训练治疗老年脑卒中偏瘫患者，可有效修复受损神经，降低肌张力，消除关节局部组织粘连，恢复肢体运动功能，改善肢体麻木、半身不遂等症状，提高生命质量。

参 考 文 献

[1] 孙慧霞.芍药甘草汤联合康复训练对老年脑卒中偏瘫肢体功能障碍的作用［J］.中国药物经济学，2021，16（9）：45－48，55.

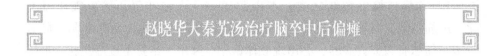

【名医简介】 赵晓华　山西省中医院　主任医师

【经典名方】 大秦艽汤（源自《保命集》）

组成：苍术、秦艽、川芎、白芷、白芍、玄参、防风各 15 g，羌活、当归、独活、生地黄、熟地黄各 20 g。

原文：中风外无六经之形证，内无便溺之阻格，知血弱不能养筋，故手足不能运动，舌强不能言语，宜养血而筋自荣，大秦艽汤为主。

【学术思想】 大秦艽汤联合康复训练治疗能有效改善脑卒中后上肢痉挛性偏瘫患者的肌张力，改善患者神经功能缺损情况，从而提高患者的生存质量，从远期疗效来看具有临床推广和运用价值。大秦艽汤方中秦艽能祛风除湿，止痹痛，舒筋活血；当归、川芎、羌活、白芍药、生地黄、熟地黄活血化瘀，补血养筋，祛风止痛，利关节；苍术、独活、白芷、防风祛湿散寒，祛风解表，通窍止痛，解痉；白芍养血柔肝；玄参清热凉血，解毒散结。诸药合用，具有活血化瘀、祛风解表、养血补血、舒筋活络、止痛解痉的功效。临床研究证实，大秦艽汤能扩张脑血管，使脑供血增加，改善脑部血液循环，具有抗感染、镇痛解痉、抗氧化等作用。

【诊断思路】 中医诊断标准参考《中药新药临床研究指导原则》；西医诊断标准参考《中国缺血性脑卒中诊治指南 2014》，且经颅脑 CT 或 MRI 检查确诊。

【治疗方法】 对照组给予脑卒中康复训练。主要包括：①良肢位摆放。帮助保持患肢外展、外旋、伸肘、前臂旋后，伸展腕关节和指关节。②改良 Bobath 握手法。双手交握，手臂过头，双手向上做上举和伸展活动，注意肘关节充分伸展。③运动疗法。帮助患肢进行伸屈运动，促进肌力及关节活动，防止肌肉挛缩。治疗 1 个月。观察组在对照组治疗基础上加用大秦艽汤治疗。处方：苍术、秦艽、川芎、白芷、白芍、玄参、防风各 15 g，羌活、当归、独活、生地黄、熟地黄各 20 g，可根据症状加减。水煎服，每日 1 剂，分早晚餐后温服。治疗 1 个月。

【治疗绝技】 大秦艽汤联合康复训练治疗能有效改善脑卒中后上肢痉挛

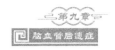
性偏瘫患者的肌张力，改善患者神经功能缺损情况，从而提高患者的生存质量，从远期疗效来看具有临床推广和运用价值。

参 考 文 献

［1］赵晓华，赵保东. 大秦艽汤联合康复训练对脑卒中后上肢痉挛性偏瘫患者肌张力、神经功能和生存质量的影响［J］.中国民间疗法，2019，27（11）：48－50.

杨敏黄芪桂枝活络汤治疗脑卒中后肩手综合征

【名医简介】杨敏　湖北省中医院　主任医师

【经典名方】黄芪桂枝活络汤（源自《金匮要略》桂枝加黄芪汤）

组成：黄芪 30 g，肉桂 20 g，当归 15 g，秦艽 15 g，川芎 10 g，艾叶 10 g，伸筋草 10 g，鸡血藤 10 g，透骨草 10 g，羌活 10 g，白芍 10 g，红花 5 g，甘草 5 g。

原文：黄汗之病，两胫自冷。若身重，汗出已辄轻者，久久必身𥉂，𥉂即胸中痛，又从腰以上必汗出，下无汗，腰髋弛痛，如有物在皮中状，剧者不能食，身疼重，烦躁，小便不利。

【学术思想】脑卒中在中医学中归属于"中风"的范畴，认为脉络气血虚少，无法抵御外邪入侵，并最终导致邪气留滞，因此中风患者多见偏瘫。肩手综合征在中医学中归属于"痿证""经筋病"的范畴，中医认为经脉阻络、气血亏损是引起本病的主要机制。根据肩手综合征的发生时间来看，此时患者多处于中风康复期，从总体情况来看，"风"得到平息，但痰浊、瘀血证未能完全祛除，因此患者的整体辨证主要为瘀血、气虚、阴虚、湿热、痰浊，加上肩手综合征仅限于肩部和手腕部，以局部障碍为主，因此采用通络活血的治疗原则，有学者认为"元气亏虚"是引起肩手综合征的主要原因，因此通过活血通络的治疗方法能够达到较好的效果。

【诊断思路】肩手综合征是脑卒中患者常见的后遗症，可能引起肌肉萎缩、关节僵硬等问题，对患者的生活质量造成较大的影响。本病的发生机制与脑血管疾病发作对运动中枢神经造成影响，同时导致患者肢体交感神经活性升高及血管痉挛反应的发生，从而引起局部组织营养障碍，出现肩胛和手腕部水肿、疼痛症状的发生，而疼痛症状的出现又通过神经末梢传导至脊髓，并导致脊髓神经异常兴奋，导致血管运动出现恶性循环，并最终导致淋巴、血液的流动障碍。

【治疗方法】

对照组采取常规康复训练治疗。①摆放肢体：叮嘱患者保持正确的肘腕伸展、肩部外伸体位；躺卧时肩关节需要屈曲90°，并将肘部保持伸展状态，同时在胸前放置软垫，然后将患侧上臂置于其上，确保腕关节背屈状态。同时需要注意腕部背屈及肘部伸展高度，上肢需要保持高于心脏位置；在坐位时需要将上肢放置在桌子上，同时在手臂下放置软垫，避免腕部弯曲，上肢保持向前、向上的状态，避免腕肘关节退缩等并发症的出现。②运动锻炼：在医师的指导下进行手臂、手肘、肩关节和腕关节的被动活动，在不引起疼痛情况下手指交叉握拳并进行双臂伸直、屈曲肘关节及向上举起等动作，从而改善肌肉活动状况，避免肌肉萎缩。2次/日，15～20分钟/次，共治疗2个月。

观察组采取黄芪桂枝活络汤联合康复训练治疗，康复训练措施同对照组，黄芪桂枝活络汤组成：黄芪30 g，肉桂20 g，当归15 g，秦艽15 g，川芎10 g，艾叶10 g，伸筋草10 g，鸡血藤10 g，透骨草10 g，羌活10 g，白芍10 g，红花5 g，甘草5 g。上述药物浸泡30分钟之后加水煎煮，1剂/日，分早晚2次服用。本次研究采用黄芪桂枝活络汤，其中黄芪具有行气活血、固本升阳的功效；黄芪、当归是治疗血虚血瘀之要药；肉桂具有温经通阳、祛风止痛的功效；秦艽、伸筋草、鸡血藤、透骨草、羌活具有祛风通络、舒缓关节之功；艾叶、红花、川芎配伍当归，有明显增强活血、补血、通络的效果。诸药合用，能够达到益气祛瘀、活血通络及消肿止痛的功效。

【治疗绝技】 黄芪桂枝活络汤联合康复训练治疗脑卒中后肩手综合征能够有效改善患者临床症状，从而提高患者生活质量。

参 考 文 献

[1] 刘静，杨敏. 黄芪桂枝活络汤联合康复训练治疗脑卒中后肩手综合征的效果研究[J]. 中国社区医师，2020，36（1）：85-86.

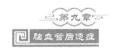
李迪圣愈汤治疗脑卒中后运动障碍

【名医简介】李迪　丽水市中医院　主任医师

【经典名方】圣愈汤（源自《兰室秘藏》）

组成：人参 20 g，白芍 15 g，黄芪 20 g，熟地黄 20 g，生地黄 20 g，当归 15 g，川芎 10 g。

原文：圣愈汤治诸恶疮血出多而心烦不安，不得睡眠。

【学术思想】圣愈汤是典型的益气补血方药，在四物汤药方（川芎、当归、熟地黄、白芍）基础上添加补气药人参、黄芪，方药中人参、黄芪补气固表，当归补血养肝，川芎活血祛瘀，熟地黄、白芍滋阴补血。诸药相合，具有活血化瘀、补气养血、通利关脉之功效。现代药理学发现，圣愈汤具有增强免疫力和抗氧化的作用。圣愈汤联合早期康复治疗能够改善脑神经缺损程度，保护神经细胞。其可能的原因是圣愈汤具有调节 BDNF、NSE 和 S100β 蛋白的作用，从而保护脑细胞，改善神经缺损程度，发挥治疗缺血性脑卒中的作用。

【诊断思路】脑卒中的患者随着病情的发展，会出现急性期、恢复期和后遗症期三个症状不同的分期，后遗症期主要表现为偏瘫（一侧上下肢和面部肌肉等部位出现严重障碍）、嘴歪眼斜（口角下垂、露齿等症状和流口水）和肢体麻木等临床症状，从而会导致患者失去患侧肢体运动的活动能力。正常生理状态下，大脑半球处于相互抑制的平衡状态，当大脑单侧发生病变时，这种平衡状态被打破，患侧大脑的兴奋性降低，健侧大脑皮质活动增强，健侧对患侧的高抑制使患侧皮质兴奋性受限，这是脑卒中患者发生运动功能障碍的重要原因之一。

【治疗方法】两组入院后均需接受常规治疗，给予甘露醇降低颅内压，控制血糖和血压，维持电解质平衡及酸碱平衡。对照组均给予早期功能康复治疗，主要包括针灸、按摩和康复理疗等，针对性进行肢体训练，并进行肢体按摩和配合康复训练仪器。观察组在对照组的基础上采用圣愈汤加减治疗，依据症状严重程度调整药物剂量，浸泡 2 小时后煎煮，采用 500 mL 水煎药，煎取 200 mL，早晚各服 1 次，每天 1 剂，两组共治疗 28 日为 1 个疗程。

【治疗绝技】 圣愈汤联合早期康复治疗能够改善脑神经缺损程度，保护神经细胞。其可能的原因是圣愈汤具有调节 BDNF、NSE 和 S100β 蛋白的作用，从而保护脑细胞，改善神经缺损程度，发挥治疗缺血性脑卒中的作用。

参 考 文 献

[1] 李迪，楼喜强，陶勇军. 圣愈汤联合早期康复治疗对缺血性脑卒中患者神经功能和肢体功能的影响 [J]. 全科医学临床与教育，2018，16（6）：672 – 674.

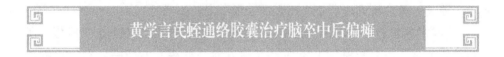

黄学言芪蛭通络胶囊治疗脑卒中后偏瘫

【名医简介】 黄学言　钦州市中医医院　主任医师

【经典名方】 芪蛭通络胶囊

组成：水蛭、地龙、全蝎、土鳖虫、僵蚕、冰片、黄芪、丹参、红花、泽兰、郁金、当归、鸡血藤、人参、胆南星、赤芍、天麻、姜黄、川芎、毛冬青、麦冬、五味子、猪牙皂、羌活、肉桂、何首乌。

【学术思想】 中医学认为血性脑卒中后遗症病因病机为机体阴阳失调，气血逆乱，运行受阻，痰瘀阻络，肌肤筋脉失于濡养。现代医学认为，高血压、高血脂、高血糖是缺血性脑卒中发病的危险因素，可导致心脑血管动脉粥样硬化。其中，颈动脉斑块脱落是其发病的首要因素。缺血性脑卒中后肢体偏瘫主要由于椎体束损耗导致肢体偏瘫麻痹，肌张力增高及痉挛是由于大脑失去对脊髓的牵张反射调控作用导致的，是低级中枢活动从高级中枢抑制中释放出来的。

【诊断思路】 缺血性脑卒中出现的后遗症仍给患者带来极大的痛苦和不便，尤其肢体偏瘫最为常见，严重影响患者的生活质量。脑梗死在中医学属"中风"范畴，也叫缺血性脑卒中。

【治疗方法】 对照组和治疗组均给予拜阿司匹林肠溶片及阿托伐他汀钙片进行缺血性脑卒中二级预防，拜阿司匹林肠溶片（拜耳医药保健有限公司，国药准字 J20130078）治疗，100 mg/次，早上空腹服，1 次/日；阿托伐他汀钙片（辉瑞制药有限公司，国药准字 H20051408），20 mg/次，1 次/

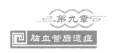

日，睡前服。对照组予针刺治疗，针刺取穴：气海、关元、委中、肝俞、内关、肾俞、足三里、翳风、三阴交、涌泉、百会、四神聪、风池。针刺取补法，每次留针30分钟，针刺1次/日。治疗组在对照组治疗基础上口服芪蛭通络胶囊（山西开元制药有限公司，0.5 g×20粒），3粒/次，3次/日。两组均以28天为1个疗程，疗程结束后进行疗效评定。

【治疗绝技】 芪蛭通络胶囊主要由人参、地龙、水蛭、黄芪等中药组成，本方君臣佐使明确，具有明显补益气血、活血化瘀通络之功效。多项研究表明，芪蛭通络胶囊具有明显改善脑部血液循环及缓解血管性痴呆作用。大量研究表明，针刺在缺血性脑卒中后偏瘫的治疗及康复中作用明显，改善患者肌力效果佳，且操作方便，无不良反应。芪蛭通络胶囊联合针刺治疗可有效改善气虚血瘀证恢复期缺血性脑卒中患者的临床症状，改善患者的神经功能，促进病情恢复，提高生活质量，且未发现与药物有关的不良反应。芪蛭通络胶囊联合针刺治疗能明显改善缺血性脑卒中偏瘫患者的气虚血瘀证候，患者神经功能缺损症状明显改善。

参 考 文 献

[1] 黄学言. 芪蛭通络胶囊联合针刺治疗缺血性脑卒中偏瘫的疗效 [J]. 医学信息，2021，34（8）：159 – 161.

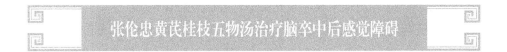

张伦忠黄芪桂枝五物汤治疗脑卒中后感觉障碍

【名医简介】 张伦忠　潍坊市中医院　主任医师

【经典名方】 黄芪桂枝五物汤（源自《金匮要略》）

组成：黄芪45 g，桂枝15 g，芍药15 g，生姜15 g，大枣12枚。

原文：血痹阴阳俱微，寸口关上微，尺中小紧，外证身体不仁，如风痹状，黄芪桂枝五物汤主之。

【学术思想】 脑卒中又称为中风，中医学认为，脑卒中后感觉障碍属神机失用，为"血痹"范畴。《灵枢·刺节真邪》载："虚邪偏客于身半，其入深，内居营卫，营卫稍衰，则真气去，邪气独留，发为偏枯。"这阐明了中风的发病机制。《景岳全书》亦指出："气虚则麻，血虚则木，麻木不已则偏枯痿废，渐至日增。"石学敏院士认为中风究其病机当属内伤，系气虚血弱，络脉空虚，风痰瘀邪乘虚所客而致。故脑卒中后感觉障碍主要归于血痹虚劳病，《金匮要略》指出："血痹阴阳俱微，……尺中小紧，外证身体不仁，如风痹状，黄芪桂枝五物汤主之。"《金匮要略论注》中对黄芪桂枝五物汤治疗血痹如此注解："此由全体风湿血相搏，痹其阳气，使之不仁。故以桂枝壮气行阳，芍药和阴，姜、枣以和上焦荣卫，协力祛风，则病原拔，而所入微邪亦为强弩之末矣。此即桂枝汤去草加芪也，立法之意，重在引阳，故嫌甘草之缓小，若黄芪之强有力耳。"正虚感邪，气血运行不畅为血痹的主要病机，故治疗上应以补气固卫、调畅气血为主。黄芪桂枝五物汤中黄芪为君，黄芪甘温，发挥益气升阳、助卫固表之功，鼓卫气达而血行；桂枝辛温，具有温经通阳、活血通脉之效，芍药能行血宣痹，故桂枝、芍药共为臣；姜枣之用，可调和营卫，以为佐使。黄芪与桂枝配伍，发挥固表而不留邪之效，使补中有通，益气温阳，和血通经，扶正祛邪；生姜与桂枝同用，生姜助桂枝温煦之力，增强桂枝辛散达邪之功。诸药合用，可益气补虚，温阳通脉，温煦活血，调畅营卫，终达气行血行之效，则血痹自愈。

【诊断思路】 西医诊断标准参照《各类脑血管疾病诊断要点》拟定。①常于安静状态下发病；②大多发病时无明显头痛和呕吐；③发病较缓慢，多逐渐进展或呈阶段性进行，多与脑动脉粥样硬化有关，也可见于动脉炎、血液病等；④一般发病后1~2日意识清楚或轻度障碍；⑤有颈内动脉系统和（或）椎-基底动脉系统症状和体征；⑥CT或MRI检查证实；⑦腰穿脑脊液一般不应含血。中医辨证标准参照《中风病诊断和疗效评定标准》拟定。①主症：半身不遂，神志昏蒙，言语謇涩或不语，偏深感觉异常，口舌歪斜；②次症：头痛，眩晕，瞳神异常，饮水呛，目偏不瞬，共济失调；③起病方式：急性起病，发病前多有诱因，常有先兆症状；④发病年龄：多在40岁以上。

【治疗方法】 对照组采用西医常规治疗。主要包括基础疾病的治疗，清除氧自由基、营养脑神经等药物治疗，同时根据不同患者病情配合适合的运动、感觉康复训练，如运动疗法、作业疗法、感觉训练治疗等。治疗组在对照组治疗的基础上加服黄芪桂枝五物汤治疗。药物组成：黄芪45 g，桂枝15 g，芍药15 g，生姜15 g，大枣12 枚。每天1剂，水煎2次，混合取汁400 mL，分早晚2次饭后30分钟温服。两组均以7日为1个疗程，连续治疗4个疗程后统计疗效。

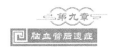

【治疗绝技】黄芪桂枝五物汤能改善脑卒中后产生的感觉障碍，促进患者康复，提高患者生活质量。

参 考 文 献

[1] 刘彦，张伦忠. 黄芪桂枝五物汤治疗脑卒中后感觉障碍 40 例临床观察 [J]. 湖南中医杂志，2018，34 (11)：47 –48.

第五节　其他后遗症

于丽文旋覆代赭汤治疗脑卒中后呃逆

【名医简介】于丽文　沈阳市骨科医院承基医院　主任医师

【经典名方】旋覆代赭汤（源自《伤寒论》）

组成：旋覆花 20 g，代赭石 15 g，生姜 15 g，半夏 15 g，柿蒂 10 g，党参 15 g，大枣 10 g，炙甘草 10 g。

原文：伤寒发汗，若吐若下，解后心下痞硬，噫气不除者，旋覆代赭汤主之。

【学术思想】中医认为中风后呃逆的发生与脾胃运化失司、痰湿中阻、气机失畅密切相关。中风发生后，机体气血逆乱、水液代谢异常、痰瘀阻于中焦，使脾胃气机失畅，二者的气机升降失司，津液等运化无门，津液运化失健，使得脾气不升，胃气不降，中焦气机不畅，发展而成呃逆。因此，在治疗中常遵循补脾益胃、降逆化痰止呃的治疗原则。本方为《内经》治疗痰浊困脾胃之经典方剂旋覆代赭汤加减而成，方中以降逆止呃之旋覆花为君药，以质沉镇逆之代赭石、和胃降逆之柿蒂共为臣药，二者合用加强降逆化痰重镇之功效。佐以温经通络止呃之生姜、健脾化痰之半夏、滋阴补血之党参，以安神和胃之大枣及清热解毒之甘草为使药。诸药联用，具有降逆止呃、补脾和胃之功用。现代药理学研究表示，旋覆花中所含黄酮成分能够有效改善脑损伤，具有保护脑组织、抑制氧化反应发生的作用。代赭石中含有大量的微量元素，能够满足脑卒中患者对所缺的基本微量元素的摄取。柿蒂中所含物质具有镇静安神、改善循环的功效，据研究显示，柿蒂对于改善患者焦虑、烦躁等症状较氯丙嗪不良反应更小，且药效更持久。半夏、生姜中具有镇静、镇吐、保护胃黏膜、促进胃肠蠕动的作用。党参、大枣、甘草等药物具有修复中枢神经损伤、改善脑循环、抑制炎性反应发生等功用。

【诊断思路】脑卒中呃逆的西医诊断标准：①经头 CT、MRI 等检查提示脑部出现梗死或出血表现；②具有肢体活动障碍、失语、感觉障碍等神经系统损伤症状；③同时伴有因膈肌不自觉异常痉挛而产生的短暂性特异性声音。脑卒中呃逆的中医诊断标准：遵循《中风病诊断与疗效评定标准》中的诊断标准。纳入标准：①患者年龄 40～85 岁；②符合脑卒中呃逆的中西结合诊断标准。排除标准：①合并重度肝肾功能异常者，伴随呼吸、血液等系统疾病者；②伴严重的精神系统疾病者；③对盐酸氯丙嗪及旋覆代赭汤药物耐受性差者。

【治疗方法】氯丙嗪组患者采取常规临床医学治疗，予以盐酸氯丙嗪（常州康普药业有限公司，国药准字 H32022161，生产批号：181103，规格：25 mg×100 片/瓶）25 mg/次，2 次/日，口服。联合治疗组患者在氯丙嗪组治疗基础上同时予以旋覆代赭汤加减。常规临床医学治疗与氯丙嗪组相同，同时予以旋覆代赭汤加减服用，每天 1 剂，平均分成 2 份，分别于每日晨起后及晚睡前温服。对于气虚症状较轻，呃逆症状较重的患者本方在旋覆代赭汤基础上去人参，加党参 15 g，柿蒂 10 g。两组患者的治疗周期均为 21 日。

【治疗绝技】在西医基础上联合旋覆代赭汤加减，能够对脑卒中后呃逆起到较好的治疗作用，可有效改善患者的半身不遂、呃逆等症状，平衡体内血 Ca^{2+}、Na^+ 含量。

参 考 文 献

[1] 于丽文. 旋覆代赭汤加减联合西药治疗脑卒中后呃逆的临床效果 [J]. 中国当代医药，2021，28（35）：179-183.

范留芳半夏厚朴汤治疗脑卒中后吞咽困难

【名医简介】范留芳　洛阳仁大医院　主任医师

【经典名方】半夏厚朴汤（源自《金匮要略》）

组成：厚朴12 g，清半夏12 g，茯苓12 g，石菖蒲12 g，陈皮12 g，郁金12 g，胆南星12 g，白僵蚕10 g，生姜10 g，炙甘草6 g，苏叶6 g。

原文：妇人咽中如有炙脔，半夏厚朴汤主之。

调护：血瘀者则加地龙、蜈蚣、水蛭；肝肾亏虚者，则加首乌、杜仲、枸杞。

【学术思想】中医认为，脑卒中后吞咽困难属于"喉痹"范畴，归因于经络痹阻不通、血瘀气滞、风痰上扰、气血上逆、风邪入侵，故主张以通利咽喉、开窍化痰、降逆行气之法治疗。通督调神针刺法以"病变在脑，首取督脉"为理论指导，可开窍调神、补益脑髓，但对部分患者效果欠佳。中医认为，脑卒中后吞咽困难属"喉痹""舌謇"等范畴，其病因可归为血瘀、气虚、阴虚阳亢、火、痰、风，其病位在脑，症状在咽喉，以肾精亏损、肝血亏虚为本，以风邪、火毒、痰湿、瘀血为标，故治疗以通关利窍、益肾生髓为主要原则。通督调神针刺法是选督脉穴大椎、神道、神庭、百会、风府、水沟，可益肾精、肾气，通督调脉、通畅经气，促进大脑主神功能恢复，肾精充则髓生，上注至脑，则脑海充实，元神得养，利于脑功能恢复，元气充盛，可统血行血，有助于瘀血消散。研究报道，本病病因病机和"痰"的相关论述相对较多，"痰邪"属脑卒中后吞咽困难较常见病邪，因此治疗需由"痰"着手。

【诊断思路】（1）纳入标准：①符合《中国急性缺血性脑卒中诊治指南2018》脑卒中相关诊断标准；②符合《中医病证诊断疗效标准》中"喉痹"诊断标准。（2）排除标准：①生命体征不稳；②恶性肿瘤；③认知功能不全；④自身免疫性疾病；⑤严重器质性疾病；⑥过敏体质；⑦其他因素致使吞咽困难；⑧咽、喉局部病变。

【治疗方法】接受半夏厚朴汤联合通督调神针刺治疗，通督调神针刺方法同常规组；半夏厚朴汤方剂，水煎取汁450 mL，分3次温服。持续治疗30日。

【治疗绝技】半夏厚朴汤联合通督调神针刺治疗脑卒中后吞咽困难患者效果显著，可有效调节神经营养指标，促进病情改善。

参 考 文 献

［1］范留芳. 半夏厚朴汤联合通督调神针刺在脑卒中后吞咽困难患者中的应用效果［J］. 河南医学研究，2021，30（22）：4170 - 4172.

高世毅名中医治疗脑卒中后便秘

【名医简介】 高世毅　马鞍山市中医院　主任中医师　安徽省名中医

【学术思想】 脑卒中后便秘同时兼有中风与便秘的病机，中风之为病"精血衰耗，水不涵木……肝阳偏亢，内风时起"；便秘发于中风后则"既得半身不遂之后，无气力使手足动，无气力使舌言，如何有气力到下部催大恭下行？"治疗上应注重脾胃气机，一味润燥攻下反而会导致干燥更甚。水道穴，属足阳明胃经，《针灸甲乙经》曰"三焦约，大小便不通，水道主之。"归来穴，又名溪穴，属足阳明胃经，可助冲脉散热于胃经。外水道、外归来在左侧水道、归来旁开两寸处，下方深层有降结肠，《灵枢·刺节真邪》曰："用针之类，在于调气。"针刺此四穴可促进肠道蠕动，改善便秘症状。另外，水道、归来皆属胃经，与脾经互为表里经，在位置上与脾经相邻，经脉所过，主治所及，故此二穴相配调养脾胃、疏利气机以助大肠传化。

【诊断思路】 脑卒中后便秘患者：①符合脑卒中的中西医诊断标准；②符合便秘的中西医诊断标准，且便秘发生在卒中后；③生命体征平稳，可配合治疗；④治疗前未接受针对便秘的针刺治疗；⑤不符合肠易激综合征的诊断标准；⑥自愿加入本研究。脑卒中无便秘患者：①符合脑卒中的中西医诊断标准；②脑卒中发病后未发生便秘；③生命体征平稳，可配合治疗；④自愿加入本研究。

【治疗方法】

（1）急则治其标。标本论治在《黄帝内经》就有详细记载。《素问》载："故知逆与从，正行无问，知标本者，万举万当，不知标本，是谓妄行。"其中"治其标"有"热而后生中满者，治其标""先病而后生中满者，治其标""小大不利治其标"。可以看出，"中满"和"小大不利"2种病证要"治其标"。"中满"指各种原因导致的饮食停止所致的脘腹胀满。"小大不利"，即二便不通。高主任认为，脑卒中急性期便秘，腑气不通，浊邪下降无门，浊邪与风阳痰瘀互结，可致烦躁不寐，窍闭神昏，加重病情，需急治标。非急性期多日未排便脘腹胀满者，中焦气机升降失司，气血

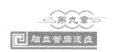

生化无源，不利于疾病恢复，既属"大不利"，又属"中满"，亦需急治标。高主任指出，对脑卒中急性期便秘及非急性期多日未排便脘腹胀满者，急则治其标，"釜底抽薪"，通导大便，腑气下降，浊邪痰火随之下撤，中焦运化有常，气血生化有源，对整体病情的治疗起到关键作用。之后再用清心开窍、养阴平肝、化痰祛湿、调和气血之品，则易使闭窍开通，气血调和，阴阳平衡，病情恢复。

（2）缓则治其本。《素问·标本病传论》云："谨察间甚，以意调之，间者并行，甚者独行。""间者并行"即病情缓时应当采取标本兼治的方法。后世医家引申出"缓则治其本"之说。脑卒中急性期便秘及非急性期多日未排便脘腹胀满者，待服药后大便正常数日，高主任认为此时"大不利"已除，应"缓则治其本"，以及脑卒中恢复期及后遗症期便秘无脘腹胀满者，处方以治疗脑卒中为主，把便秘作为一个重要症状处理。对脑卒中的诊治，高主任从"风、火、痰、瘀、虚"论治。阴虚风动证，给予镇肝熄风汤，重用玄参、芍药、生地黄、天冬取增液汤义养阴通便；风火上扰证，给予天麻钩藤饮合升降散，可加决明子、紫苏子、炒莱菔子通便，另取降气即降火之义；痰湿证，属寒者，给予半夏白术天麻汤或苍附导痰汤，加厚朴、槟榔等通便；属热者，给予黄连温胆汤，加全瓜蒌、炒莱菔子等通便；血瘀证，给予血府逐瘀汤或补阳还五汤，重用当归、生地黄通便，可加制大黄活血通便；虚证，给予补阳还五汤或八珍汤，可加鸡血藤、肉苁蓉、锁阳等通便。脑卒中治疗虽复杂多变，但病因病机离不开"风、火、痰、瘀、虚"，临床辨证施治，灵活选方，同时注意保持大便通畅，大便正常则胃气存，脾胃乃后天之本，治病之本。

（3）特色药对。①地黄＋生白术：脑卒中以中老年患者为主，脑卒中后便秘虚证较多。一方面肾精亏虚，津血不足，肠道失润，大便干燥；另一方面脾胃渐衰，中气不足，推荡无力，大便久滞肠道。此药对从脾肾着手，白术健脾为胃行津液，生用去其温燥之性。地黄养阴培精，以润大肠，舌胖或瘦小，质不红，苔不腻，属肾精不足者，用熟地黄；舌红少苔，属津液不足者，用生地黄。②枳实＋柴胡：《黄帝内经》早有"气为百病之长""百病皆生于气"之观点。后世医家治疗疾病提出"百病当以调气为要"。

【治疗绝技】辨证论治脑卒中后便秘。

【验案赏析1】陈某，男，65岁。因"右侧上下肢活动不利伴言语不清10日"于2016年6月30日入院。头部CT示左侧基底节区脑出血破入脑室。既往高血压病、糖尿病病史 10 余年。血压 168/96 mmHg，服用 3 种降压药。入院时 5 日未大便，平素大便 2～3 日一行，便干，夜寐欠安，发病后烦躁，舌红，苔少，脉弦紧。西医诊断：脑出血；中医诊断：中风病（阴虚风动证）。急则治其标，给予增液承气汤养阴通便：玄参 30 g，生地黄 30 g，麦冬 15 g，天冬 15 g，大黄（后下）10 g，芒硝（冲）5 g，枳实 10 g，厚朴 10 g，决明子 15 g，柴胡 5 g，生白术 30 g。5 剂，每剂煎水 400 mL，始每 6 小时鼻饲 200 mL，待大便通后每日 2 次，每次 200 mL。药后第 2 天患者排出大量恶臭大便，烦躁明显好转。5 剂后，大便日行一次，血压 140/85 mmHg 左右，舌红，苔少，脉弦。缓则治其本，辨证为阴虚风动，给予镇肝熄风汤加减：玄参 15 g，白芍 15 g，生地黄 15 g，天冬 15 g，生龟甲 10 g，川楝子 10 g，生麦芽 15 g，怀牛膝 15 g，生龙骨（先煎）15 g，生牡蛎（先煎）30 g，钩藤（后下）15 g，生白术 15 g，甘草 5 g。7 剂。药后患者夜寐好转，血压 130/80 mmHg 左右，左侧肢体运动功能及言语功能经康复治疗也明显好转。出院后门诊随诊，长期予镇肝熄风汤加减治疗，病情稳定。

【按语 1】本案患者为中风病（阴虚风动证），以急则治其标为原则，高主任强调，治其标并不是对症处理，而是认识"标"的病机，根据病机立法用方，从而快速缓解病情。选方用药，高主任喜用承气汤系列。阴液不足者，用增液承气汤；痰湿者，用星蒌承气汤；血瘀者，用桃红四物承气汤；气血不足者，用八珍承气汤；阳虚者，用当归四逆承气汤，则可以谨守病机，效如桴鼓。

【验案赏析 2】李某，男，76 岁。因"左侧上下肢无力 8 日"于 2018 年 1 月 16 日入院。头部 MRI 示右侧大脑半球大面积脑梗死。有慢性支气管炎病史，吸烟 20 支/日×50 年。发病后未大便，平素大便 2 日一行，便软，咳嗽咳痰，痰黄，舌紫暗，苔黄腻，脉滑数。西医诊断：脑梗死；中医诊断：中风病（痰热阻络证）。急则治其标，给予星蒌承气汤合三子养亲汤加减化痰止咳通便：全瓜蒌 30 g，胆南星 15 g，大黄（后下）10 g，枳实 10 g，厚朴 10 g，紫苏子 10 g，炒莱菔子 15 g，白芥子 5 g，黄芩 10 g，桃仁 10 g，生薏苡仁 30 g。7 剂，每剂煎水 400 mL，始每 6 小时口服 200 mL，待大便通后每日 2 次，每次 200 mL。7 剂后，大便日行 1 次，咳嗽咳痰减少，舌紫暗，苔腻，脉滑。缓则治其本，辨证痰瘀阻络证，予以半夏白术天麻汤合苓部丹加减：姜半夏 10 g，炒白术 10 g，天麻 15 g，茯苓 15 g，陈皮

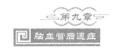
10 g，炒枳壳 10 g，柴胡 5 g，黄芩 10 g，炙百部 10 g，丹参 20 g，炒莱菔子
15 g，全瓜蒌 30 g，地龙 10 g。7 剂。药后患者大便正常，咳嗽好转，苔转
薄腻，继续予以后方化痰祛瘀，服药半月，出院时无明显咳嗽，苔薄，继续
予以活血化瘀兼顾畅通大便为主的方药，病情稳定。

【按语2】本案患者为中风病（痰热阻络证），给予星蒌承气汤合三子
养亲汤加减，化痰止咳通便，则服药后患者大便正常，咳嗽好转，苔转薄
腻，继续予后方化痰祛瘀，则最终诸症好转。特色用药全瓜蒌，是针对脑卒
中后便秘，糟粕蕴结肠道，胃肠运化失司，易生痰湿；肺为娇脏，内生痰湿
阻肺，又易受外邪，华盖肺失宣肃，与肺相表里之大肠传导失司，加重便
秘。此药祛湿化痰而不伤阴，宣肺提壶揭盖，润肠通便，行气消食，一举四
得，是脑卒中后便秘属痰湿者之良品。

【验案赏析3】张某，女，72 岁。因"右侧上下肢乏力麻木 12 日"于
2017 年 11 月 20 日入院。头部 MRI 示右侧丘脑急性梗死。既往体健。平素
大便 2 日一行，排便时间长，易疲劳，发病后 4 日一行，便干，舌胖暗，苔
薄，脉细涩。中医诊断：中风病（气虚血瘀证）。急则治其标，给予济川煎
合补阳还五汤加减：肉苁蓉 10 g，当归 15 g，川牛膝 15 g，枳实 10 g，柴胡
5 g，大黄（后下）6 g，生黄芪 30 g，桃仁 10 g，白芍 10 g，生地黄 10 g，
生白术 30 g，川芎 10 g，地龙 10 g。7 剂，每剂煎水 400 mL，始每 6 小时口
服 200 mL，待大便通后每日 2 次，每次 200 mL。7 剂后，大便正常，舌胖
暗，苔薄，脉细涩。缓则治其本，辨证气虚血瘀证，给予补阳还五汤加减：
生黄芪 45 g，当归 12 g，熟地黄 10 g，白芍 10 g，桃仁 10 g，红花 5 g，川
芎 10 g，地龙 10 g，肉苁蓉 10 g，鸡血藤 30 g，枳壳 10 g，柴胡 5 g，制大
黄 6 g。7 剂。药后患者大便正常，右侧上下肢乏力、麻木明显好转，舌暗，
苔薄，脉细。继续予补阳还五汤加减，2 个月后右侧上下肢乏力麻木基本痊
愈，疲劳感较发病前好转。

【按语3】高主任认为脑卒中便秘的治疗尤要注意调畅气机，脑卒中属
风火者，降气可降火；属痰、瘀者，气顺则津液随气而顺，则痰瘀自消；虚
者，疏利气机，防止补药壅滞；便秘者，调畅气机，如鼓风扬帆，津血四
布，则便易行。此药对调节气机，一举多得。枳实降气通便，柴胡主疏主
升，清升则便自降；中焦气机调畅，则脾胃运化有常；与补气养阴药配伍，
补而不滞；可调畅情志，脑卒中患者多情志不舒。

参 考 文 献

[1] 胡文龙，高世毅．高世毅名中医治疗脑卒中后便秘经验［J］．光明中医，2021，36
（4）：537–539．

徐改萍蜜煎导法配合中药热敷包
治疗脑卒中后便秘的临床观察

【名医简介】徐改萍　河南省人民医院　主任医师

【经典名方】蜜煎导方（源自《伤寒论》）

组成：蜂蜜 150 g。

原文：阳明病，自汗出，若发汗，小便自利者，此为津液内竭，虽硬不可攻之，当须自欲大便，宜蜜煎导而通之。若土瓜根及大猪胆汁，皆可为导。

【学术思想】中医认为，大肠为传导之官，食物经脾胃消化吸收之后的糟粕经大肠传送而出，胃肠功能受损，如胃肠积热、气机瘀滞、气血阴津亏虚及阴寒凝结等，均可导致便秘。脑卒中患者发生便秘，则因脑功能受损导致"窍闭神匿，神不导气"，而致肠腑功能失调，肠失所司，腑气不通而致便秘。便秘引起浊气上蒸、气血逆乱，导致机体气机升降失常，心神受蒙蔽而加重病情。因此，中风后保持大便通畅对于脑卒中患者的恢复至关重要。

【诊断思路】通过颅脑 CT 检查确诊为缺血性脑卒中，并符合《中医病证诊断疗效标准》中便秘的诊断标准：排便时间延长，3 日以上排便 1 次，粪便干燥坚硬；重者大便艰难，干燥如栗，可伴少腹胀急、神倦乏力、胃纳减退等症。

【治疗方法】中药热敷包疗法通过温度与药物的结合可使局部毛细血管扩张，加快血液循环，并且热效应能使热敷包中的中药离子渗透到患处，利用温热和药物的联合作用达到温经通络、行气活血、消滞除胀、通调腑气的目的。蜜煎导法中的蜂蜜能润肠行气，利用外导而通之，既可通利大便，又可濡润、保护肠道，避免了应用苦寒泻法，有利于保护脾胃。本研究中将中药热敷包配合蜜煎导法联合应用，可起到温通经络、行气活血、濡养肠道之

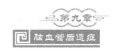

功效，且操作简便，无不良反应，能有效缓解脑卒中患者的便秘症状，对原发疾病的治疗及预后起到积极的作用。

【治疗绝技】蜜煎导法配合中药热敷包治疗脑卒中后便秘效果显著，属于中医绿色疗法，值得医院及社区推广应用。

参 考 文 献

[1] 王月然，徐改萍，王娅如，等．蜜煎导法配合中药热奄包治疗脑卒中后便秘的临床观察［J］．中国民间疗法，2019，27（1）：29－30.

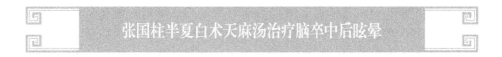

张国柱半夏白术天麻汤治疗脑卒中后眩晕

【名医简介】张国柱　池州市第二人民医院　主任医师

【经典名方】半夏白术天麻汤（源自《医学心悟》）

组成：茯苓15 g，法半夏、白术各12 g，天麻、橘红、泽泻、竹茹、石菖蒲各9 g，砂仁、甘草各6 g。

原文：眩，谓眼黑，晕者，头旋也，古称头旋眼花是也。其中有肝火内动者，经云"诸风掉眩，皆属肝木是也，逍遥散主之。"有湿痰壅遏者，书云"头旋眼花，非天麻、半夏不除是也，半夏白术天麻汤主之。"

【学术思想】眩晕是自身或外界的旋转、晃动感，视物昏花。眩晕的病因较多，主要有周围性及中枢性因素。中枢性眩晕以脑卒中后眩晕相对多见，因为脑卒中后脑组织缺血坏死，脑组织供血不足；另外，脑卒中患者多有高血压、高脂血症、脑动脉硬化，会加重眩晕发作。脑卒中后患者多数年老体弱、脾气亏虚，一旦脾气亏虚，水精及气血运化失常，则聚湿成痰，痰湿内停又进一步影响津液的输布及气血的转运，阻滞脑脉而发为脑卒中后眩晕，故本虚标实，风、痰、瘀等贯穿整个病程。基于此，笔者利用半夏白术天麻汤进行治疗，方中半夏可燥湿化痰，天麻平肝息风，二者合用，为同治风痰眩晕之要药。李东垣《脾胃论》云："足太阴痰厥头痛，非半夏不能疗；眼黑头眩，风虚内作，非天麻不能除。"因此，方中以半夏、天麻共为君药。白术、茯苓为臣药，可健脾祛湿，治生痰之源。佐以橘红理气化痰，气顺则痰消。甘草调和诸药，煎加生姜、大枣可调和脾胃，此外，生姜还可制约半夏之毒。

【诊断思路】 西医诊断标准：参照全国第四届脑血管病学术会议颁布的《各类脑血管疾病的诊断要点》中缺血性及出血性脑卒中的诊断标准。中医诊断标准：参照国家中医药管理局颁布的《中医病证诊断疗效标准》中关于风痰阻络型中风后眩晕的诊断标准。半身不遂，口舌歪斜，舌强言謇，肢体麻木或手足拘急，头晕目眩，舌苔白腻或黄腻，脉弦滑。

【治疗方法】 所有患者均接受神经内科常规治疗：存在血压高的患者予以常规调节血压治疗，将血压稳定至 140/90 mmHg 以下；脑梗死患者予以常规治疗。对照组在常规治疗基础上加用倍他司汀［商品名：敏使朗；国药准字 H20040130；卫材（中国）药业有限公司；规格：每片 6 mg，每次 6 mg，每日 3 次；氟桂利嗪胶囊（商品名：西比灵；国药准字 H10930003；西安杨森制药有限公司；规格：每片 5 mg），每次 10 mg，每日 1 次。治疗组在对照组治疗方案基础上加用半夏白术天麻汤，每日 1 剂，煎服，每次 200 mL，早晚温服。连续服用 15 日。

【治疗绝技】 纵观全方，风痰共治，标本兼顾。本研究显示，治疗组疗效分布与对照组比较，差异虽无统计学意义，但平均秩次低于对照组，可能与本次观察的病例数少有关。治疗组能显著降低患者 DHI 评分（$P<0.05$），提高患者 WMFT、BBS、FIM 评分（$P<0.05$），这说明半夏白术天麻汤不论是在改善眩晕症状方面，还是在提高中风后眩晕患者运动功能、平衡能力、独立能力等方面的效果均明显优于对照组。综上所述，半夏白术天麻汤对风痰阻络型眩晕疗效较好。

参 考 文 献

［1］朱红霞，张国柱. 半夏白术天麻汤治疗脑卒中后眩晕疗效观察［J］.安徽中医药大学学报，2018，37（5）：22－24.

张东锋小柴胡汤加减治疗脑卒中后眩晕

【名医简介】 张东锋　郑州颐和医院　主任医师
【经典名方】 小柴胡汤加减（源自《伤寒论》）

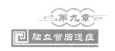

组成：柴胡 15 g，党参 10 g，半夏 10 g，黄芩 10 g，红枣 5 枚，生姜 3 片，陈皮 10 g，茯苓 10 g，白术 10 g。

原文：伤寒五六日，中风，往来寒热，胸胁苦满，默默不欲饮食，心烦喜呕，或胸中烦而不呕，或渴，或腹中痛，或胁下痞硬，或心下悸，小便不利，或不渴，身有微热，或咳者，小柴胡汤主之。

【学术思想】 目前常用中药治疗脑卒中后眩晕患者，对控制疾病进展具有良好疗效。而脑卒中后眩晕患者经脉亏虚，多以脾气亏虚造成水湿运化失常，聚湿成痰，痰浊中阻，蒙蔽清阳，导致清阳不升、浊阴不降，导致痰浊上蒙，进而引发眩晕。因而采用的小柴胡汤是治疗痰浊上蒙证的常用方剂，方剂中柴胡具有疏肝解郁、升举阳气之功效；半夏、生姜具有燥湿化痰、温中止呕之功效；党参、红枣具有补中益气之功效；黄芩具有清热燥湿、泻火解毒之功效；陈皮具有燥湿化痰之功效，茯苓、白术具有燥湿利水之功效。而对于肝肾阴虚者加用的山茱萸肉、菟丝子具有滋补肝肾、固肾涩精之功效；熟地黄具有补血滋阴之功效；枸杞具有养肝、滋肾、润肺明目等功效；对于气血亏虚者加用的黄芪具有以补气升阳之功效；当归具有补血活血之功效；葛根具有升阳止泻之功效；对于血瘀阻窍者加用的赤芍具有清热凉血、活血祛瘀之功效；桃仁具有活血祛瘀之功效；川芎具有活血行气、祛风止痛之功效。诸药合用，共奏活血祛瘀、补气化痰之功。

【诊断思路】 脑卒中为临床常见的内科疾病，起病后即刻出现头痛、呕吐、不同程度的意识障碍及昏迷不醒等症状。多数患者经有效治疗后其临床症状会快速消失，但部分患者却仍留存眩晕症。西医认为，眩晕主要是患者在脑卒中后引起的脑血管循环障碍，导致脑供血不足，或前庭功能紊乱产生的眩晕感觉；眩晕病理变化主要与风、痰、瘀、虚四个方面有关，是以头晕、眼花为主要临床表现的一类病证。眩晕的治疗原则主要是补虚而泻实，调整阴阳，气血虚者宜益气养血，调补脾肾；精虚者填精生髓，滋补肝肾；实证则以潜阳、泻火、化痰、逐瘀为主要治法。临床常采用西药治疗以稳定血压、促进脑代谢和神经功能恢复治疗，但疗效甚微，且西药不良反应较大，不利于患者接受。

【治疗方法】 两组患者均需常规控制血压，调节血糖，且治疗期间调整饮食习惯，嘱忌生冷、油腻及刺激性食物，戒烟戒酒，并适量运动。对照组在此基础上实施常规西药地芬尼多（山东仁和堂药业有限公司，国药准字 H37022609，规格：25 mg × 12 片）治疗，1 ~ 2 片/次，3 次/日，同时配以阿司匹林（湖南亚大制药有限公司，国药准字 H43021808，规格：50 mg×100 片）抗血小板聚集治疗，2 片/日，分两次服用。而观察组实施小柴胡汤加减，药方组成为：柴胡 15 g，党参 10 g，半夏 10 g，黄芩 10 g，红枣 5 枚，生姜 3 片，陈皮 10 g，茯苓 10 g，白术 10 g。辨证加减：肝肾阴虚者加山茱萸肉 10 g，熟地黄 10 g，菟丝子 10 g，枸杞 10 g；气血亏虚者加黄芪 30 g，当归 6 g，葛根 12 g；血瘀阻窍者加赤芍 10 g，桃仁 10 g，川芎 10 g。1 剂/日，加水煎至 200 mL，早晚温服。两组均连续治疗 2 周。

【治疗绝技】 对于脑卒中后眩晕患者采用小柴胡汤加减治疗，可有效缓解患者临床症状，改善血管内皮功能指标。

参 考 文 献

[1] 张东锋. 小柴胡汤加减对脑卒中后眩晕患者中医证候积分及血管内皮功能的影响[J]. 航空航天医学杂志，2020，31（1）：94－95.

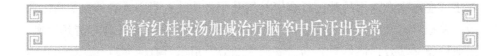

薛育红桂枝汤加减治疗脑卒中后汗出异常

【名医简介】 薛育红　灵宝市第一人民医院　主任医师
【经典名方】 桂枝汤加减（源自《伤寒论》）

组成：桂枝 15 g，白芍 15 g，黄芪 30 g，防风 15 g，当归 15 g，山药 20 g，黄精 20 g，生姜 15 g，大枣 20 g，甘草 10 g。

原文：太阳中风，阳浮而阴弱，阳浮者，热自发；阴弱者，汗自出。啬啬恶寒，淅淅恶风，翕翕发热，鼻鸣干呕者，桂枝汤主之。

【学术思想】 根据本病临床证候特点，将其归属为中医学的"汗证"范畴，汗液是机体活动、气血运行、新陈代谢的产物，其生于水谷，为人体津液的化生，与血液关系密切，所谓血汗同源，诚如《素问》中所言"人之所以汗出者，皆出于谷，谷生于精"。然汗出异常多是因阴阳失调，肺卫不固，营卫失和，而中风多起于阴阳失调，风、火、痰、瘀之邪痹阻脑络等，《素问·生气通天论》曰："汗出偏沮，使人偏枯。"本病的病机复杂，多本虚标实、虚实夹杂之证，临证之际肺卫不固、营卫失和之证多见，法随证立，根据本病病机特点，立"益气固表、调和营卫"为法。以经方桂枝汤

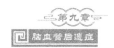

加减，方中桂枝辛温，能温经解肌、助阳化气，以散卫分邪气，为君药；白芍味酸敛阴而和营，与桂枝合用一散一收，一开一合，于和营之中尽显调卫之功；黄芪甘温，善补肺脾之气，补气升阳，固表止汗，《珍珠囊》曰其"治虚劳自汗，补肺气……实皮毛，益胃气"；山药益气健脾、补肺益精，助黄芪益气固表；防风善走表而散邪，黄芪、防风配伍，祛邪不伤正，固表不留邪；当归补气行血通经络，养血补心，所谓心有所属，津不外泄也；黄精益气滋阴、养血生津，壮水之主，以制阳光；生姜辛散温中，大枣甘平补中，二者合用本为调和营卫的常用药对组合，甘草调和诸药，配桂姜辛甘化阳助卫阳，伍芍枣酸甘化阴资营阴。全方组方严谨，用药精当，标本兼治，扶正祛邪，共奏益气固表、调和营卫止汗之功。

【诊断思路】纳入标准：①符合西医诊断标准，参考《中国脑出血诊治指南（2014）》《中国急性缺血性脑卒中诊治指南2014》，确诊脑卒中合并汗出异常者；②符合中医诊断标准：参照《中医内科学》中汗证内容，辨证属肺卫不固、营卫不和证，主症：汗出恶风、神疲乏力、周身酸楚、胸闷心悸。次症：面色少华、时寒时热、易于感冒、少寐；舌淡苔薄白，脉细缓。具备主症3个以上，次症2个以上者即可诊断；③年龄18~70岁；④自愿配合治疗。脑卒中属于急性脑血管病，其临床发病率、致残率及死亡率较高。脑卒中常导致自主神经功能紊乱，而汗出异常是自主神经功能紊乱中常见的临床症状，临床中也注意到，部分患者脑卒中后会出现不同程度的汗出异常，有自汗、盗汗、全身汗出、头汗出、偏身汗出等形式，轻者汗液逐滴而渗，重者瞬间即湿透衣被，令人生烦，进而影响患者后期康复。西医对其病因、发病机制尚并完全阐明，大多数认为本病与中枢神经功能失调，导致自主神经汗腺分泌紊乱有关。

【治疗方法】两组在西医常规基础治疗上，对照组给予谷维素片（北京中新药业股份有限公司，国药准字H13020683），每次20 mg，3次/日，维生素B$_1$片（华中药业股份有限公司，国药准字H42020611），每次10 mg，3次/日；观察组给予桂枝汤加减治疗，组成：桂枝15 g，白芍15 g，黄芪30 g，防风15 g，当归15 g，山药20 g，黄精20 g，生姜15 g，大枣20 g，甘草10 g，1剂/日，水煎取汁400 mL，早晚各服200 mL。服药后喝热粥1碗，注意避风保暖，饮食宜清淡，忌生冷、黏滑、辛辣之品；两组疗程均为2周。

【治疗绝技】桂枝汤加减治疗脑卒中后汗出异常的临床疗效肯定，能够明显改善患者汗出异常症状，减少复发。

参 考 文 献

［1］李国铭．桂枝汤治疗脑卒中后汗出异常的疗效评价［J］.深圳中西医结合杂志，
　　2019，29（19）：36－37.

第十章　脑出血

【经典名方】两救固脱饮

组成：附子 10 g，龟胶 15 g，玳瑁 15 g，山萸肉 20 g，鹿胶 10 g，阿胶 15 g，胆南星 5 g，鸡子黄 1 个，赤人参 15 g。

【学术思想】两救固脱饮摄纳真阴，顾护元气，主治中风阴阳两虚证。

【诊断思路】脑出血常发生于 50～70 岁，男性略多，冬春季易发，通常在活动和情绪激动时发病，出血前多无预兆，半数患者出现剧烈头痛，常见呕吐，出血后血压明显升高，临床症状常在数分钟至数小时达到高峰，临床症状和体征因出血部位及出血量不同而异，基底核、丘脑与内囊出血引起轻偏瘫是常见的早期症状；少数病例出现痫性发作，常为局灶性；重症者迅速转入意识模糊或昏迷。

【治疗方法】每日 1 剂，水煎服。

【治疗绝技】功能摄纳真阴，顾护元气。主治中风，证属阴阳两虚。

参 考 文 献

[1] 庞国明. 当代中国名医高效验方 1000 首［M］.北京：中国中医药出版社，1991.

【经典名方】羚羊角骨汤（源自《圣济总录》羚羊角汤）

组成：钩藤 15 g，白芍 12 g，地龙 12 g，石决明 30 g，杜仲 12 g，牛膝 15 g，天竺黄 10 g，羚羊角骨 25 g。

原文：羚羊角（镑）、麻黄（去根节）、防风（去叉）、升麻、桂（去粗皮）、薏苡仁各一两（15 g），羌活（去芦头）、杏仁各二两（30 g），上为粗末。每服三钱匕，以水一盏，加木通、竹叶，煎至七分，去滓温服，不拘时候。主治中风，舌强不语，手足拘急，发歇有时。

调护：兼热盛加黄芩、莲子心、生石膏；兼痰加胆南星、全蝎、僵蚕；失语加全蝎、石菖蒲，或至宝丹。

【学术思想】羚羊角骨汤壮水柔肝，以息风火之功效。主治因于火，肝阳上升，头痛如劈，筋脉掣起，痛连目珠。症见头痛连目珠，脉弦劲。临床上常用于治疗血管性头痛，神经性头痛，高血压。

【治疗方法】水煎服。

【治疗绝技】功能平肝息风。主治脑出血，证属肝阳亢盛。症见神清，或神情默默，善悲而哭，半身不遂，或但臂或腿不遂，失语或语言不利，口眼歪斜，或大小便失禁；舌红绛或艳红，舌体颤，苔黄或腻腐，脉弦有力或数。

参 考 文 献

[1] 邓铁涛.邓铁涛临床经验辑要 ［M］.北京：中国医药科技出版社，2002.

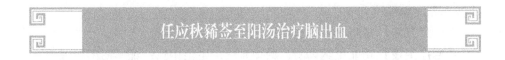

任应秋豨莶至阳汤治疗脑出血

【名医简介】任应秋　当代著名中医学家

【经典名方】豨莶至阳汤

组成：僵蚕 5 g，苏木 10 g，黄芪 15 g，九制豨莶草 50 g，川芎 5 g，红花 5 g，白附子 10 g，天南星 10 g，细辛 2.5 g，防风 10 g，牛膝 10 g，川附片 10 g。

【学术思想】豨莶至阳汤功能温补阳气，通经活血。主治脑梗死或脑出血，证属阳虚证。症见突然口眼歪斜，言语失利，口角流涎，甚至不省人事，目合口张，汗出肢冷，呼吸微弱；脉微弱。

【治疗方法】每日 1 剂，水煎服。

【治疗绝技】豨莶至阳汤治疗脑出血。

参 考 文 献

[1] 庞国明. 当代中国名医高效验方 1000 首［M］.北京：中国中医药出版社，1991.

任应秋豨莶至阴汤治疗脑出血

【经典名方】豨莶至阴汤

组成：当归 15 g，龟板 10 g，干地黄 15 g，九制豨莶草 50 g，郁金 15 g，牛膝 10 g，炒赤芍 29 g，盐知母 20 g，丹参 15 g，黄柏 5 g，甘菊花 15 g，枸杞子 15 g。

【学术思想】豨莶至阴汤功能养阴清热，通经活血。主治中风，证属阴虚证。症见头晕，耳鸣，目眩少寐，突然舌强言謇，口眼歪斜，半身不遂，两手握固，肢体强直，时或抽搐，面赤身热，烦躁不安，甚则突然呈现昏迷状态，言语失利，尿闭便秘。

【治疗方法】每日 1 剂，水煎服。

【治疗绝技】豨莶至阴汤治疗脑出血。

参 考 文 献

[1] 李文亮，齐强. 千家妙方［M］.北京：中国人民解放军出版社，1982.

顾丕荣赭磁镇纳饮治疗脑出血

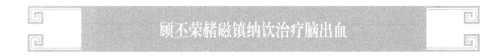

【名医简介】顾丕荣　上海市名中医

【经典名方】赭磁镇纳饮

组成：生赭石 30 ~ 50 g，磁石 30 ~ 50 g。

【学术思想】赭磁镇纳饮功能压有形之血下行，吸无行之气归元。主治脑出血、高血压等脑系疾病，以及梅尼埃病，是治疗风火痰瘀、上扰清空的基础方。症见惊恐胆怯，脘腹奔动，手足抽搐诸症。

【治疗方法】每日1剂，水煎服。

【治疗绝技】赭磁镇纳饮治疗脑出血。

参 考 文 献

[1] 顾丕荣.疑难病诊治探幽［M］.天津：天津科学技术出版社，1992.

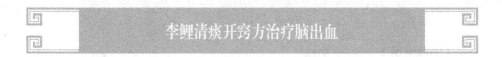

李鲤清痰开窍方治疗脑出血

【名医简介】李鲤　河南省中医院　主任医师

【经典名方】清痰开窍方

组成：钩藤15 g，胆南星10 g，羚羊角粉3 g（冲服），半夏10 g，川贝母10 g，珍珠粉2 g（冲服）。

【学术思想】清痰开窍方功能清热化痰，醒神开窍。主治中风之中脏腑，证属痰热内闭清窍。症见突然昏倒，不省人事，肢体强痉，牙关紧闭，口噤不开，烦躁稍轻，喉中痰鸣；脉弦滑有力。

【治疗方法】水煎服。每次40 mL，每日4～5次，若口服困难，可鼻饲。此时可静脉滴注醒脑静注射液。

【治疗绝技】清痰开窍方治疗脑出血。

参 考 文 献

[1] 李鲤.临证保和心鉴：李鲤治疗急难危重症经验［M］.郑州：郑州大学出版社，2007.

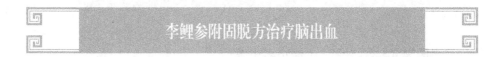

李鲤参附固脱方治疗脑出血

【经典名方】参附固脱方

组成：高丽参12 g，炮附子12 g，麦门冬12 g，五味子12 g，生姜3

片，大枣（擘）5 枚。

【学术思想】参附固脱方功能益气回阳，救阴固脱。主治脑出血，证属阴闭证。症见突然昏仆，不省人事，肢体瘫软，手撒肢冷汗多，重则周身湿冷，二便自遗；舌痿，舌紫暗，苔白，脉细弱而微。

【治疗方法】水煎 2 次，取汁 150 mL，频服或分 3 次鼻饲。

【治疗绝技】参附固脱方治疗脑出血。

参 考 文 献

[1] 李鲤. 临证保和心鉴：李鲤治疗急难危重症经验 [M].郑州：郑州大学出版社，2007.

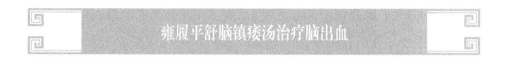

雍履平舒脑镇痿汤治疗脑出血

【名医简介】雍履平　天长市中医院　主任医师

【经典名方】舒脑镇痿汤

组成：黄芪 60 g，当归 30 g，熟地黄 10 g，山萸肉 10 g，乳香 6 g，没药 6 g，蟅虫 3 g，鹿角胶 10 g，水蛭 3 g，丹参 10 g，巴戟天 10 g，石菖蒲 10 g，远志 10 g，石斛 30 g，川牛膝 10 g，广地龙 10 g，制马钱子 0.3 g。

【学术思想】舒脑镇痿汤功能补阳滋阴，化瘀通络。主治脑出血、脑梗死等后遗症。

【治疗方法】每日 1 剂，水煎 3 次，分 3 次服，3 个月为 1 个疗程。亦可制成丸剂服用。

【治疗绝技】舒脑镇痿汤治疗脑出血。

参 考 文 献

[1] 雍履平. 临证验方治疗疑难病 [M].北京：人民卫生出版社，2000.

郭振球急症回春丹治疗脑出血

【名医简介】 郭振球　全国名老中医

【经典名方】 急症回春丹

组成：苍术 60 g，沉香 18 g，丁香 30 g，雄黄（水飞）21 g，木香 30 g，郁金 30 g，蟾酥 12 g，梅冰片 9 g，麝香 9 g。

【学术思想】 急症回春丹功能芳香开窍，理气醒神。主治脑出血、脑栓塞、脑血栓。症见癫痫昏迷。

【治疗方法】 共研细末，水泛为丸，加水飞朱砂为衣。每服 0.5 ~ 1 g，温开水冲服。亦可研末吹鼻。

【治疗绝技】 急症回春丹治疗脑出血。

参 考 文 献

[1] 李宝顺. 名医名方录第二辑 ［M］. 北京：中医古籍出版社，1991.

杨百茀通脉汤治疗脑出血

【名医简介】 杨百茀　第一批全国老中医专家学术经验继承工作指导老师

【经典名方】 通脉汤

组成：黄芪 30 g，当归 15 g，白芍 15 g，桃仁 10 g，生地黄 15 g，川芎 10 g，丹皮 10 g，桂枝 10 g，茯苓 10 g。

【学术思想】 通脉汤功能益气活血，祛瘀通络。主治半身不遂，口眼歪斜，语言謇涩，口角流涎；舌苔薄白，脉迟缓或浮弱。

【治疗方法】 每日 1 剂，水煎分 3 次服。

【治疗绝技】 通脉汤治疗脑出血。

参 考 文 献

[1] 李宝顺. 名医名方录第三辑 [M]. 北京：中医古籍出版社，1993.

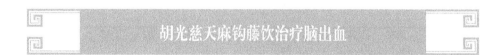

翁维良天麻钩藤菊花汤治疗脑出血

【名医简介】翁维良　中医内科专家

【经典名方】天麻钩藤菊花汤

组成：天麻 10 g，竹叶 10 g，防风 10 g，石菖蒲 10 g，莲子 10 g，玉竹 20 g，桑寄生 20 g，钩藤 20 g（后入），全蝎 4 g，玄参 15 g，牡丹皮 15 g，威灵仙 15 g，蜈蚣 2 条，秦艽 20 g，黄连粉 3 g（冲服），生黄芪 30 g，菊花 20 g，郁金 20 g，山萸肉 20 g。

【学术思想】天麻钩藤菊花汤功能扶正祛邪，平肝息风，芳香开窍，益气固脱。主治中脏腑，证属阳气外脱。

【治疗方法】每日 1 剂，水煎服。另服至宝丹 1 丸，苏合香丸半丸，每日 2 次。

【治疗绝技】天麻钩藤菊花汤治疗脑出血。

参 考 文 献

[1] 翁维良，于英奇. 杂病证治·郭士奎临床经验选集 [M]. 北京：人民卫生出版社，2005.

胡光慈天麻钩藤饮治疗脑出血

【名医简介】胡光慈　重庆医科大学　主任医师

【经典名方】天麻钩藤饮加减

组成：天麻 9 g，钩藤 12 g，生石决明 18 g，川牛膝 12 g，山栀 9 g，黄芩 9 g，益母草 9 g，桑寄生 9 g，杜仲 9 g，夜交藤 9 g，茯神 9 g。

【学术思想】天麻钩藤饮加减功能清热息风，开窍醒脑。主治脑出血。症见平素多有眩晕、麻木之症，常由情绪相激，病势突变，神志恍惚，半身不遂而瘫侧肢体强痉拘急，便干或便秘；舌红绛，苔黄腻，脉弦滑而数。

【治疗方法】水煎，分 2 ~ 3 次服。

【治疗绝技】天麻钩藤饮治疗脑出血。

参 考 文 献

[1] 胡光慈. 中医内科杂病证治新义 ［M］.成都：四川人民出版社，1958.

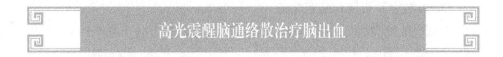

高光震醒脑通络散治疗脑出血

【名医简介】高光震　吉林省名老中医

【经典名方】醒脑通络散

组成：血竭 15 g，葛根 30 g，汉三七 25 g，藏红花 20 g，麝香 3 g，珍珠 10 g，东牛黄 5 g，白花蛇 100 g，玳瑁 50 g，川芎 25 g，白薇 15 g，胆南星 15 g。

【学术思想】醒脑通络散功能通经活络，活血化瘀。主治中风，证属瘀阻经络。

【治疗方法】共为细面。用生黄芪 15 g，丹参 15 g，水煎，冲散服，每服 5 ~ 10 g，每日 3 次。

【治疗绝技】醒脑通络散治疗脑出血。

参 考 文 献

[1] 高光震，南征. 难病中医治验 ［M］.北京：中国中医药出版社，2012.

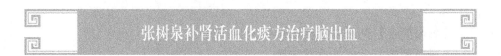

张树泉补肾活血化痰方治疗脑出血

【名医简介】张树泉　泰安市中医医院　主任医师

【经典名方】补肾活血化痰方

组成：茯苓 30 g，当归 30 g，炒山药 15 g，五味子 5 g，川芎 30 g，丹参 30 g，制首乌 20 g，山萸肉 15 g，麦冬 15 g，石斛 15 g，肉苁蓉 15 g，石菖蒲 10 g，郁金 10 g，大黄 5～10 g，益母草 30 g，三七粉 6 g（冲服），生水蛭 10 g，炙甘草 5 g。

调护：大便燥实，秘结不通加芒硝 10 g，厚朴 10 g；痰多加白芥子 15 g；痰热烦躁加竹茹 12 g，黄连 10 g；肝阳上亢加羚羊角粉 0.9 g（冲服），大麻 15 g，生石决明 30 g；呃逆，腹胀加柿蒂 10 g，旋覆花 15 g（包煎）；气阴两虚加黄芪 30 g，黄精 30 g。病初深度昏迷、发烧、痰盛、血压尚高，加羚羊角粉或水牛角粉（原文为犀角粉）0.3～0.9 g（冲服），局方至宝丹或安宫牛黄丸，每日 1 丸；痰多加石菖蒲 6～9 g，天竺黄 9 g 或竹沥 30 g（冲服），地龙 9 g，橘红 6 g，橘络 6 g；神志清醒后加生地黄 9～15 g，玄参 15 g，石斛 9～12 g，天冬、麦冬各 9 g，以增强体力；加桑寄生 15～30 g，地龙 9 g，丝瓜络 9 g，以恢复肢体活动。

【学术思想】补肾活血化痰方功能补肾，活血，化痰。主治急性脑出血。能缩小血肿体积、减小血肿周围水肿体积，促进神经功能恢复，提高患者的独立生活能力。

【治疗方法】每日 1 剂，水煎服，4 周为 1 个疗程，共治疗 2 个疗程。

【治疗绝技】补肾活血化痰方治疗脑出血。

参 考 文 献

[1] 张树泉，张长平，陈马力，等．补肾活血化痰方治疗急性期脑出血临床观察 [J]．中国中医急症，2012，21（4）：529.

林涛复方三黄排毒汤治疗脑出血

【名医简介】林涛　中国中医科学院眼科医院　副主任医师

【经典名方】三黄排毒汤

组成：大黄 20 g，黄连 10 g，黄柏 10 g，茅根 30 g，丹参 30 g，蒲公英 30 g，山栀子 15 g。

【学术思想】三黄排毒汤功能清热排毒，凉血止血，通腑化浊，利尿通淋。主治急性脑出血并肾衰竭。能有效促进脑血肿的吸收，改善患者神经功能和肾功能，提高远期疗效和健康质量。

【治疗方法】用水至 600 mL，浸泡 30 分钟，文火煎，去渣取汁 200 mL。保留灌肠，保留时间 30～60 分钟，每天 1 次，10 天为 1 个疗程，每疗程间隔 1 周。治疗 2 个疗程。

【治疗绝技】三黄排毒汤治疗脑出血。

参 考 文 献

[1] 文学，黄维良，林涛，等．复方三黄排毒汤保留灌肠治疗急性期脑出血并肾功能衰竭 31 例临床观察 [J]．广东医学院学报，2010，28（6）：640．

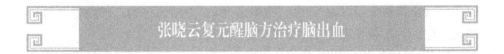

张晓云复元醒脑方治疗脑出血

【名医简介】张晓云　成都中医药大学附属医院　主任医师

【经典名方】复元醒脑方

组成：红参 15 g，三七 20 g，川芎 15 g，生大黄 5 g。

【学术思想】复元醒脑方功能复元醒脑，逐瘀化痰，醒神开窍。主治急性脑出血。能降低患者的病死率，提高血肿吸收率，改善患者的神经功能缺损程度，改善症状体征的严重程度及对生活的影响程度。

【治疗方法】水煎浓缩为 200 mL。每次服 50 mL，每 6 小时 1 次。能进食者餐后半小时给药，意识障碍者鼻饲给药。

【治疗绝技】复元醒脑方治疗脑出血。

参 考 文 献

[1] 张晓云，金伟，陈绍宏．复元醒脑法对 351 例急性脑出血临床验证观察 [J]．辽宁中医杂志，2012，39（6）：968．

朱文宗活血通腑方治疗脑出血

【名医简介】朱文宗　温州市中医院院长　主任医师

【经典名方】活血通腑方

组成：厚朴 6 g，水蛭 6 g，大黄 12 g（后下），芒硝 10 g（冲服），虻虫 1.5 g，桃仁 9 g，丹参 12 g，全瓜蒌 20 g，三七 9 g，羌活 10 g。

【学术思想】活血通腑方功能活血通腑。主治高血压脑出血血肿微创清除术后。可以降低病死率，降低病残程度，提高生存患者的生活质量，并能降低血浆内皮素水平。

【治疗方法】每日 1 剂，水煎服，共服 3 天。昏迷不能口服者鼻饲或肛滴给药。

【治疗绝技】活血通腑方治疗脑出血。

参 考 文 献

[1] 朱文宗，周龙寿，胡万华，等. 活血通腑法对高血压脑出血患者血肿微创清除术后血浆内皮素水平影响的研究［J］. 中国中西医结合急救杂志，2006，13（6）：338.

刘泰健神利水Ⅰ号治疗脑出血

【名医简介】刘泰　广西中医药大学第一附属医院　主任医师

【经典名方】健神利水Ⅰ号

组成：茯苓 15 g，猪苓 15 g，泽泻 10 g，三七粉 3 g（冲服），白术 10 g，桂枝 6 g，丹参 15 g。

【学术思想】健神利水Ⅰ号功能温阳化气，利水行瘀。主治脑出血急性期脑水肿。

【治疗方法】水煎取 400 mL 分装 2 袋。每次 1 袋，分 2 次口服或鼻饲，重型每日 4 次。

【治疗绝技】 健神利水Ⅰ号治疗脑出血。

参 考 文 献

[1] 刘泰,甘照儒,陆晖.健神利水Ⅰ号治疗急性脑出血急性期脑水肿60例临床研究
[J].中医杂志,2003,44(2):108.

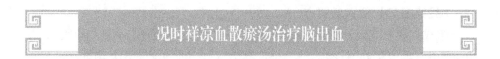

况时祥凉血散瘀汤治疗脑出血

【名医简介】 况时祥　贵州中医药大学第二附属医院　主任医师

【经典名方】 凉血散瘀汤

组成：水蛭 15 g，制大黄 10 g，水牛角 30 g，炒蒲黄 15 g，地龙 15 g。

【学术思想】 凉血散瘀汤用法功能凉血散瘀，通腑泄热。主治脑出血急性期。

【治疗方法】 水煎成 300 mL 药液，分装成 3 袋，每袋 100 mL。每次 100 mL，每日 3 次，口服或鼻饲，不能口服或鼻饲者可采用低位直肠滴入。疗程一般为 30 天。如用药后神志转清，大便通畅，腹胀已减，舌转淡红，则改为每次 100 mL，每日 2 次。

【治疗绝技】 凉血散瘀汤治疗脑出血。

参 考 文 献

[1] 况时祥,李玫,张鉴梅,等.凉血散瘀汤治疗脑出血急性期临床研究[J].中国中
医急症,2007,16(11):1318-1320.

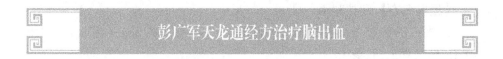

彭广军天龙通经方治疗脑出血

【名医简介】 彭广军　河北大学附属医院　副主任医师

【经典名方】 天龙通经方

组成：天麻 10 g，地龙 15 g，钩藤 15 g，赤芍 10 g，秦艽 15 g，桑枝

30 g，桂枝 15 g，鸡血藤 30 g，泽兰 15 g，茯苓 15 g，甘草 6 g。

【学术思想】 中医学认为出血性中风的病因是肝肾气血不足，脏腑阴阳偏胜。在各种因素的激发作用下，风、火、痰、气、瘀等交错为患，而致脏腑阴阳失调，气血逆乱于脑导致中风。中医对于脑出血急性期的治疗主在开窍醒脑、豁痰通腑、平肝息风、凉血活血、利水逐瘀。中经络者，相对出血量较少，并出现肢体活动障碍或感觉障碍，有颅压高症状但无意识障碍，内科及中医辨证治疗为佳。

【治疗方法】 两组患者均给予常规治疗，包括脱水、利尿、降低颅内压、控制血压、对症支持治疗，治疗组给予天龙通经方天麻 10 g，地龙 15 g，钩藤 15 g，赤芍 10 g，秦艽 15 g，桑枝 30 g，桂枝 15 g，鸡血藤 30 g，泽兰 15 g，茯苓 15 g，甘草 6 g，每日 1 剂，水煎 2 次取滤液 300 mL，每次 150 mL，早晚餐后 1 小时分服，28 日为 1 个疗程。

【治疗绝技】 天龙通经方功能平阳，祛湿，通经。主治脑出血，证属中经络证。

参 考 文 献

[1] 彭广军，梁璐，杨光福 . 天龙通经方治疗脑出血中经证疗效观察 ［J］. 中国实用医药，2011，6（17）：129.

王伟通腑泄热合剂治疗脑出血

【名医简介】 王伟　广州中医药大学　首届岐黄学者　主任医师

【经典名方】 通腑泄热合剂

组成：石斛 15 g，黄芩 10 g，金银花 15 g，水牛角 20 g（锉末冲服），枳实 10 g，龙胆草 10 g，夏枯草 10 g，大黄 10 g（后下），玄参 10 g，芒硝 5 g（冲服）。

【学术思想】 功能通腑，泄热，解毒。主治脑出血继发中枢热。

【治疗方法】 加水 200 mL，煎取 100 mL。降温至 20 ℃，胃管鼻饲。

【治疗绝技】 通腑泄热合剂治疗脑出血。

参 考 文 献

[1] 王伟, 蒙定水, 陆晖, 等. 通腑泄热合剂对脑出血继发中枢热降温疗效的临床研究 [J]. 浙江中西医结合杂志, 2002, 12 (3): 144.

李锐争膝龟龙牡赭石汤治疗脑出血

【名医简介】李锐争　萍乡市中医院　副主任中医师

【经典名方】膝龟龙牡赭石汤

组成: 胆南星 10 g, 怀牛膝 30 g, 生赭石 30 g, 生龙骨 15 g, 白芍 15 g, 生牡蛎 15 g, 生龟板 15 g, 川楝子 6 g, 玄参 15 g, 天冬 15 g, 茵陈 6 g, 生麦芽 6 g, 甘草 4 g, 大黄 10 g。

【学术思想】膝龟龙牡赭石汤功能镇肝息风, 滋阴潜阳, 通腑泄热。主治脑出血。

【治疗方法】每日 1 剂, 水煎服, 连服 14 天。

【治疗绝技】膝龟龙牡赭石汤治疗脑出血。

参 考 文 献

[1] 李锐争, 敖卫红. 膝龟龙牡赭石汤治疗脑出血临床观察 [J]. 实用中西医结合杂志, 2007, 7 (4): 45.

王明红破瘀醒神汤治疗脑出血

【名医简介】王明红　云南中医药大学第一附属医院　主任医师

【经典名方】破瘀醒神汤

组成: 水蛭、桃仁、红花、酒大黄、蒲黄、石菖蒲、豨莶草各 10 ~ 15 g, 土鳖虫 5 g。

【学术思想】破瘀醒神汤功能破血化瘀, 泄热醒神, 豁痰开窍。主治脑出血恢复期。有助于改善脑出血患者的情绪障碍，通过改善情绪，调动主观能动性，提高生活质量。

【治疗方法】每日 1 剂，水煎分 3 次服。

【治疗绝技】破瘀醒神汤治疗脑出血。

参 考 文 献

[1] 王明红，邹成松，陈瑶，等．破瘀醒神汤对脑出血恢复期患者生活质量的改善作用 [J]．中西医结合心脑血管病杂志，2013，11（11）：1289.